元気ごはん

栄養素密度が高い食事のすすめ

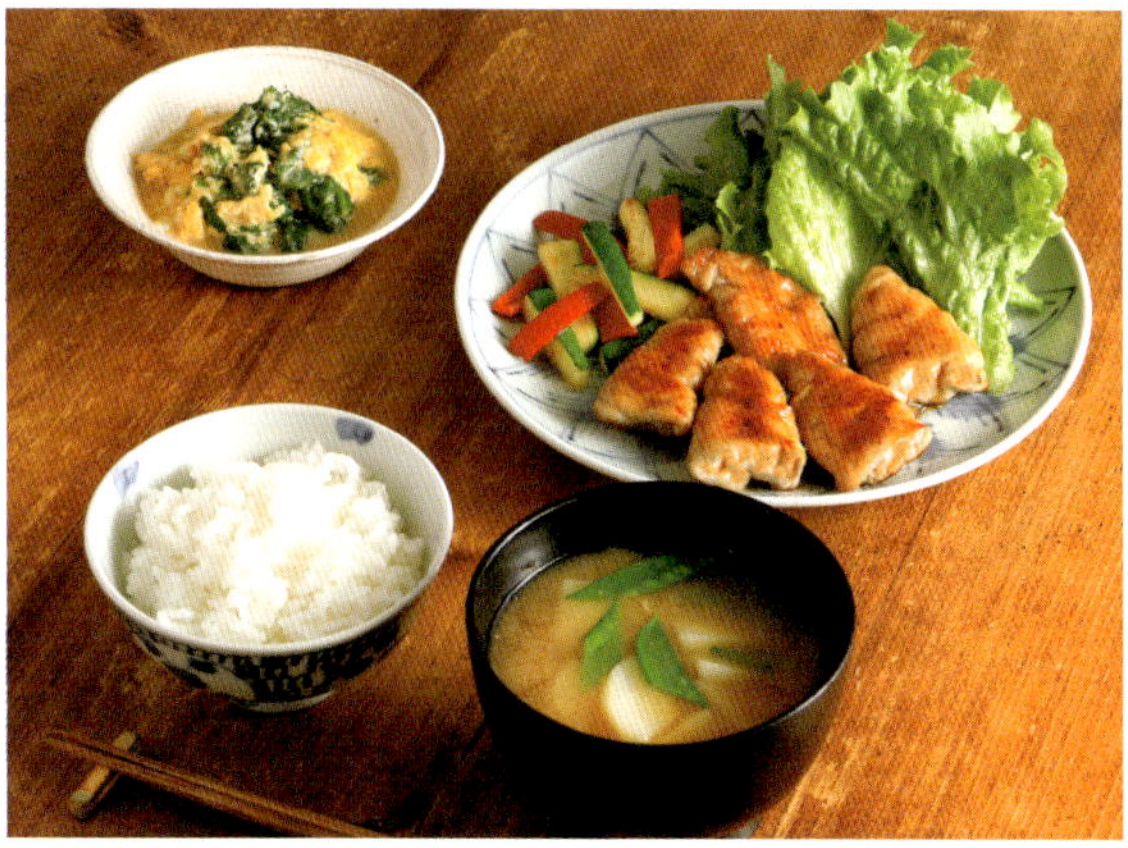

長い人生、いつまでも健康で過ごせたら幸い。
心身の老化を加速させない生活習慣が、
それを叶えてくれます。
本書でおすすめするのは、栄養素密度が高い食事。
毎日10種の食品をとる食事の習慣です。

成長と老化はひと続き。
全世代の方々に、この食習慣をおすすめします。
今日から始めて、明日からの健康に役立てましょう。

毎日食べたい10の食品群

健康のために
毎日10の食品群を
食べましょう。
1種食べたら
1点です。

卵

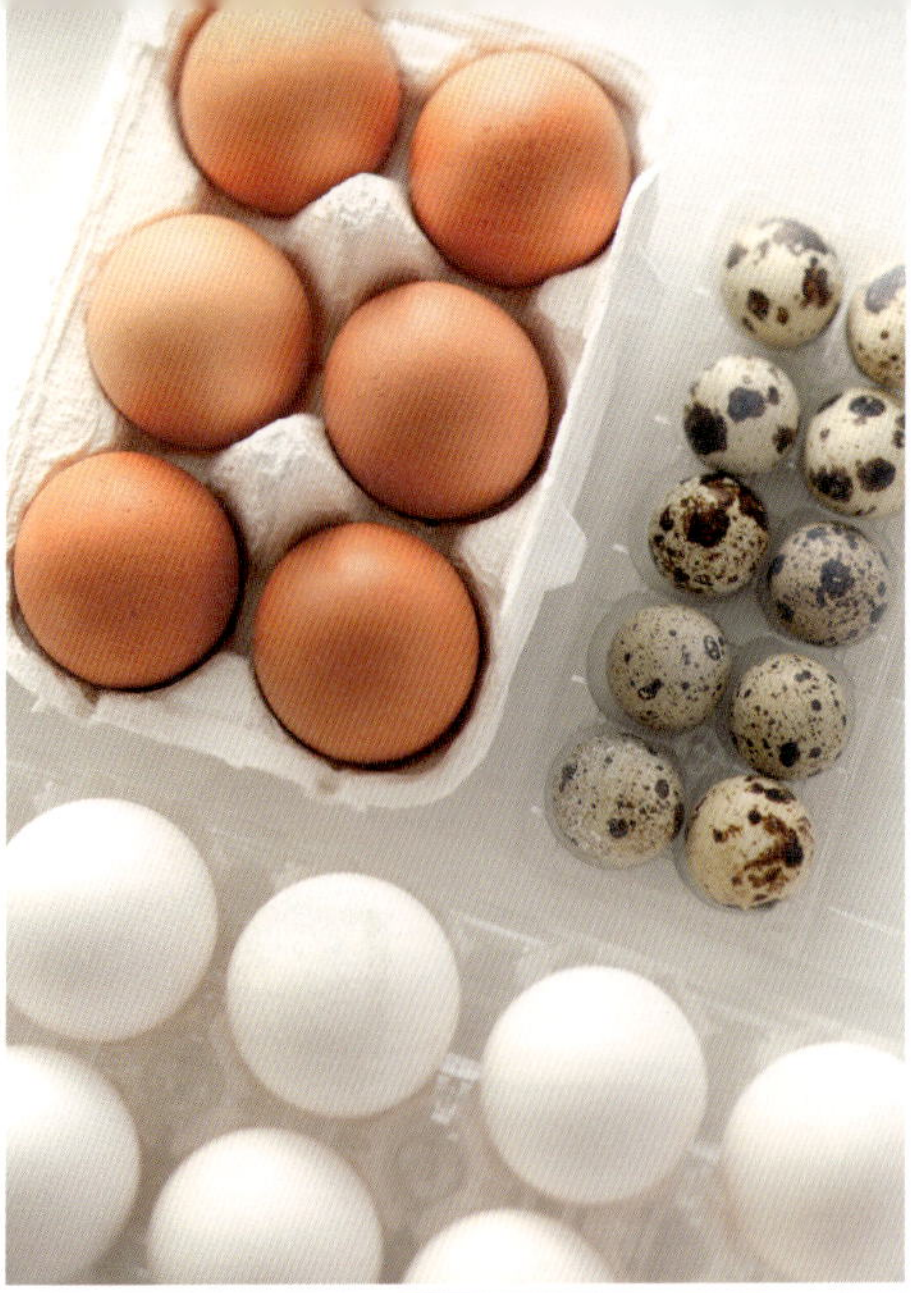

肉

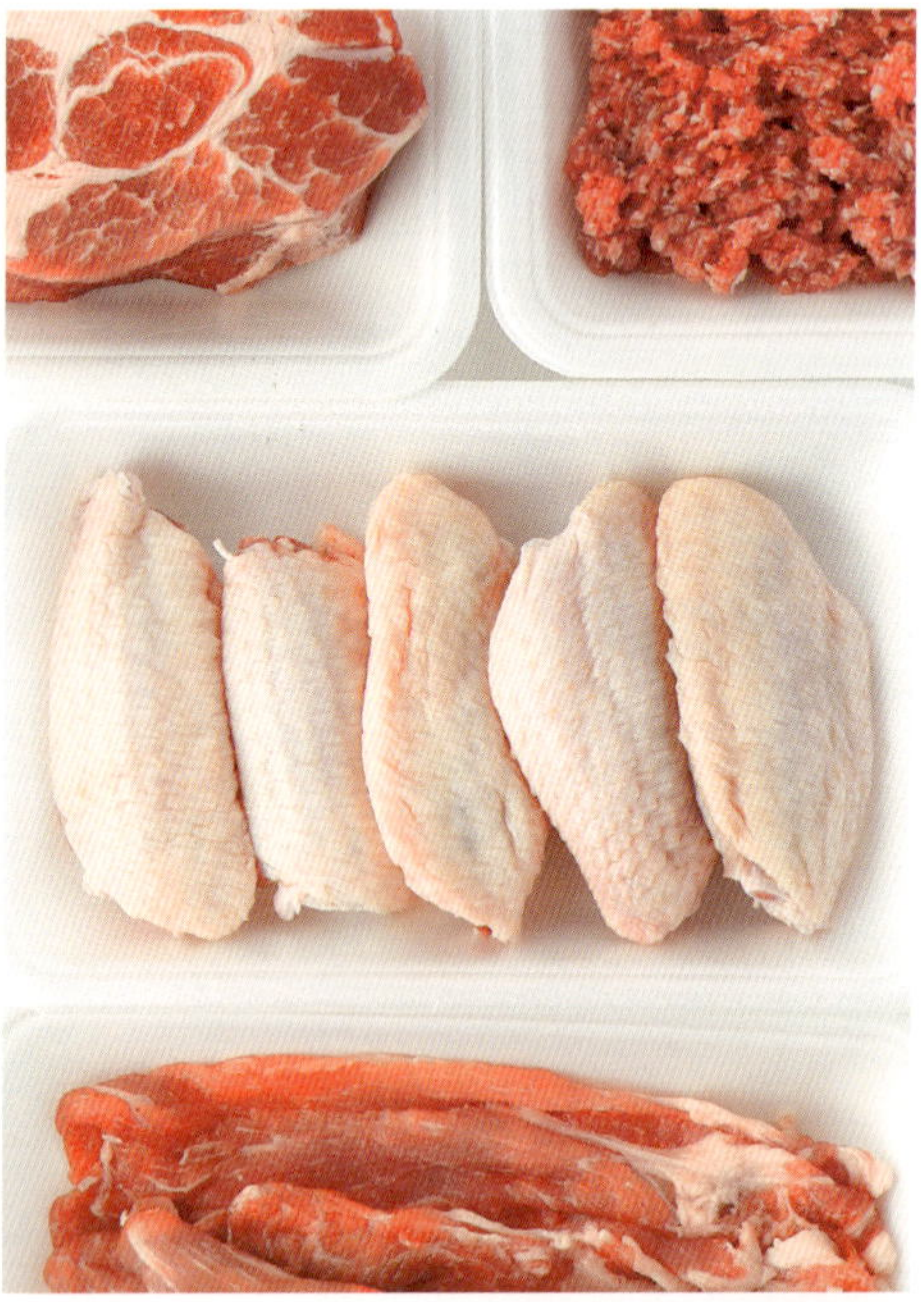

牛乳・乳製品

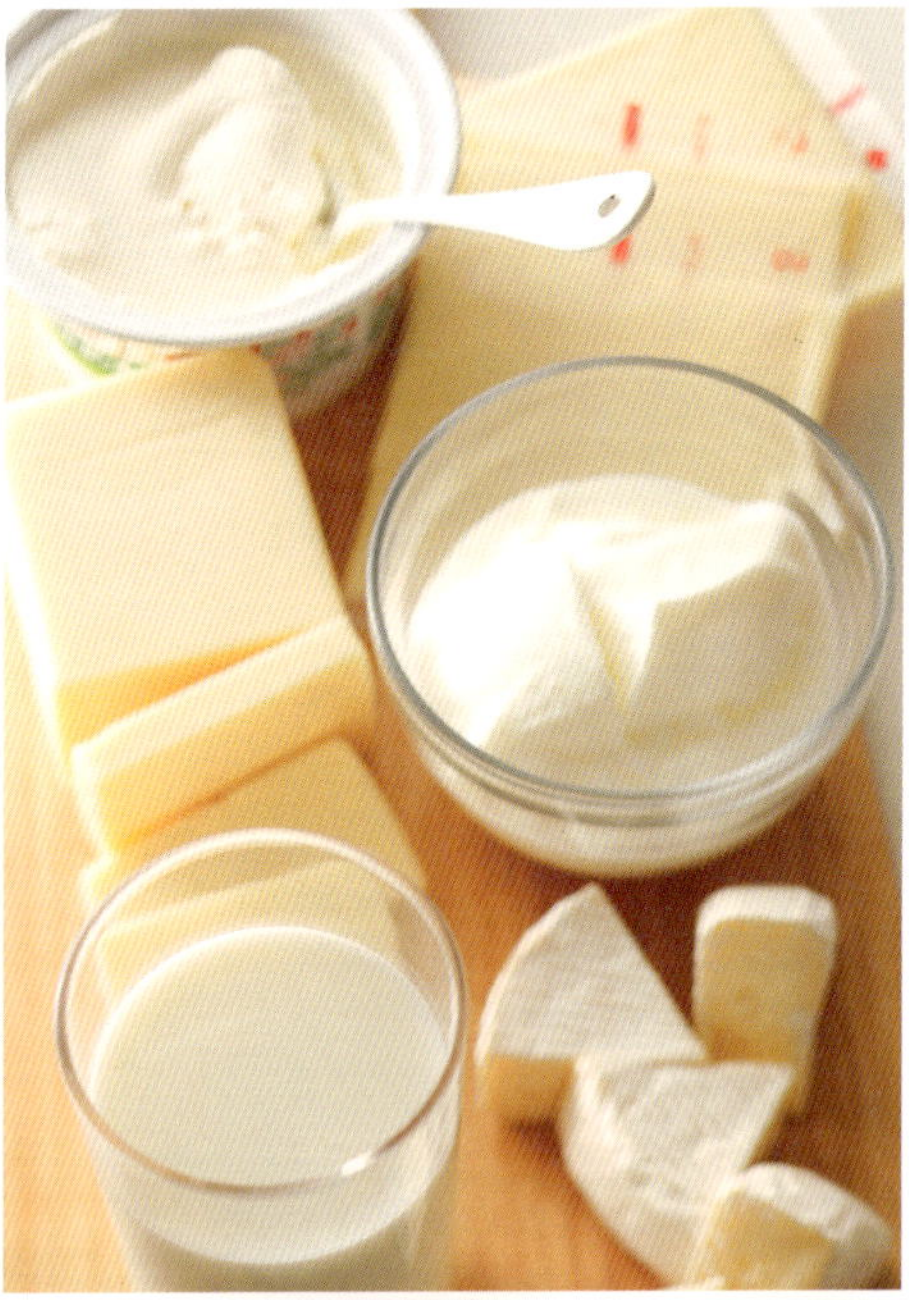

魚介

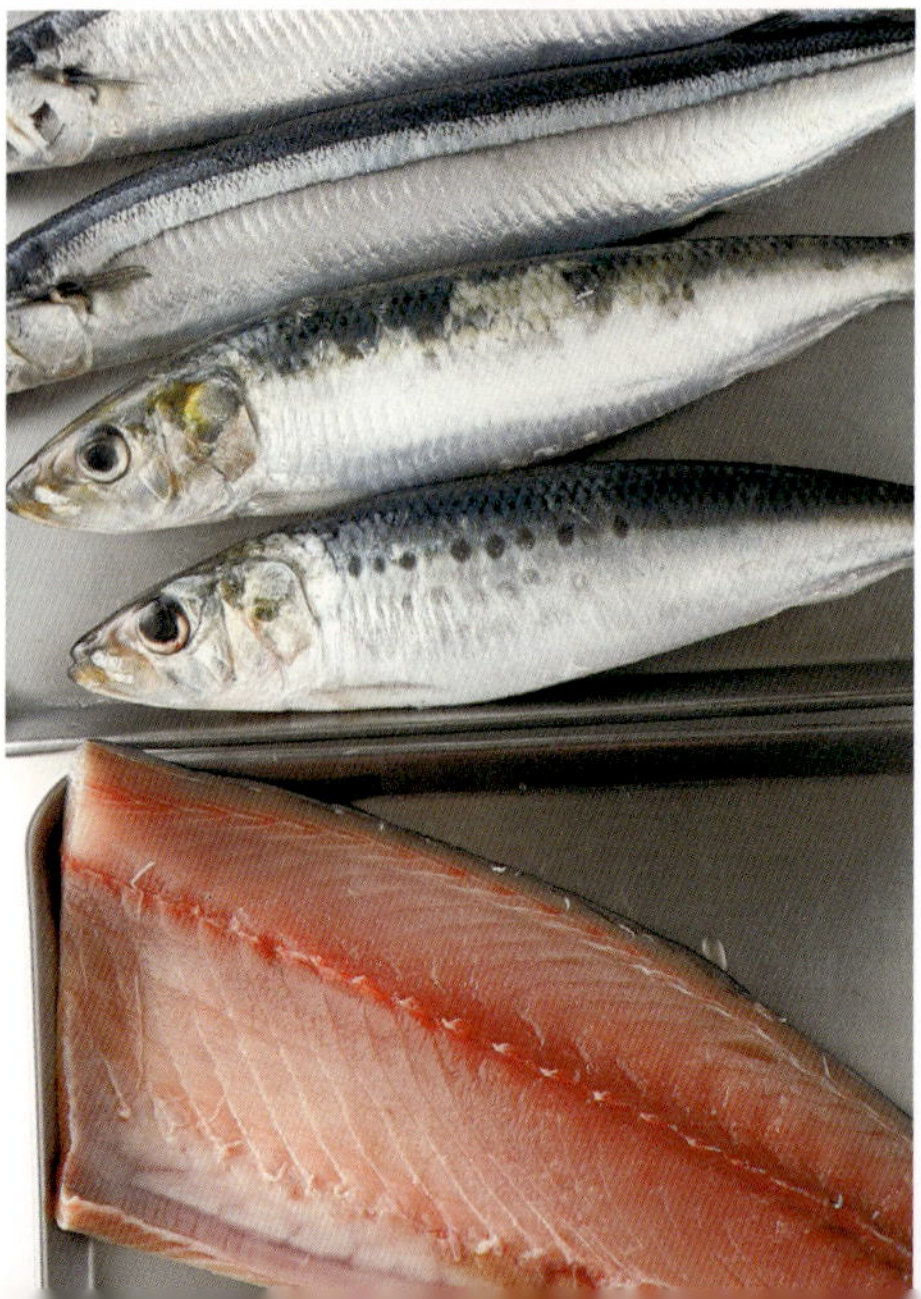

大豆製品

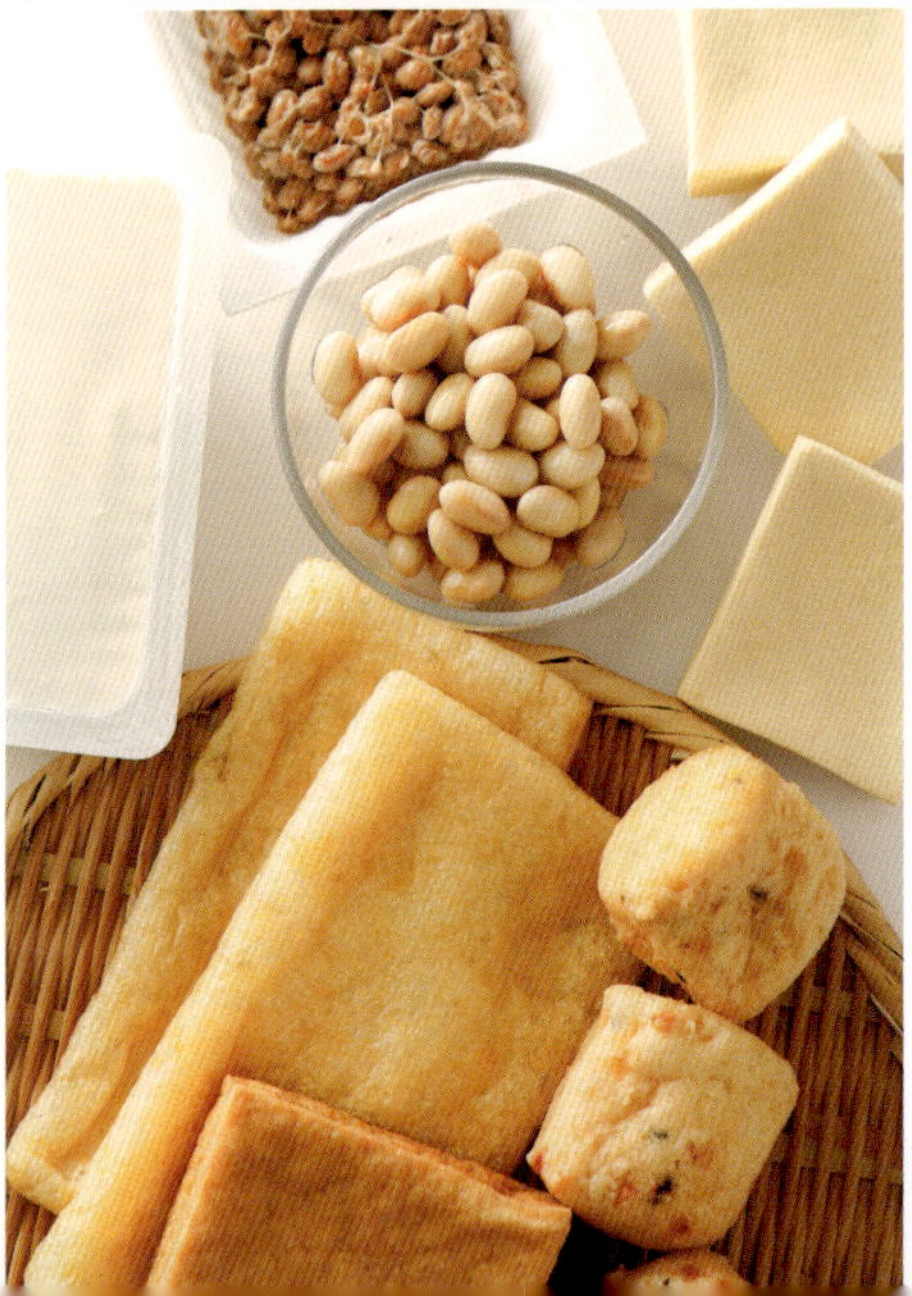

海藻

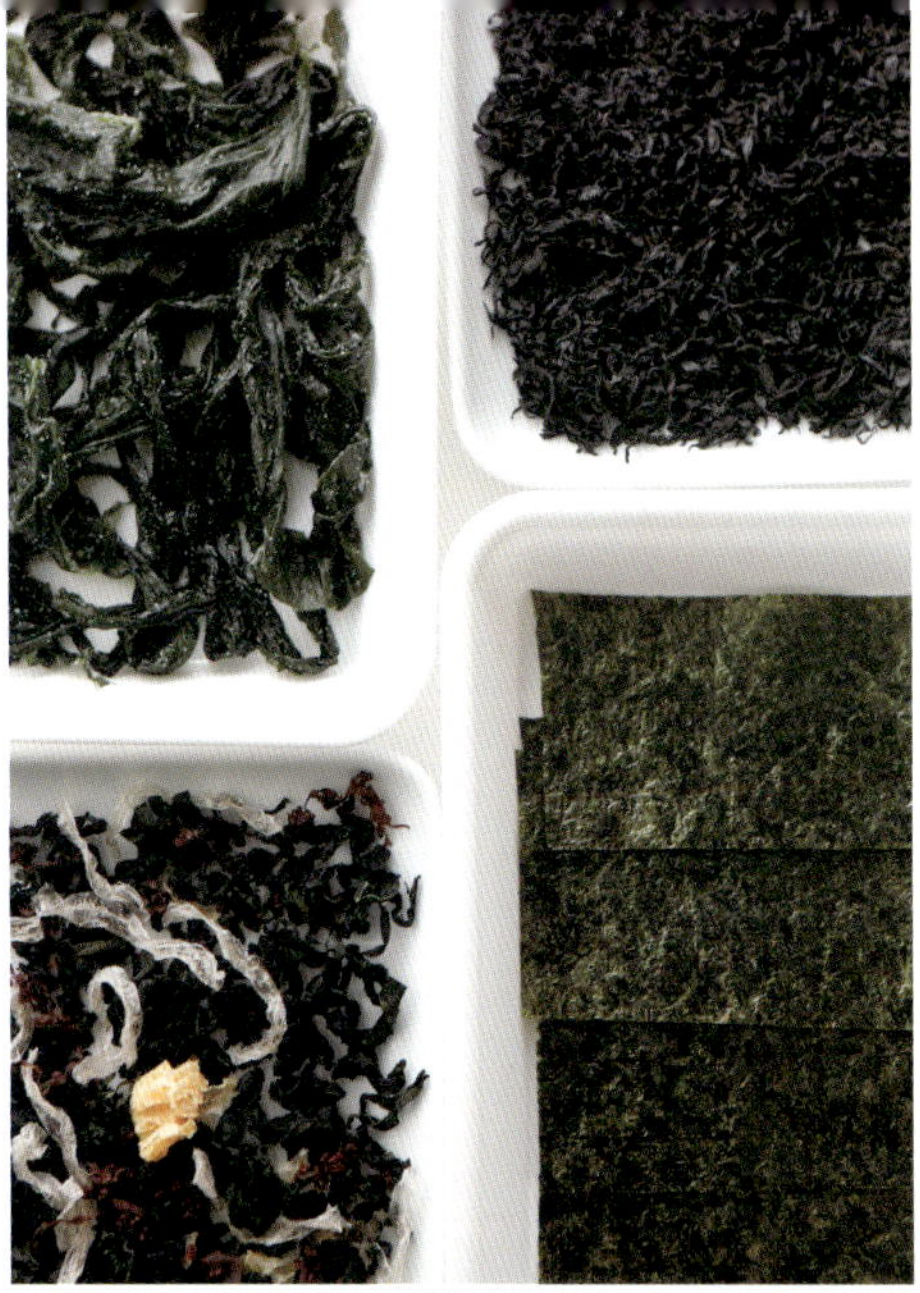

いも

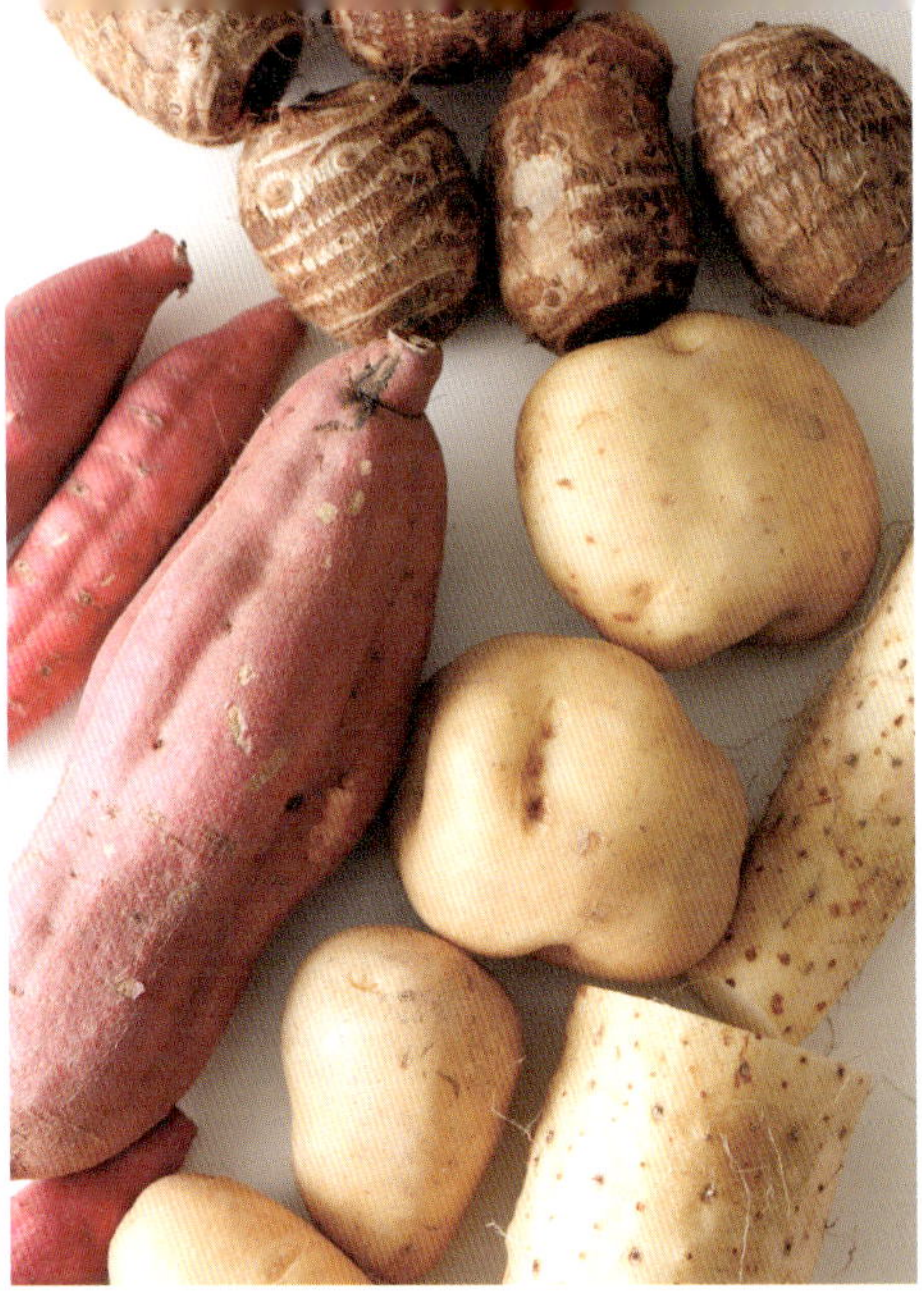

野菜

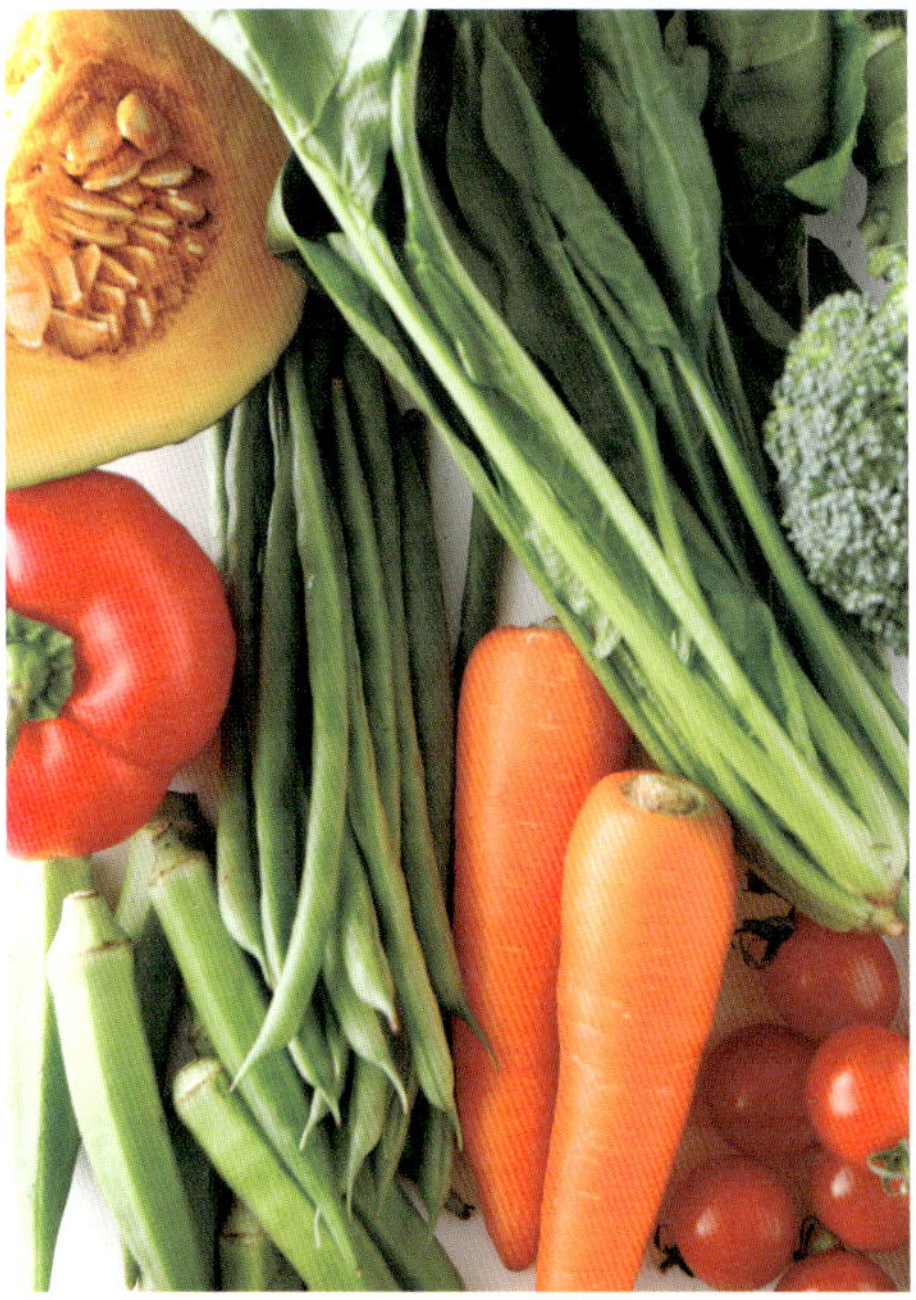

油脂

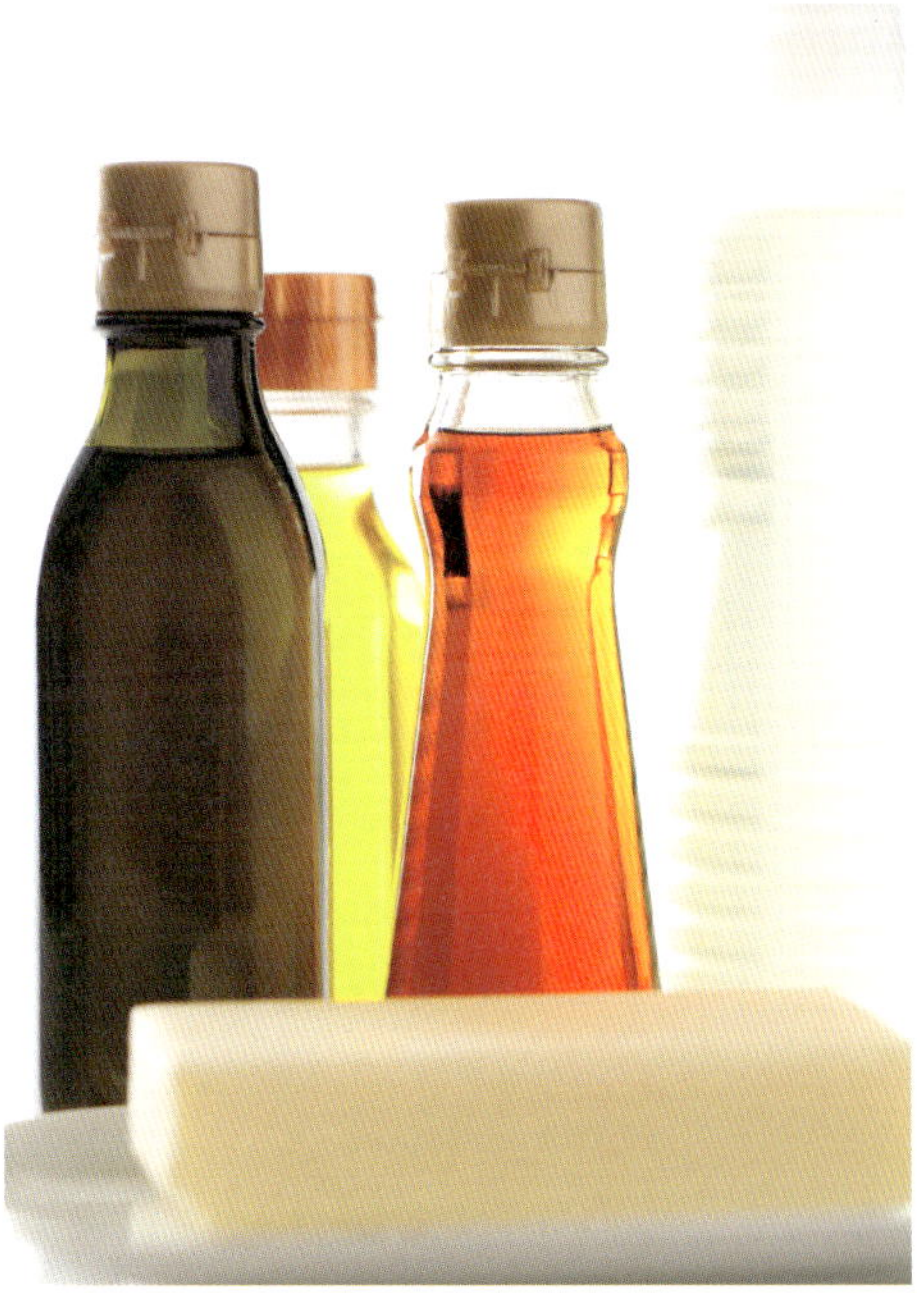

くだもの

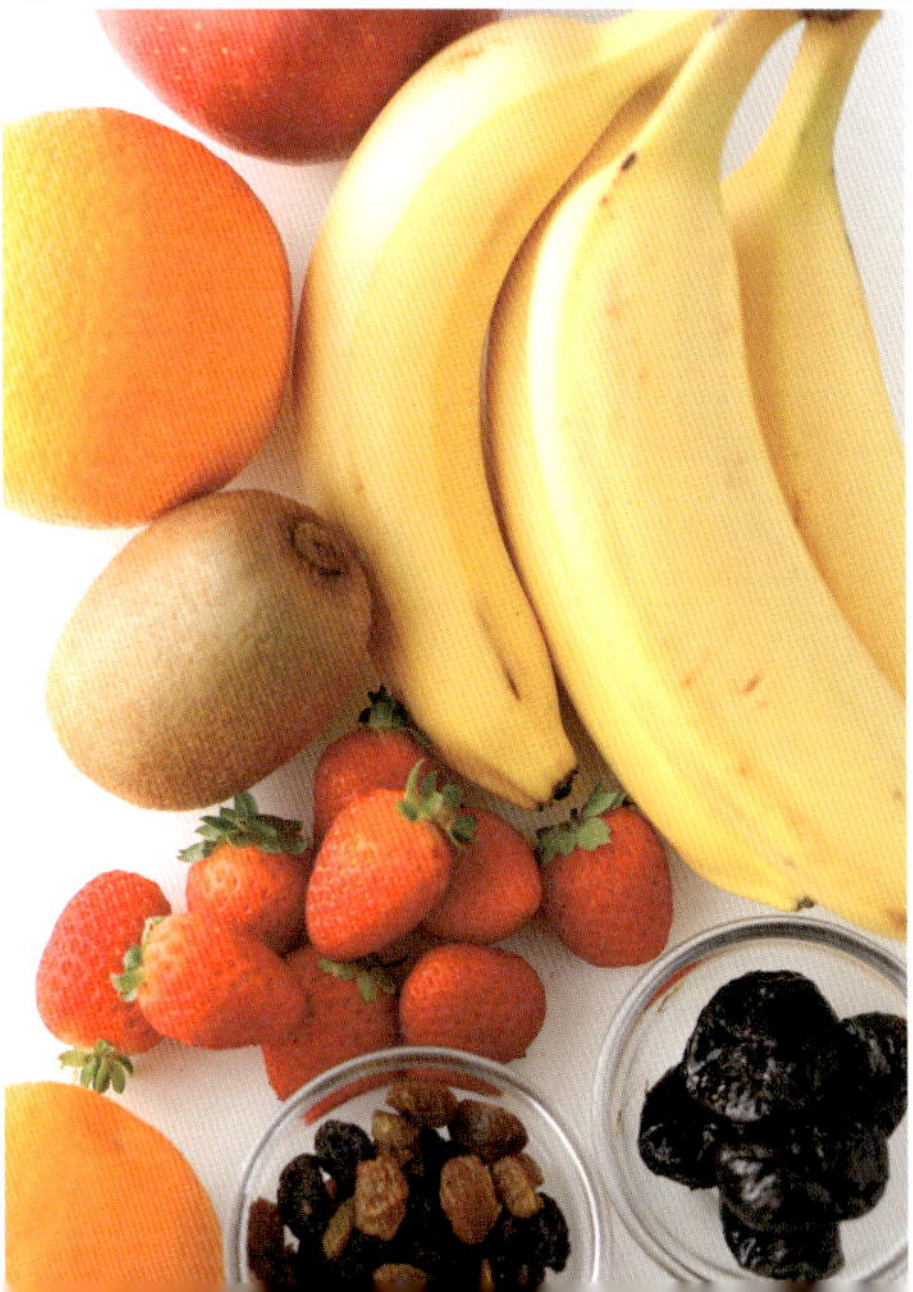

毎日10種を
意識していると
体の栄養バランスが
整って健康に。

元気な人は多様な食品を食べています。

「いろいろな食材を食べている人が、元気で長生きだ」と日本の長寿研究のデータは証明しています（p.98～）。偏った食事を続けると、栄養状態が悪くなって健康を害し、ひいては体全体が虚弱化します。最近、こんな不調はありませんか？

○風邪をひきやすい
○皮膚の炎症をおこしやすい
○慢性的な疲労や眠気
○歩くのが遅くなった
○極端に痩せた
○気持ちが落ち込む

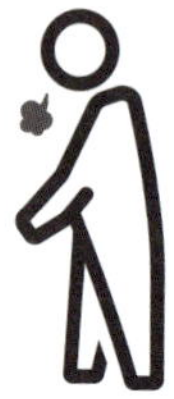

明らかな病気ではなくて、こんな状態が続くなら、将来、次のことにもつながっていきます。

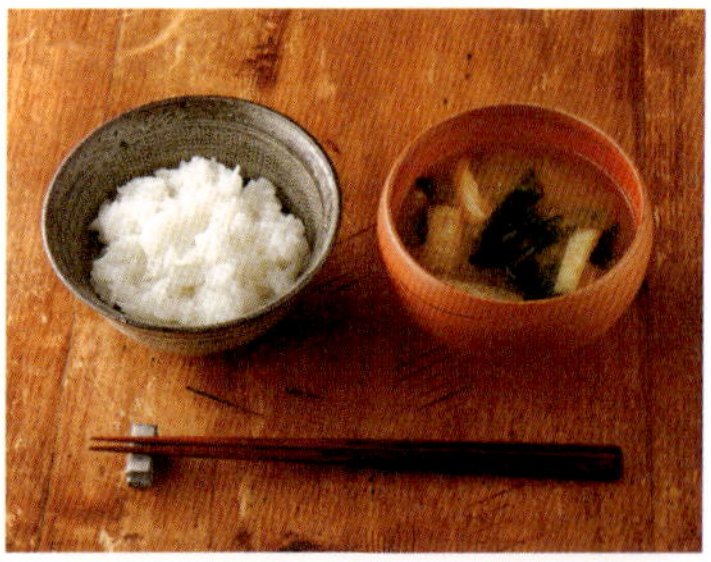

2点

①この食事は、わかめと油揚げのみそ汁（海藻・大豆製品）で、2点とれます。

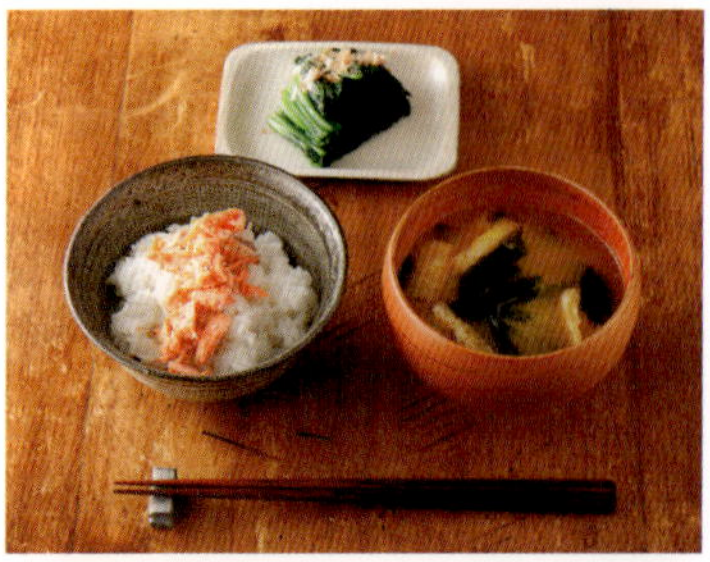

4点

②さけフレーク（魚介）とほうれんそう（野菜）をたして、4点になりました。

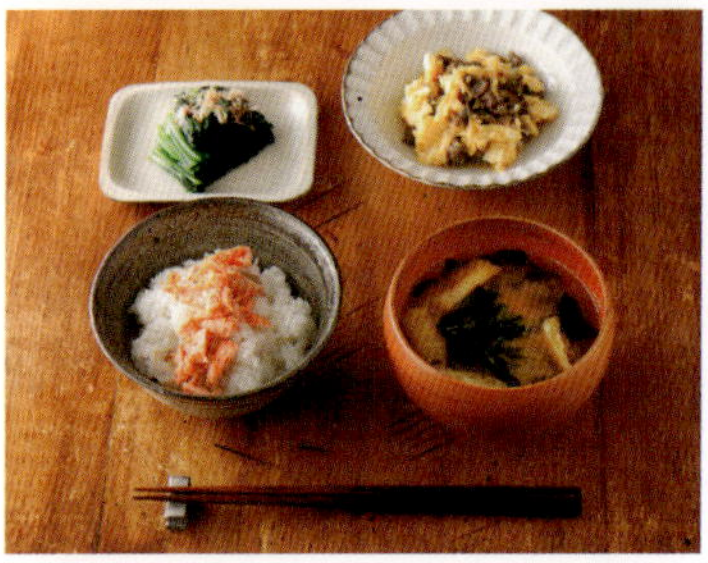

6点

③牛しぐれの卵とじ（肉・卵）が加わると、6点に。

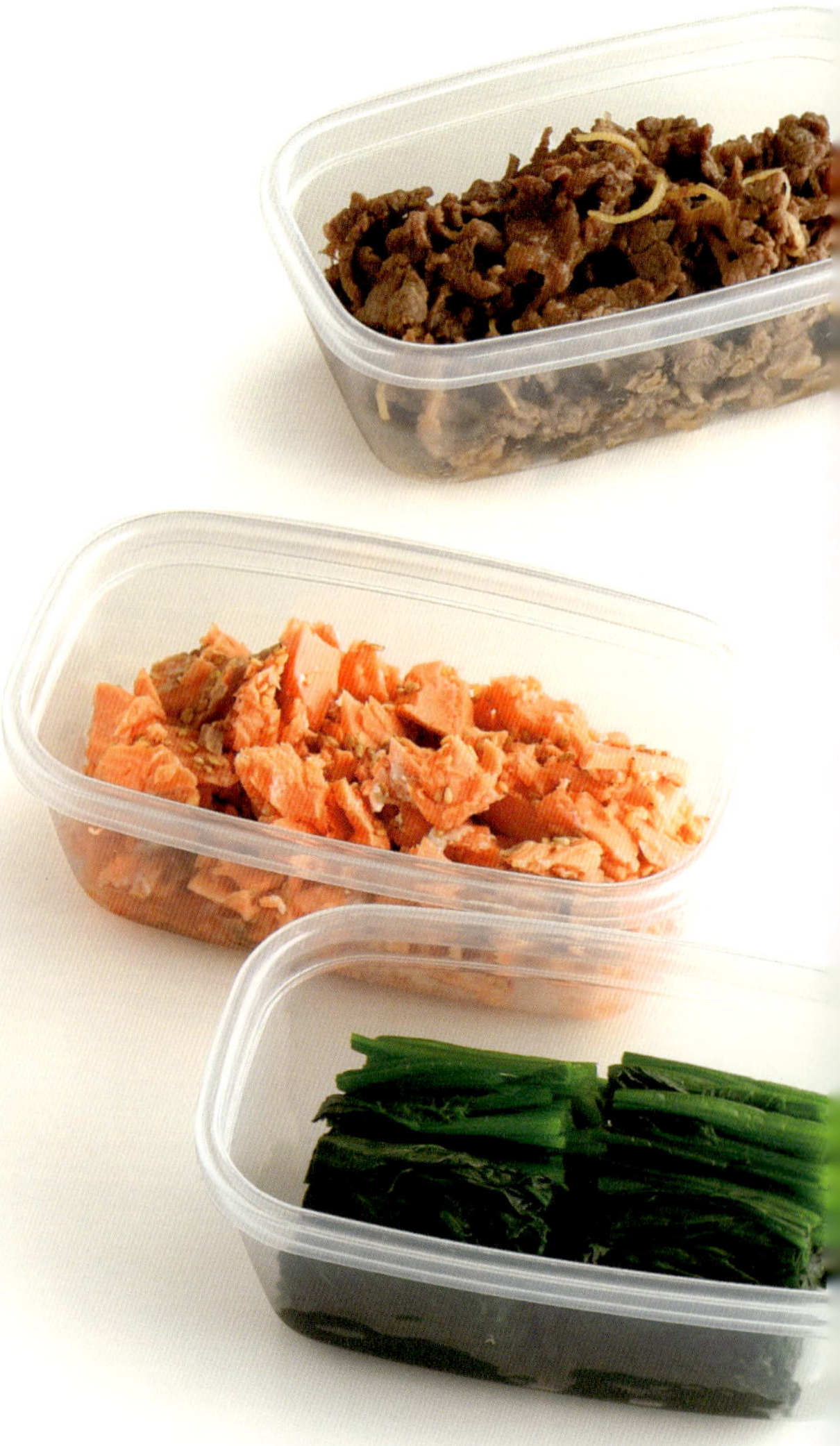

○脳梗塞
○心筋梗塞
○骨粗しょう症
○圧迫骨折
○寝たきり

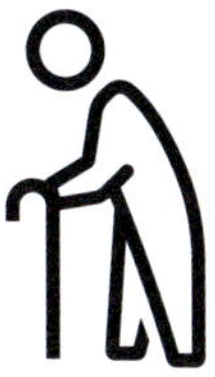

食生活が気になる方は、「1日の食事で10種の食品を食べる」ことを試してみませんか？「10の食品群」から各食品を食べるようにと心がけると、体に必要な多様な栄養素がとれます。すると栄養のバランスが整い、体の機能が改善されて不調もしだいに解消へ。これが健康を維持して老化を遠ざける「栄養素密度が高い食事」です。

この「10の食品群」は、東京都健康長寿医療センター研究所が、栄養バランスの改善に役立つとして提案する食のガイドラインです。数十年にわたり日本各所で調査されてきた健康長寿のデータと、栄養学の考え方をもとに作られました。健康のカギは「毎日、どれだけ多様な食品を食べているか」。全世代に共通する元気な食の極意です。

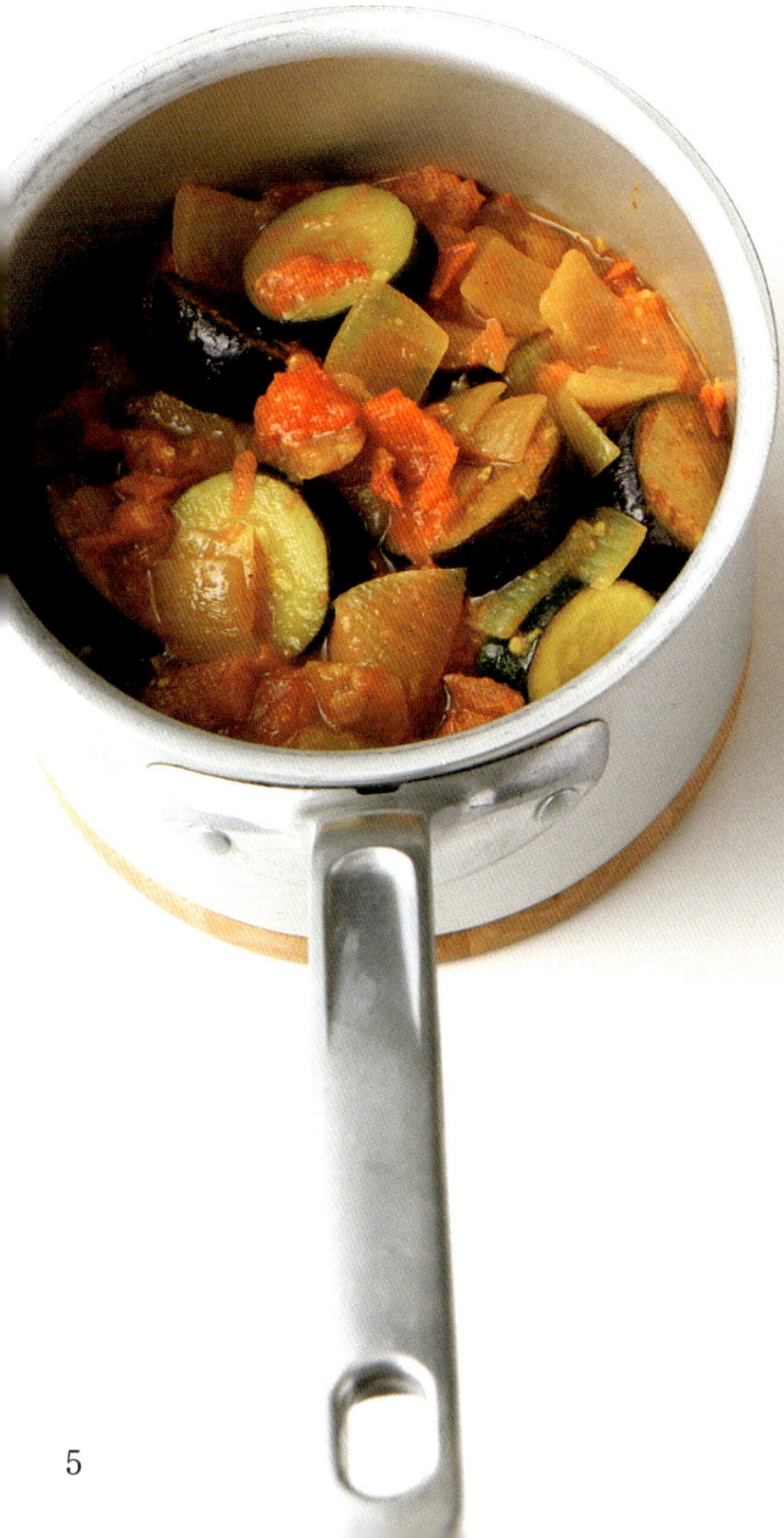

2点

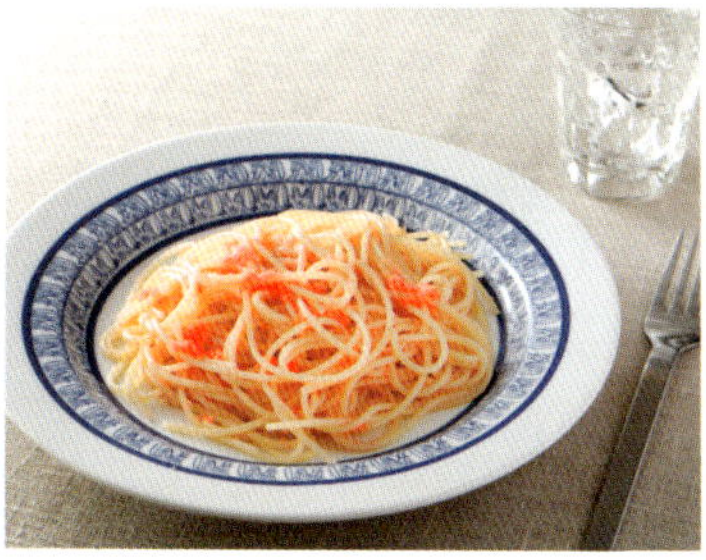

①この食事は、たらこパスタ（魚介・油脂）だけで、2点です。

4点

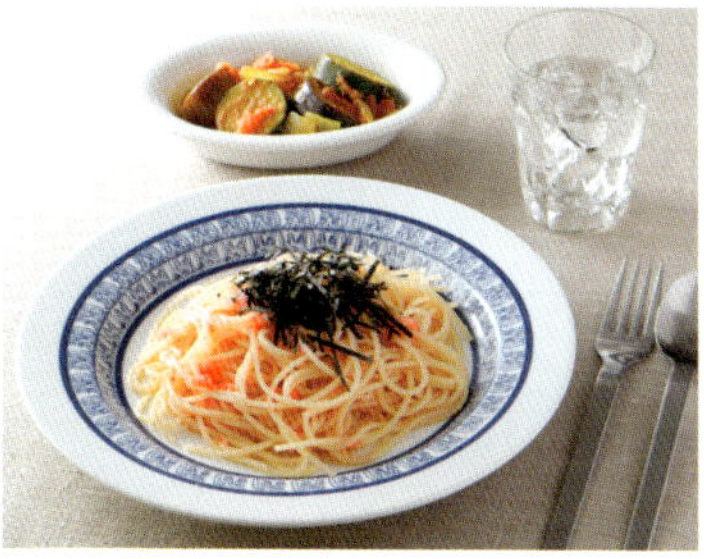

②のり（海藻）が加わり、ラタトゥイユ（野菜）がついて4点になりました。

6点

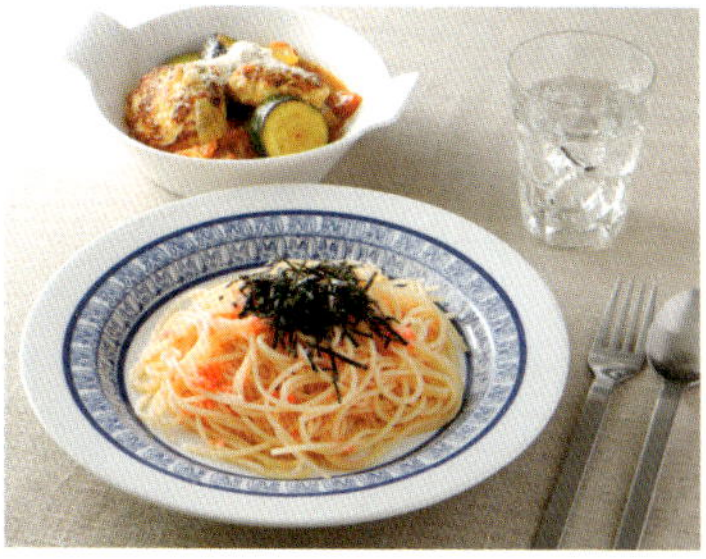

③ラタトゥイユで、つくね（肉）を煮てチーズ（乳製品）をふると、6点の食事に。

「毎日食べよう10の食品群」チェックシート

1週間チェックしてみてください。量は問わず何か1つ食べたら1点で、10点満点です。自分が「食べているもの」の傾向が見えてきます。

栄養状態						
	海藻	大豆製品	牛乳・乳製品	卵	魚介	肉
月						
火						
水						
木						
金						
土						
日						

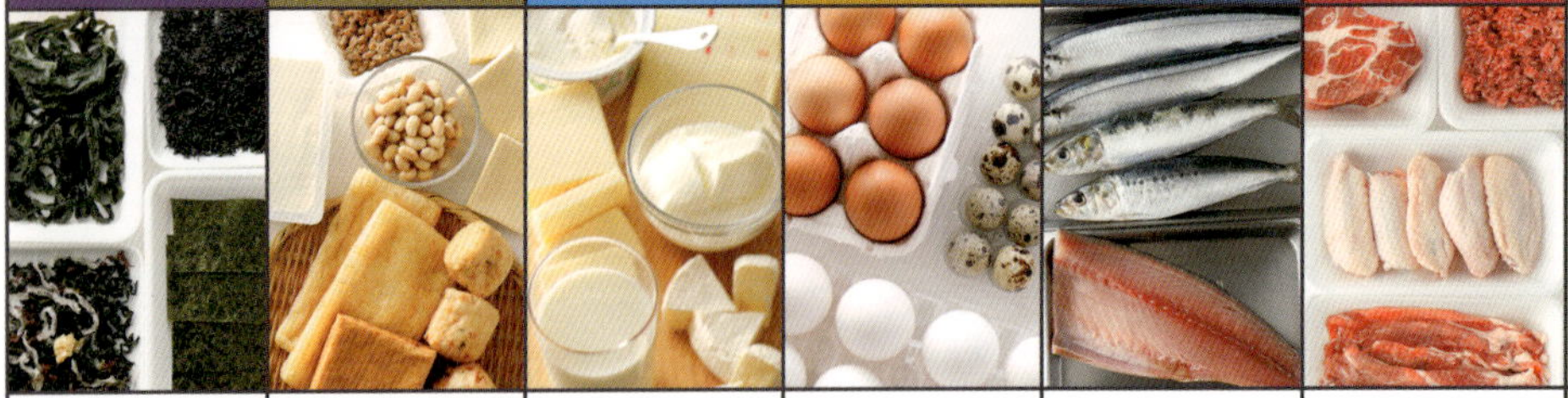

	海藻	大豆製品	牛乳・乳製品	卵	魚介	肉
摂取できるおもな栄養	供給源	たんぱく質の供給源				
	供給源	供給源	たんぱく質の供給源			

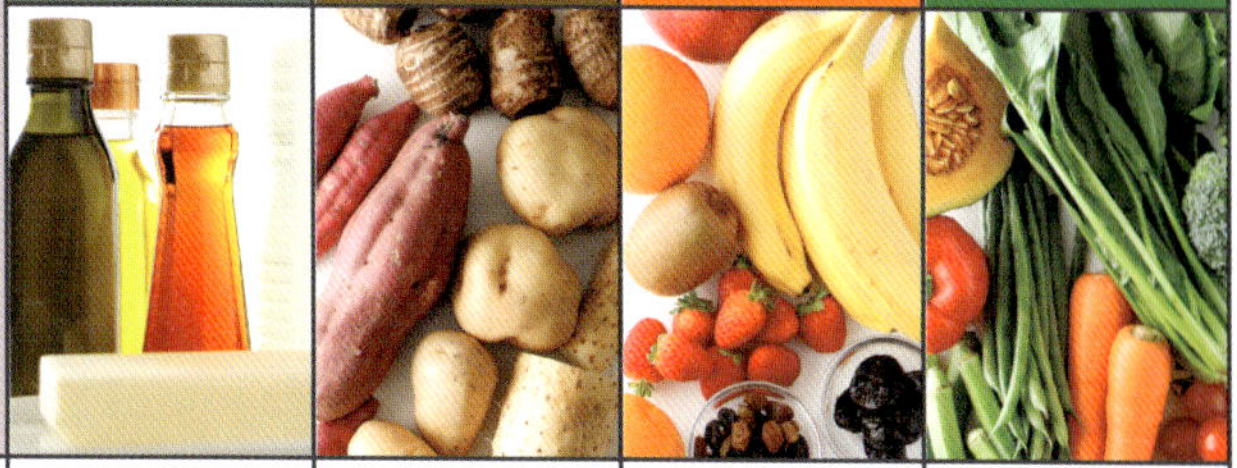

1日の合計	栄養状態 油脂	いも	くだもの	野菜 緑黄色野菜を中心とする

ごはん(主食)	油脂	いも	くだもの	野菜
エネルギーの供給源		ビタミン・ミネラルの		
		食物繊維の		

毎日7点以上を目指しましょう

社会参加	体力
だれかと会話した	外出した

長い目でみると、健康を維持していくために大切なのは、栄養、体力、社会参加(人とかかわる)の3つ。「1日に1回外出して歩いた」、「だれかと会話した」も、重要な健康要素です。

※「毎日食べよう10の食品群」チェックシートは、東京都健康長寿医療センターとILSI Japanの共同研究の成果物「TAKE10!®食生活チェックシート」を基に作成。

食材をムダにしないで、いろいろな食品を食べるコツ

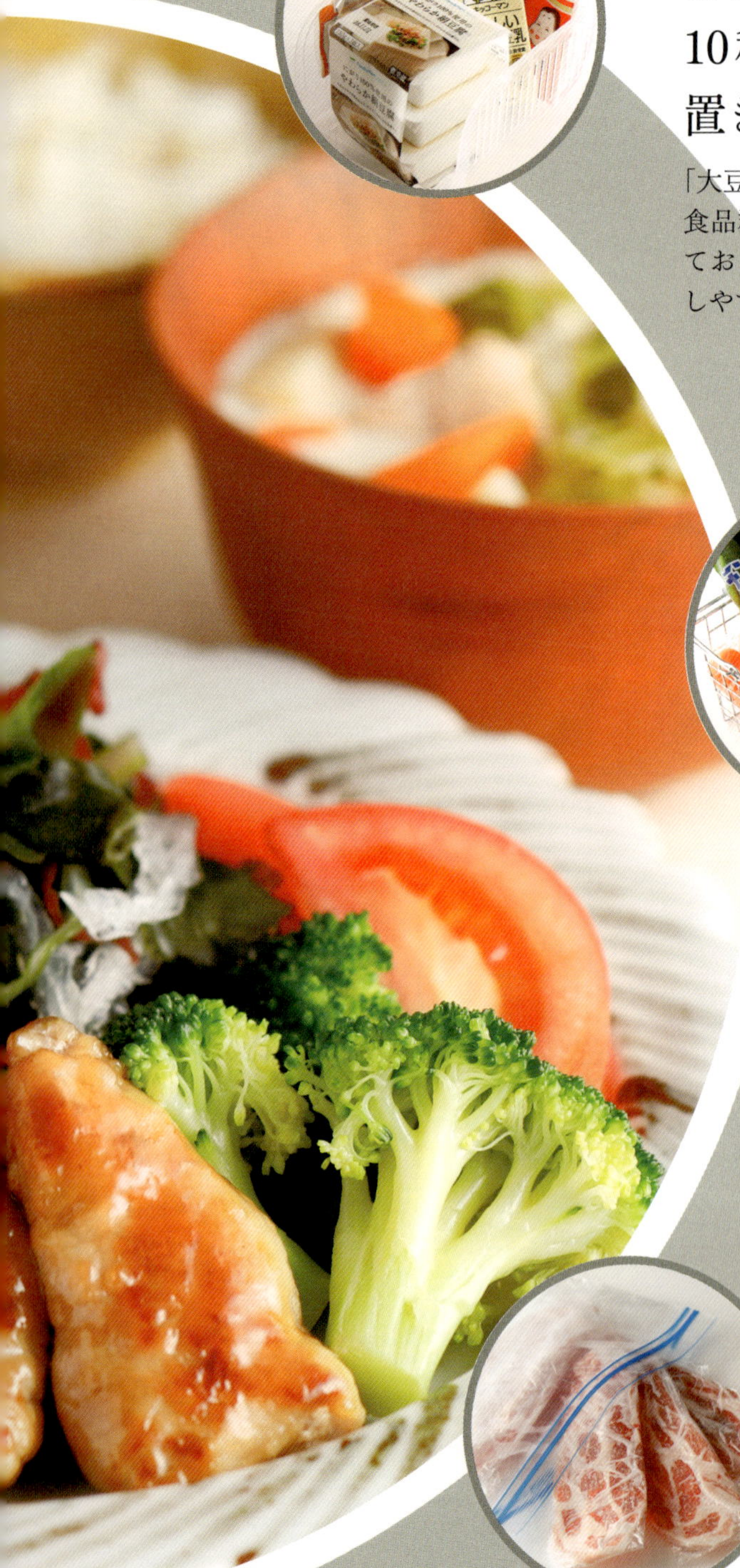

その1

おおまかに10種の食品の置き場を決めましょう

「大豆製品」「牛乳・乳製品」などと食品群でまとめ、置き場所を決めておくと、食品群の過不足を確認しやすい。

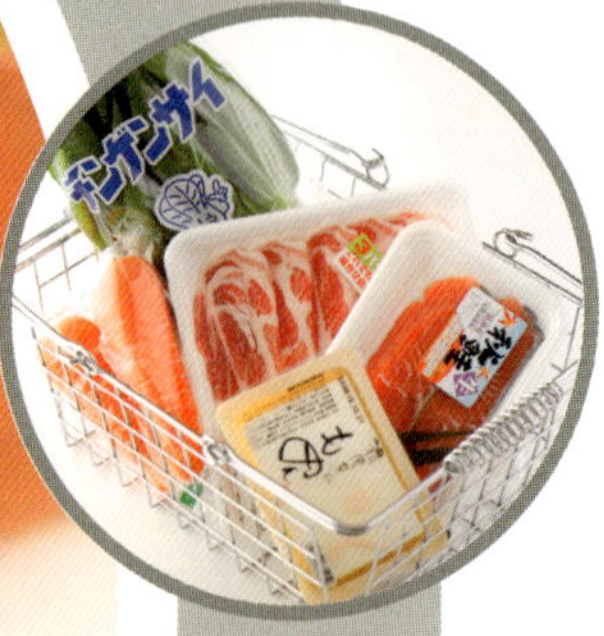

その2

買物は10種の食品の補充というイメージで考えます

10の食品群を常備し、使いきれば、いろいろな食品をとっていることになる。

その3

買ってきたものはなるべく小分けにしてストックします

冷凍しておくことが多い肉や魚は、小分けにしておく。少量でもすぐに使え、たんぱく質をチャージできる。

その6

そのまま食べられる市販品にプラス１点してみましょう

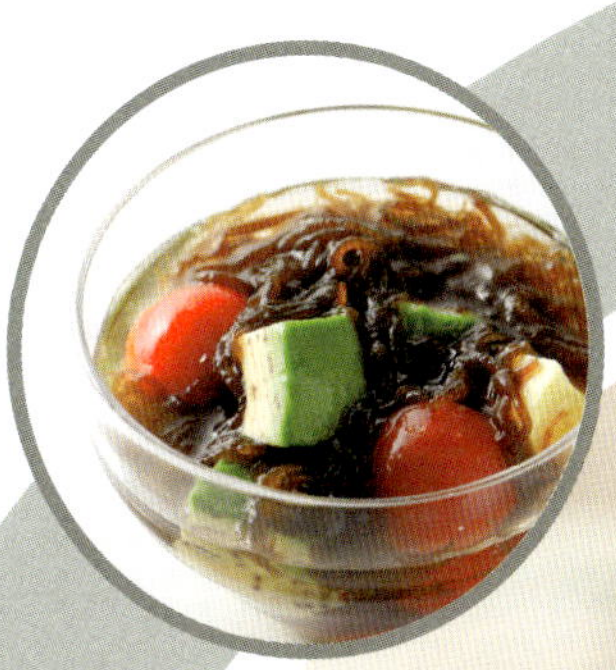

納豆、味つき海藻などに、野菜や牛乳・乳製品などをたせば栄養もプラス！ 飽きもこない。

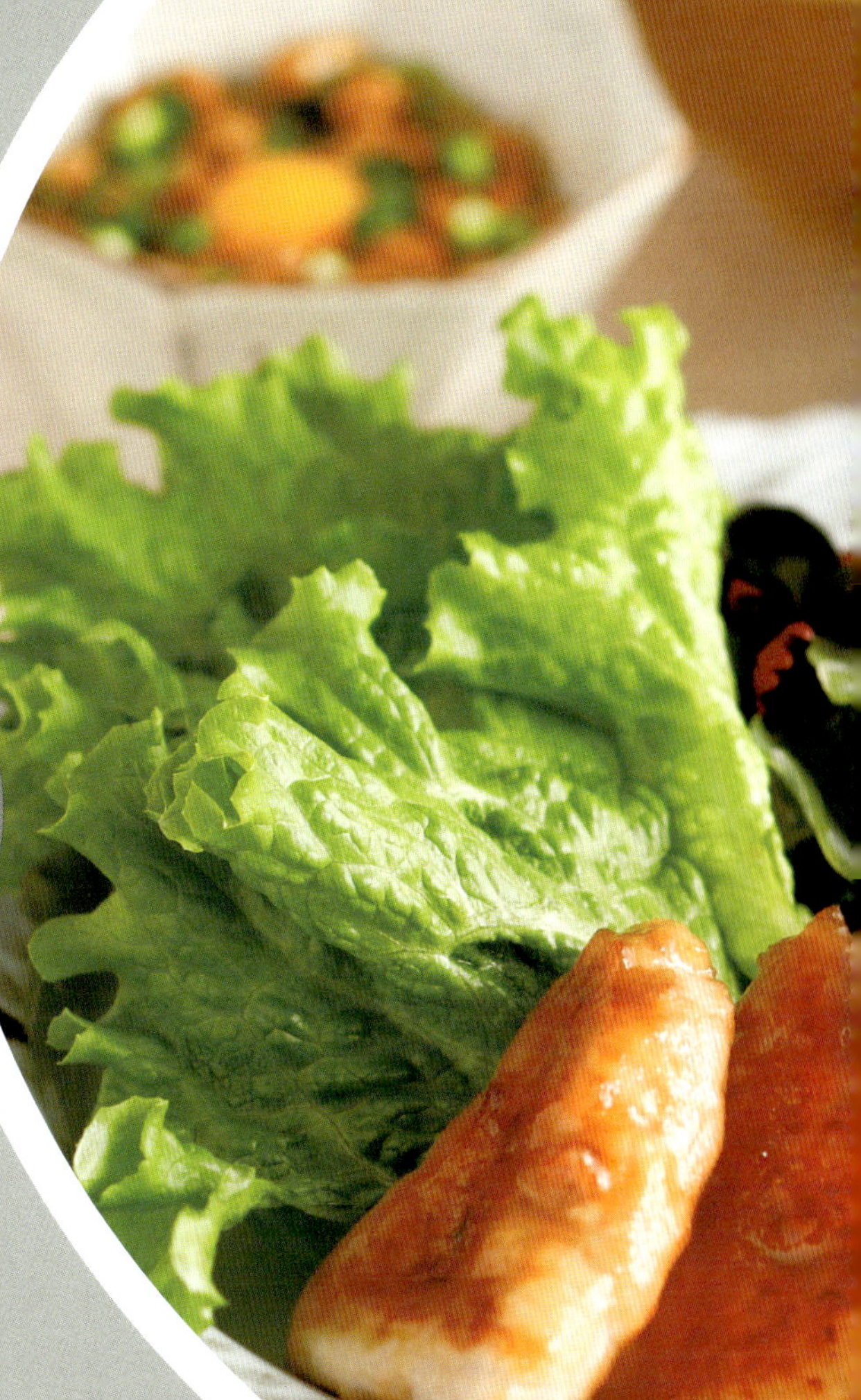

その5

すぐ調理できる「待ち受け食材」を用意しておきましょう

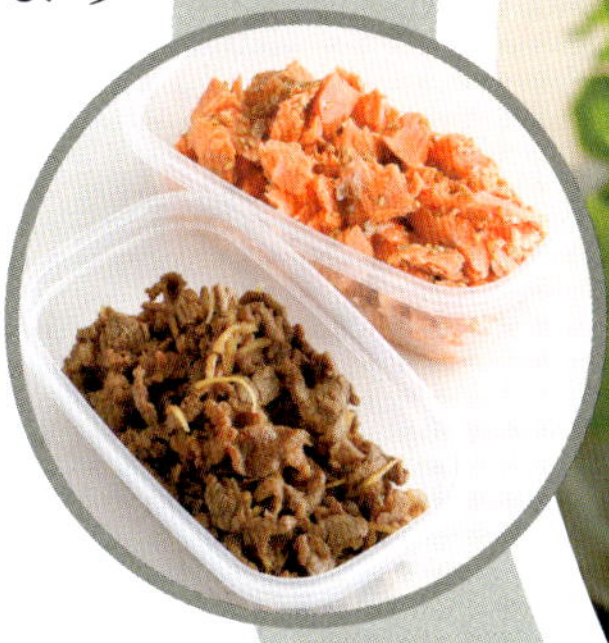

肉そぼろやさけフレーク、ゆで野菜など、おかずの素になる食材は便利。冷蔵庫に待機させよう。

その4

意識的に、「とりおきおかず」を作りましょう

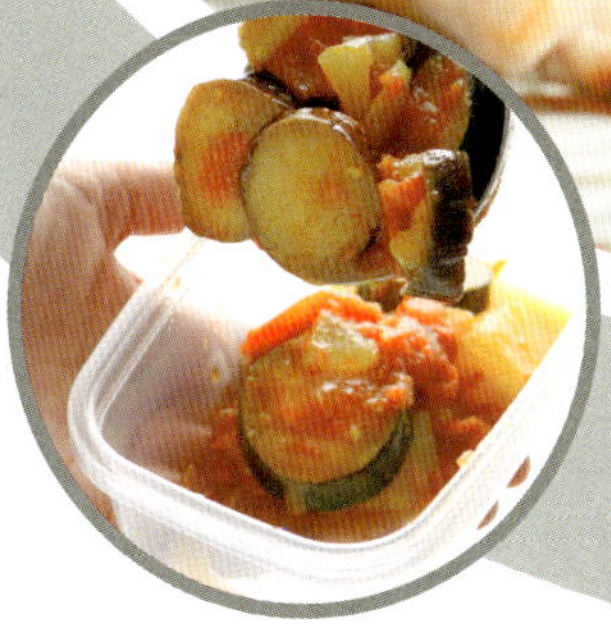

たとえば夕食のおかずを少しだけ多めに作って、翌日の朝や昼のプラス一品に。材料のムダもなし。

元気ごはん

栄養素密度が高い食事のすすめ

もくじ

この本のレシピ表記の説明

【レシピの表記】

○計量の単位
大さじ１＝15mℓ　小さじ＝５mℓ

○電子レンジ
加熱時間は500Wのめやす時間です。700Wなら加熱時間は0.7倍にしてください。

○レシピ材料表の分量
料理の内容によって１～４食分、作りやすい分量などがあります。食材のｇなどの分量は、基本的には調理前のもので、皮や種などを除いていません。

○だし
かつおのだしをとって使っています。市販のだしの素を使う場合は、商品によって塩分が異なるので、味をみて、ほかの調味料を加減してください。

○スープの素
コンソメやブイヨンなどの名で市販されているものを使っています。固形スープの素と、顆粒状のとりがらスープの素を使っています。固形スープはきざんで使う場合があります。

○フライパン
フッ素樹脂加工のものを使用。鉄製なら、油をひいたり、油の量を少し多めにしたりしてください。

○保存について
・作りおきの保存容器などの道具類は清潔を保ち、冷蔵庫内の低温維持と衛生に気をつけてください。
・日もち日数はめやすです。必ず、食品の状態を確認してから食べてください。
・日もち日数は、作った当日を１日、翌日を２日とし、「日もち２日」は翌日をさします。

【栄養表記】

〔123kcal　た12.0ｇ　塩分1.0ｇ〕
○kcal＝エネルギー量
○た＝たんぱく質量
○塩分＝食塩相当量（ナトリウム量を食塩に換算した量）
※「栄養素密度」は、熱量あたりに含まれる栄養素の量をさします。本書では、「栄養素の種類や量が充実している」という意味合いで使っています。
※食品群の「大豆・大豆製品」は、本文中の表記を「大豆製品」としています。

【作りおきの表記】

待ち受け ＝ 待 ＝「待ち受け食材」のマーク。肉そぼろなどの応用自在なおかずや、下ごしらえをすませた食材などを、この本では「待ち受け食材」と呼びます。調理を待ち受けて待機している意味合いです。

とりおき ＝ と ＝「とりおきおかず」のマーク。夕飯のおかずなどを意識して少し多めに作り、翌日の朝や昼のひと品に使いまわします。これをこの本では「とりおきおかず」と呼びます。

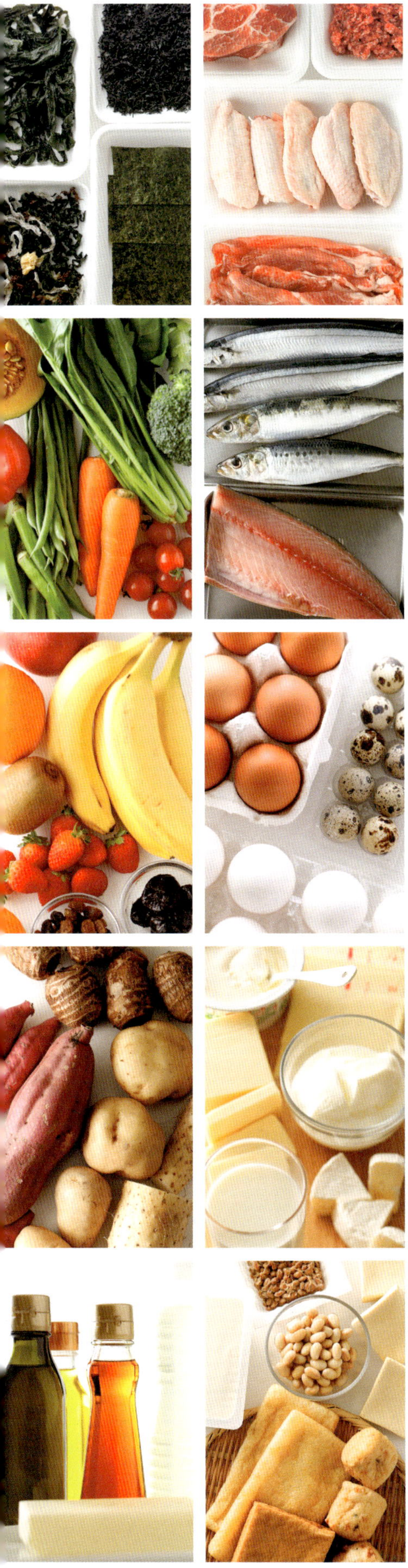

「10の食品群」をとる
食生活の知恵とレシピ

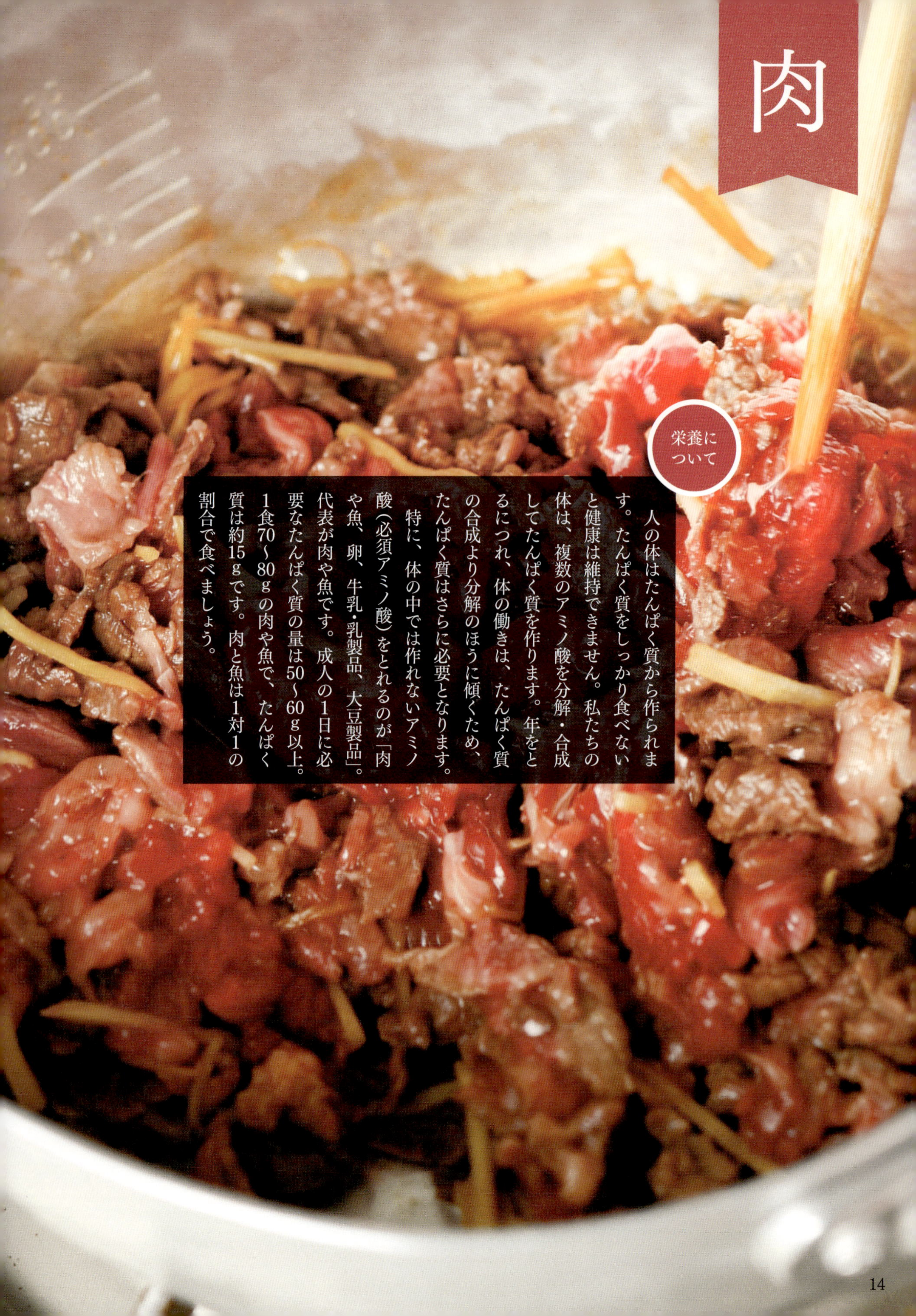

肉

栄養について

人の体はたんぱく質から作られます。たんぱく質をしっかり食べないと健康は維持できません。私たちの体は、複数のアミノ酸を分解・合成してたんぱく質を作ります。年をとるにつれ、体の働きは、たんぱく質の合成より分解のほうに傾くため、たんぱく質はさらに必要となります。

特に、体の中では作れないアミノ酸（必須アミノ酸）をとれるのが「肉や魚、卵、牛乳・乳製品、大豆製品」。代表が肉や魚です。成人の1日に必要なたんぱく質の量は50～60g以上。1食70～80gの肉や魚で、たんぱく質は約15gです。肉と魚は1対1の割合で食べましょう。

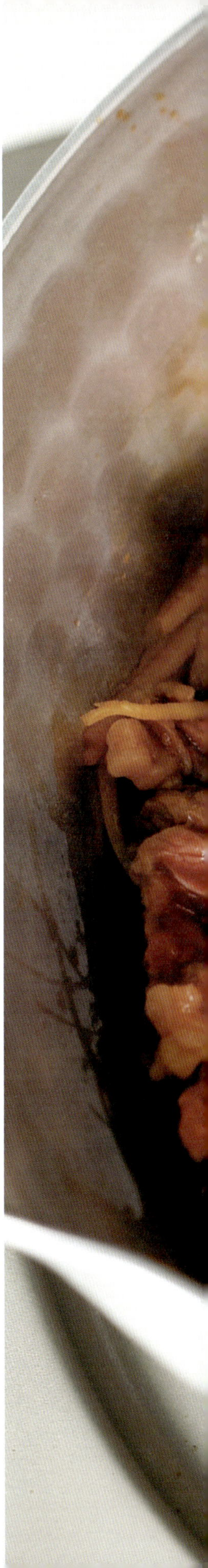

肉のコツ 1

小分け冷凍で、少量でもすぐ使えます。

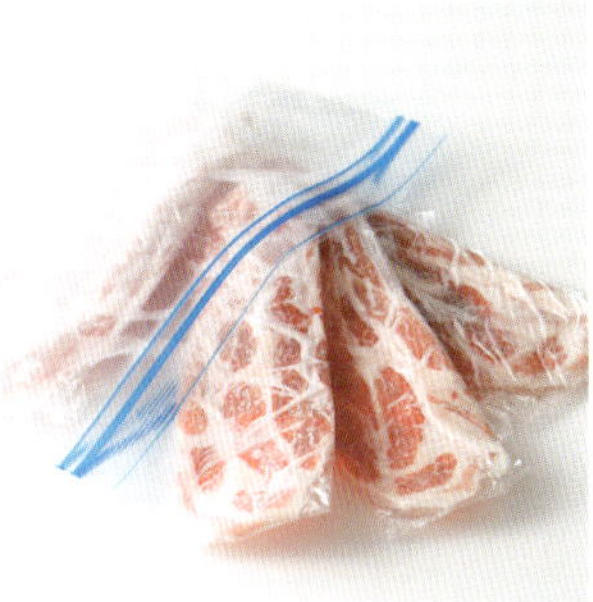

たとえば薄切りなら1枚、2枚というように、肉は小分けしておくと便利に使える。

←

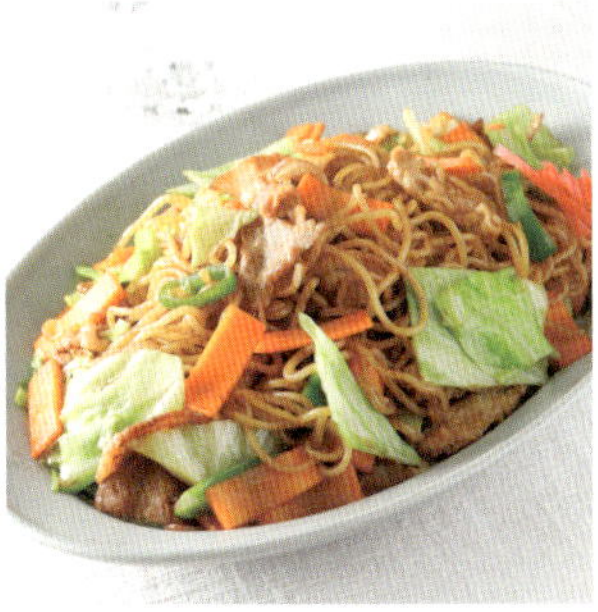

ひとり分のめん料理にも、すぐにとり出せて、おっくうでなくなる。

肉のコツ 2

作りおきを上手に使い分けていろいろ食べます。

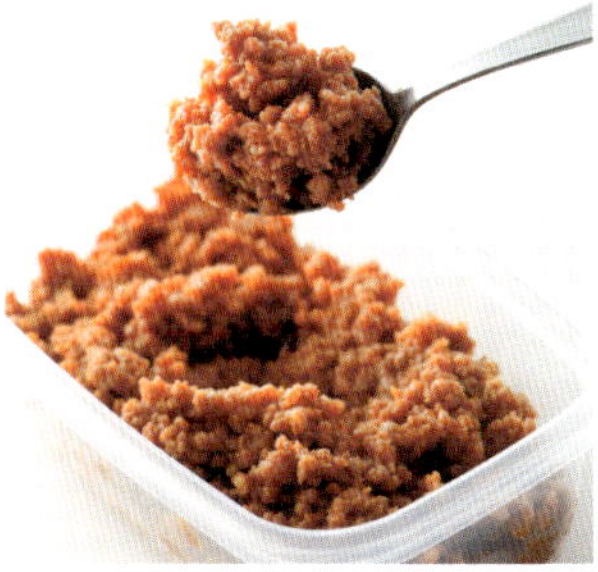

肉そぼろなどのシンプルな作りおきは、すぐ食べられて自由にアレンジできる【待ち受け食材】(p.16・81)。

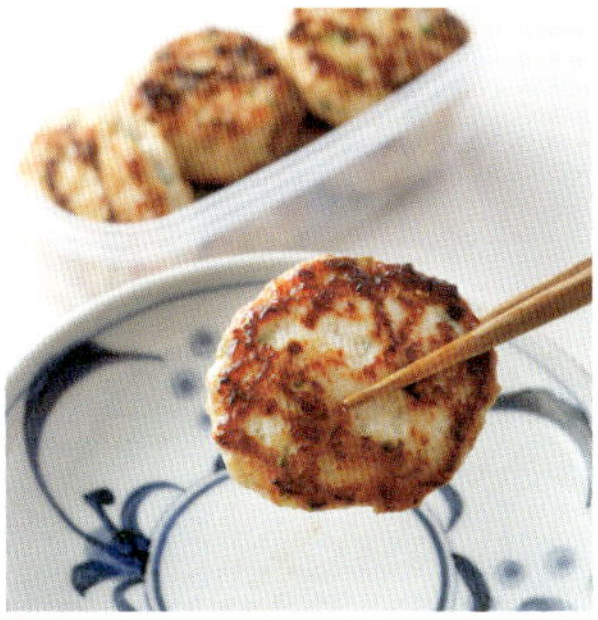

今食べるおかずを少しだけ多く作っておく【とりおきおかず】。翌日の朝や昼食のプラス1品に(p.19・85)。

肉のコツ 3

すぐ食べられる肉の市販品を使いこなします。

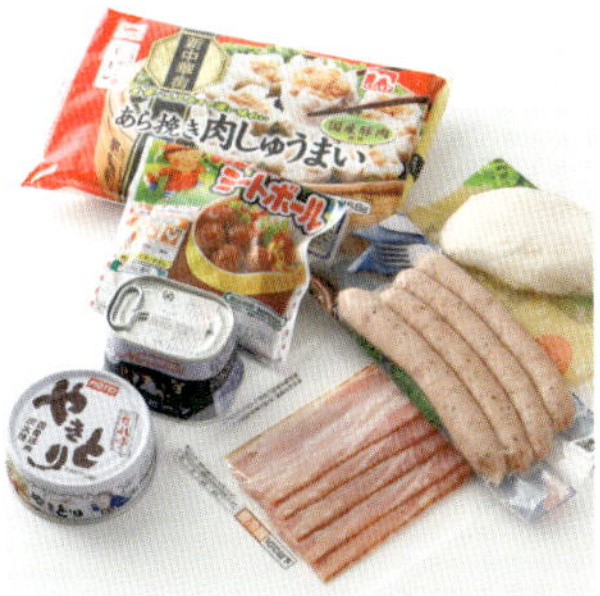

肉の加工品を常備したい。買物に行けないときや、すぐ食べたいときに役立つ。

←

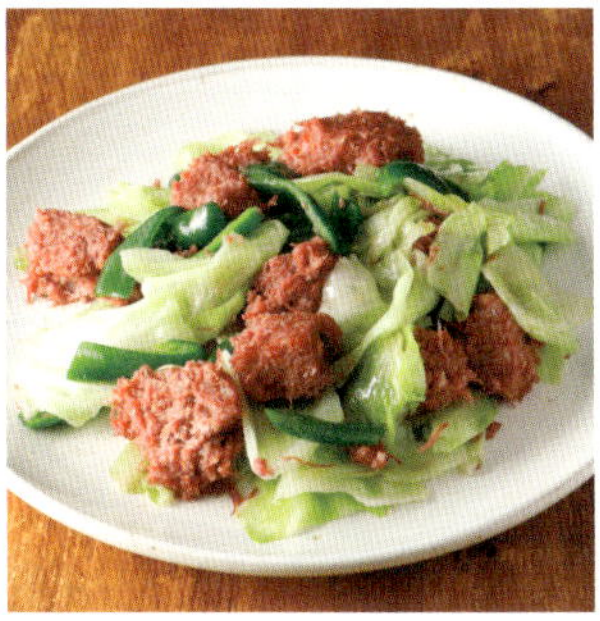

そのまま食べられるうえ、生肉の代わりに料理に使えば、ほかの栄養素と一緒に食べられる。

待ち受け

肉そぼろがあると、朝昼晩に大活躍。

ピリ辛肉そぼろ

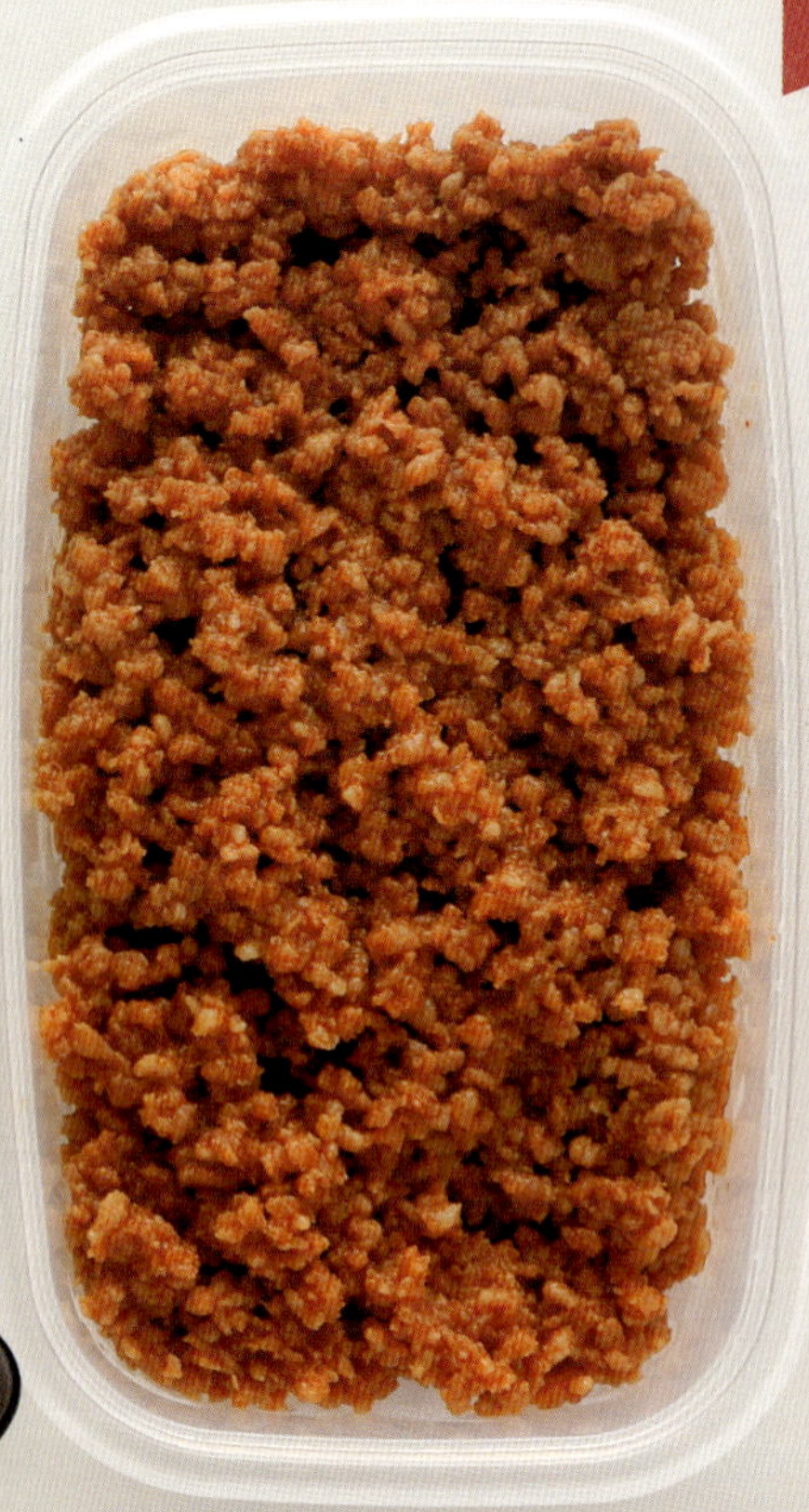

材料〔作りやすい分量〕

豚ひき肉…200g

A
- コチュジャン…大さじ2（32g）
- しょうゆ…大さじ1・½
- 砂糖…小さじ1
- にんにく（みじん切り）…1片（10g）

作り方

①フライパンに、ひき肉とAを入れてよく混ぜる。ほぐしながら中火で炒め、汁気がわずかに残る程度で火を止める。

※定番の〈しょうがじょうゆ味〉を作る場合は、Aを［しょうがのすりおろし10g、砂糖・しょうゆ各大さじ1・½、酒大さじ1］にする。

食べ方ヒント：冷奴／おにぎり／卵焼き／炒めもの

5分　全量で597kcal　た40.5g　塩分5.3g

保存めやす：冷蔵約4日　冷凍約2週間

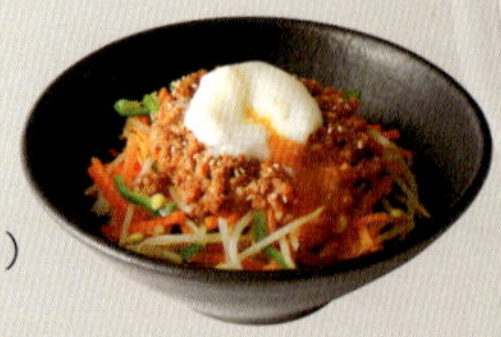

かんたんビビンバ（p.81）

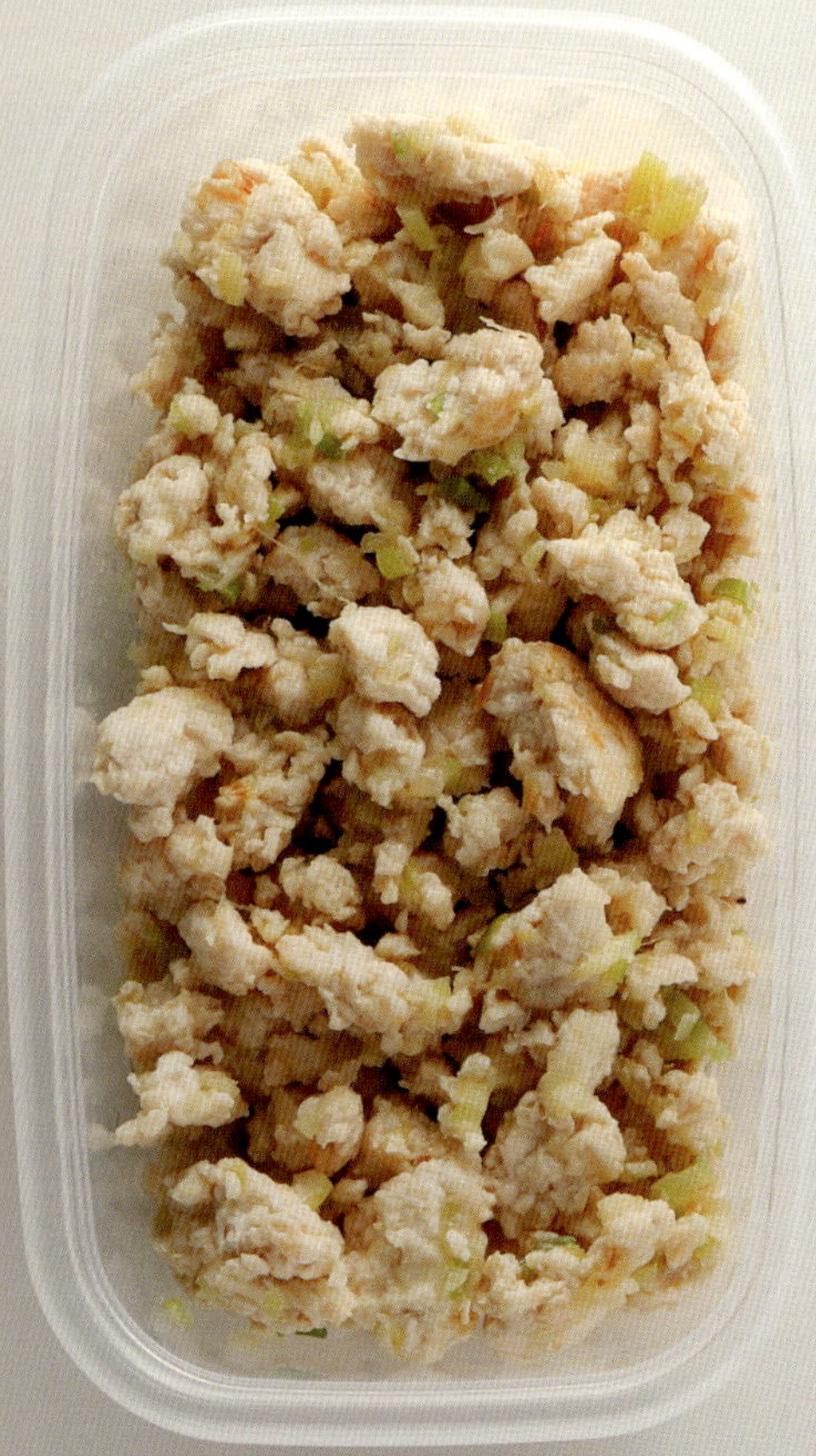

待ち受け

和洋中に使える味。ざっくりほぐして肉らしく。

とり塩そぼろ

材料〔作りやすい分量〕

とりひき肉…200g

ねぎ…½本（50g）

しょうが…1かけ（10g）

A
- 酒…大さじ2
- 塩…小さじ⅔

サラダ油…小さじ1

作り方

①ねぎはみじん切りにする。しょうがはすりおろす。

②フライパンに油を温め、ねぎを炒める。しんなりしたら、ひき肉を加えて粗くほぐしながら焼きつける。しょうがとAを加え、汁気がなくなったら火を止める。

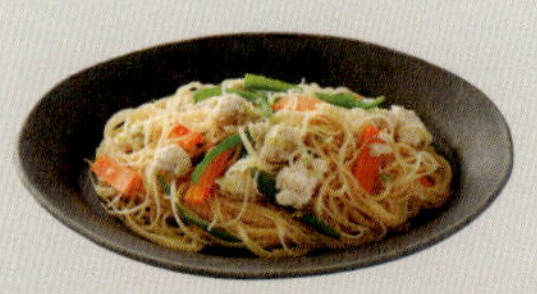

ビーフン炒め

食べ方ヒント：サラダ／炒めもの／卵焼き／パスタ（p.73）

10分　全量で427kcal　た35.6g　塩分3.5g

保存めやす：冷蔵約3日　冷凍約2週間

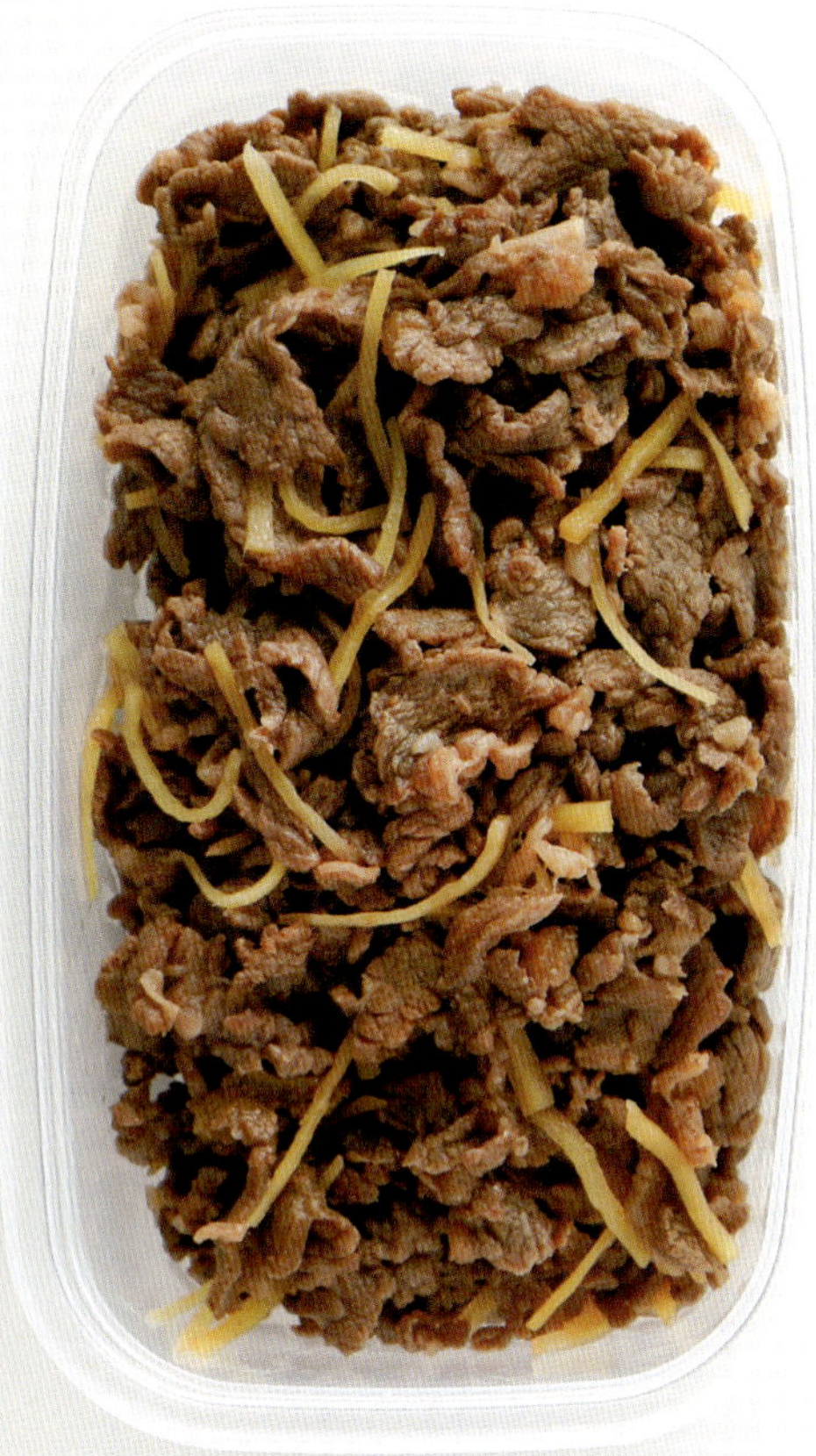

待ち受け

頼りになる定番の甘から味。

牛しぐれ

材料〔作りやすい分量〕

牛切り落とし肉…200g
しょうが…20g
A
砂糖…小さじ2
しょうゆ…大さじ1
酒…大さじ1

作り方

①しょうがはせん切りに、牛肉は1㎝幅に切る。
②鍋に**A**と①を入れ、中火にかける。混ぜながら加熱し、汁気がわずかに残る程度で火を止める。

食べ方ヒント：丼／うどん／肉どうふ／卵とじ

8分　全量で680kcal　た34.0g　塩分2.8g

保存めやす：冷蔵約3日　冷凍約2週間

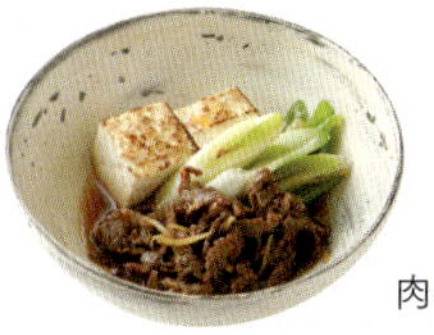

肉どうふ

待ち受け

パン食に使いやすい手づくり。

ミックスソーセージ

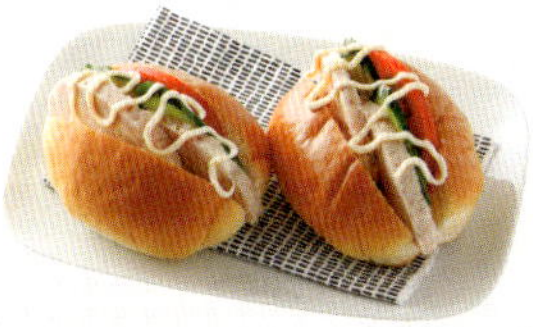

パンサンド

材料〔作りやすい分量・2本分〕

とりささみ…2本（120g）
豚ひき肉…200g
ハム（薄切り）…50g
A
パン粉…20g
牛乳…大さじ2
塩…小さじ½
こしょう…少々

ラップフィルム（耐熱温度約130℃以上のもの）…30×40㎝×2枚

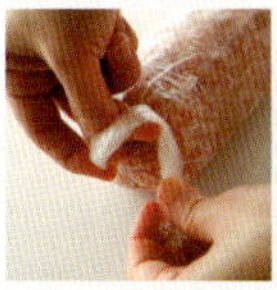

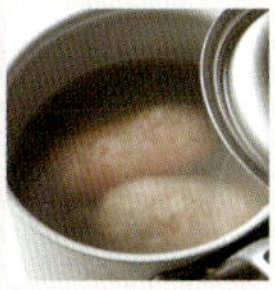

作り方

①大きめのボールにひき肉を入れる。ささみは筋があれば除いて1㎝角に切り、ハムも1㎝角に切ってボールに合わせる。**A**を加え、粘りが出るまでよく混ぜる。
②ラップを広げて①の半量をのせ、ラップを巻きつけて直径4㎝のソーセージ形にする。ラップの両端をもって軽く台に打ちつけて空気を抜く。両端をギュッと結ぶ（写真上左）。2本作る。
③鍋にたっぷりの湯を沸かす。②を入れ、再沸騰したら、沸騰が続く程度の弱火で、ふたをして約30分ゆでる*。
④火を止め、湯につけたまままさます（写真上右）。ラップをかえて包み直し、密閉容器で保存する。切り分けながら使う。

*たっぷりの湯の中につけ、中心までしっかり火を通す。

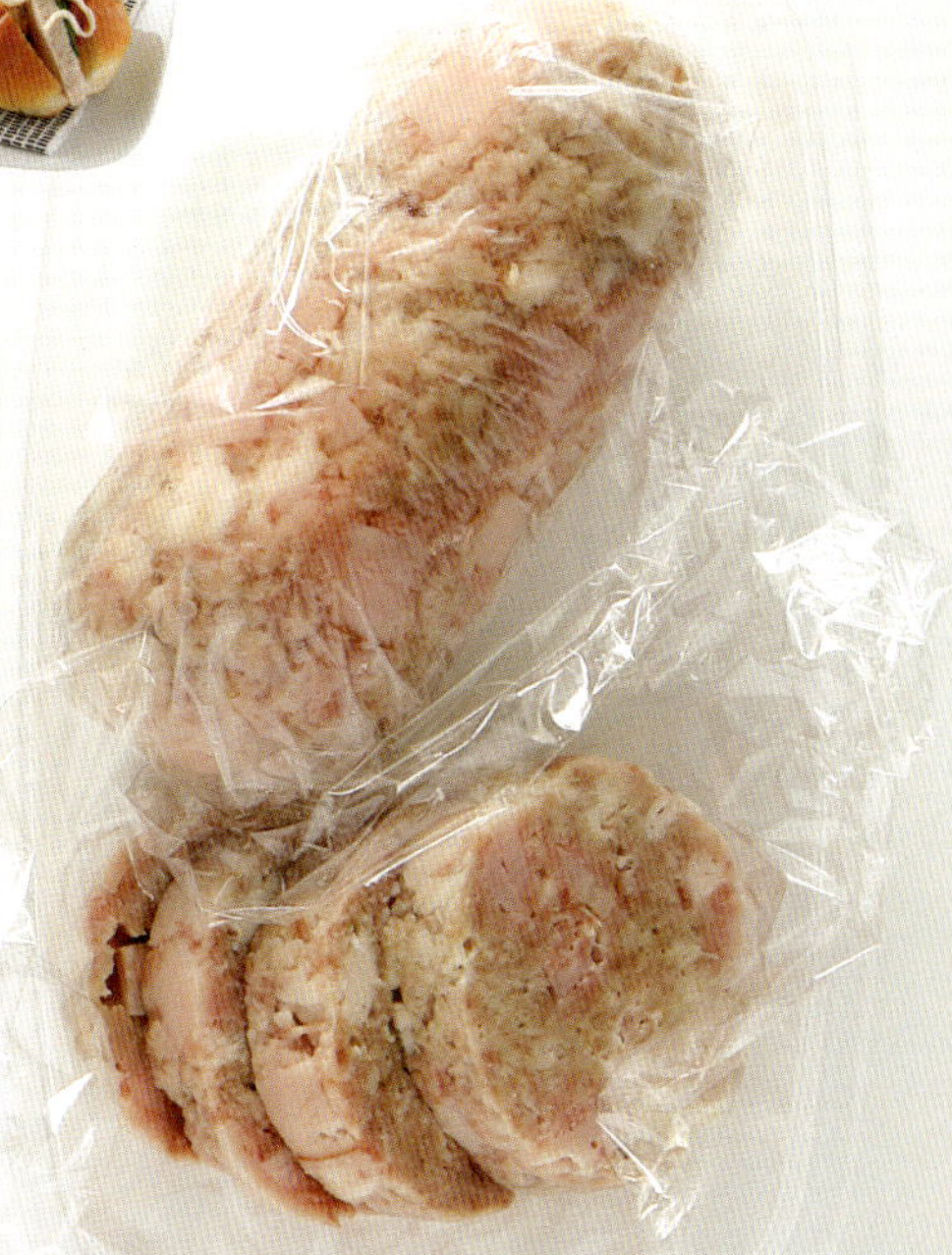

食べ方ヒント：ソテー／ピカタ／パスタ

40分（さます時間は除く）

全量で785kcal　た73.8g　塩分4.3g

保存めやす：冷蔵約3日　冷凍約2週間

とりおき

めん類やチャーハンにも使える。

煮豚

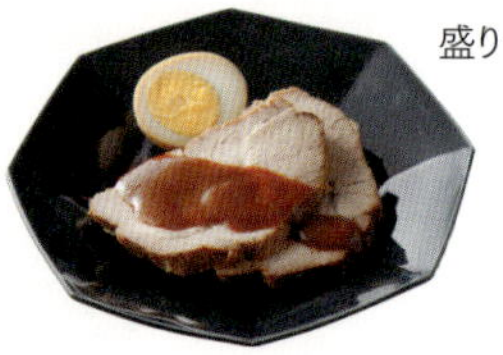

盛りつけ例

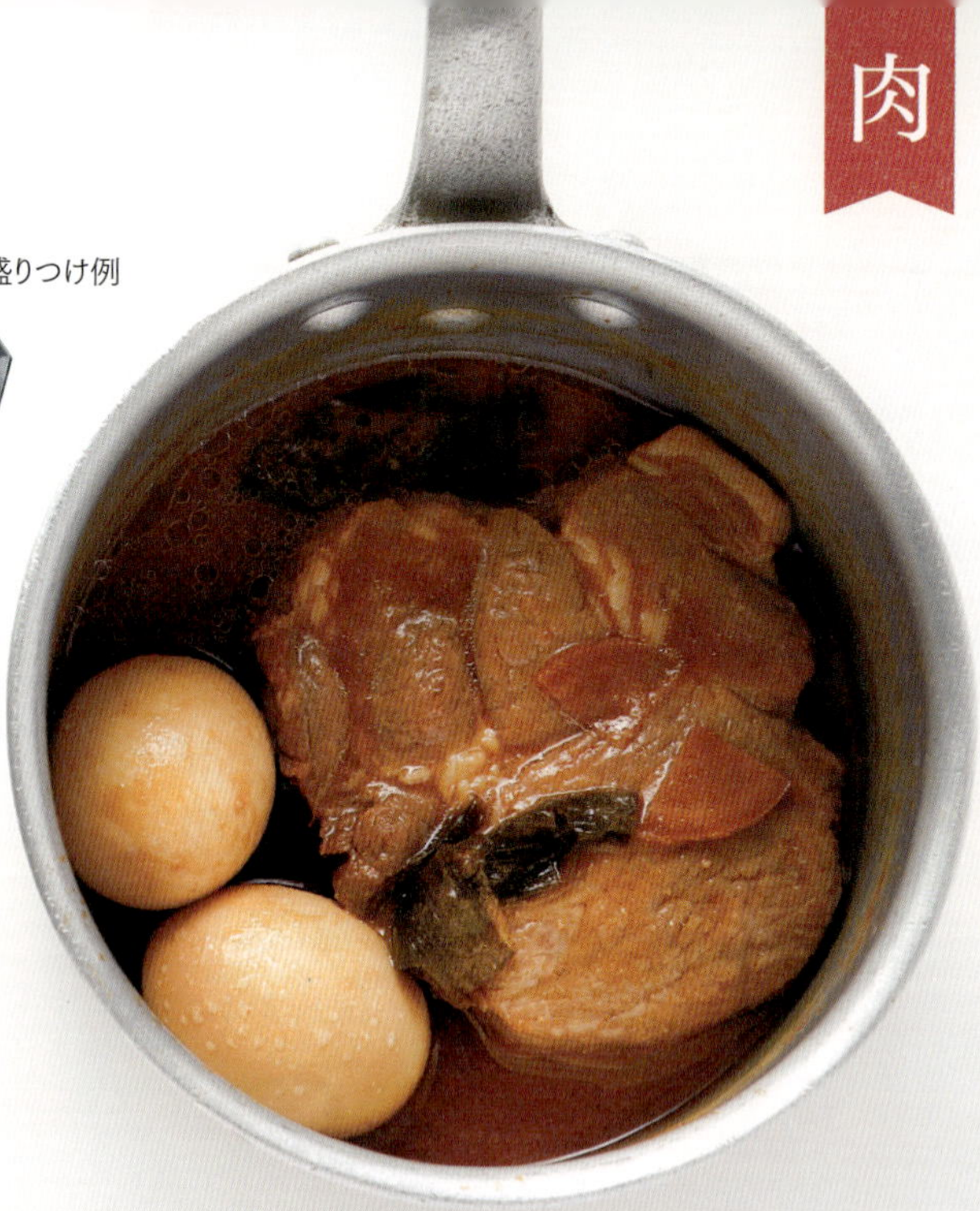

材料〔作りやすい分量〕

豚肩ロース肉（かたまり）…300ｇ
ねぎ（緑の部分でよい）…約10㎝
しょうが（薄切り）…小1かけ（5ｇ）
ゆで卵…2個
〈煮汁〉
A
赤みそ…大さじ1・½（24ｇ）
砂糖…大さじ½
しょうゆ…大さじ1・½
酒…大さじ2
水…200㎖

作り方

①鍋に**A**を合わせ、ねぎとしょうがを加える。豚肉全体をフォークで刺してから鍋に入れてからめ、30分ほどおく。時々上下を返す。
②①の鍋に分量の水200㎖を加え、火にかける。落としぶたをし、鍋のふたをずらしてのせる。煮立ったら中火にし、約25分煮る（竹串で刺し、肉汁が透明なら火が通っている）。煮あがる5分ほど前に、殻をむいたゆで卵を加える。
③肉と卵をとり出し、煮汁を強火で半量に煮つめ、火を止める。肉と卵を戻し、煮汁につけたままさます。食べるときに切り分ける。

食べ方ヒント：ねぎあえ／ラーメン／炒めもの

60分（さます時間は除く）

全量で875kcal　た73.0ｇ　塩分6.2ｇ

保存めやす：冷蔵約3日　肉のみ冷凍約2週間

とりおき

翌日もおいしい和の煮もの。

こっくり手羽だいこん

40分　1食分199kcal　た11.0ｇ　塩分1.4ｇ

保存めやす：冷蔵約3日

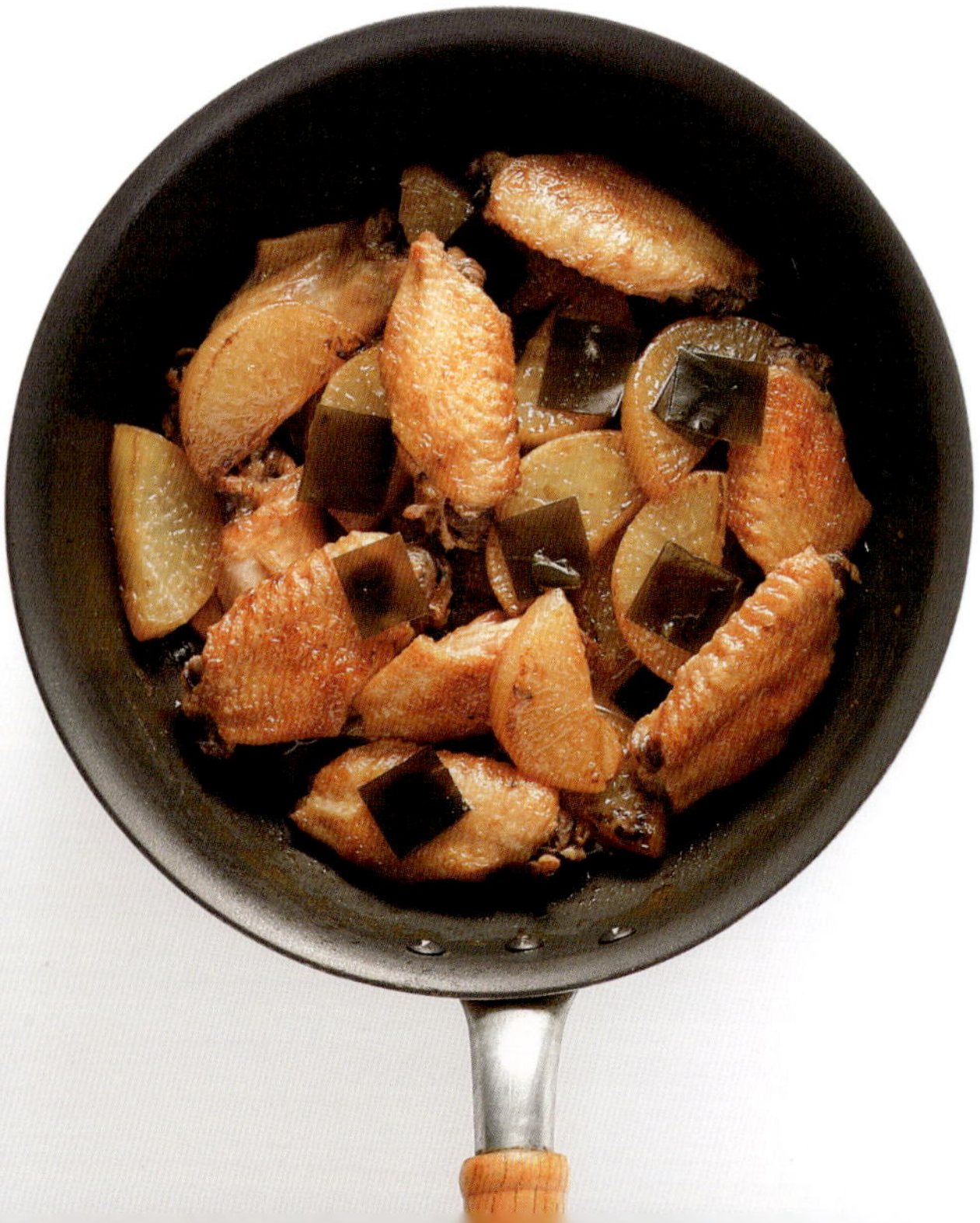

材料〔3食分〕

とり手羽中…9本（300ｇ）
だいこん…500ｇ
しょうが…1かけ（10ｇ）
A
こんぶ…5ｇ
水…350㎖
B
砂糖…大さじ1・½
酒・みりん・しょうゆ…各大さじ1・½
サラダ油…大さじ½

作り方

①**A**は合わせて10分ほどおき、こんぶがやわらかくなったら2㎝角に切り、水に戻す。
②だいこんは皮をむいて1.5㎝厚さの半月切りに、しょうがは薄切りにする。
③深めのフライパンに油を温め、だいこんを強めの中火で焼く。両面に焼き色がついたらとり出す。次に、手羽中を同様に焼き、とり出す。
④フライパンの汚れをふく。③を戻し入れ、しょうが、**A**、**B**を入れて火にかける。煮立ったら、アルミホイルで落としぶたをし、ふたをずらしてのせる。弱めの中火で約20分煮る。煮汁が少なくなったら火を止める。

とり
おき

大きな肉でおかずになるボリューム感。

ごろごろミートソース

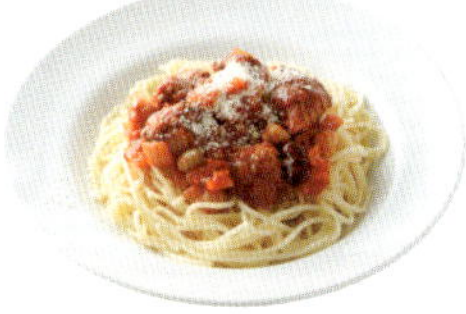

ミートソース
スパゲティ

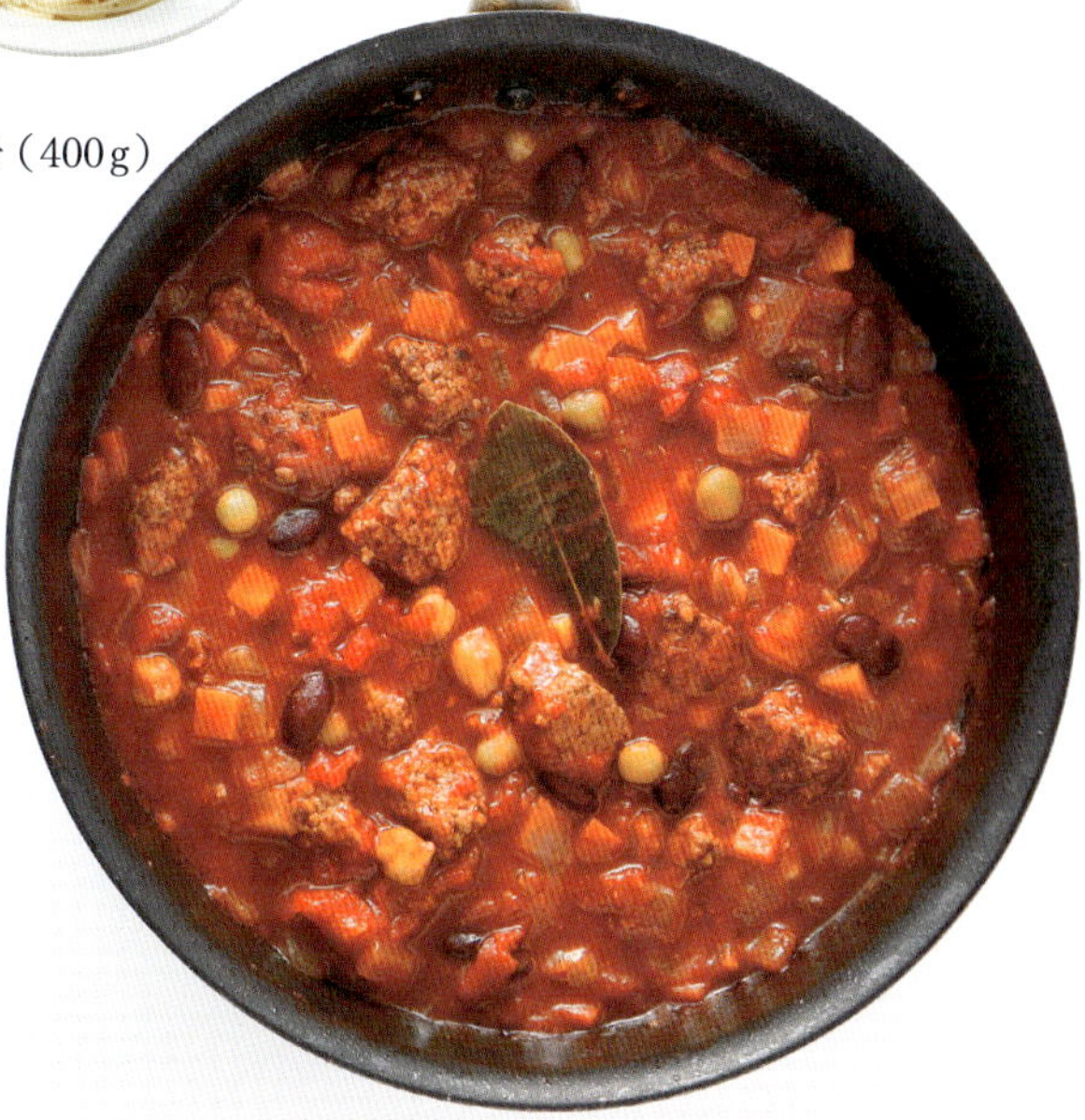

材料〔4食分〕

合いびき肉…300g
A たまねぎ…1個(200g)
　にんじん…½本(100g)
にんにく…1片(10g)
オリーブ油…大さじ2
小麦粉…大さじ½

B トマト水煮缶詰(ホール)…1缶(400g)
　赤ワイン…50㎖
　水…200㎖
　固形スープの素…1個
　ローリエ…1枚
　砂糖・塩…各小さじ1
　こしょう…少々
ミックスビーンズ…60g

作り方

①**A**のたまねぎは1㎝角に、にんじんは1㎝角の薄切りにする。にんにくはみじん切りにする。
②深めのフライパンに、オリーブ油とにんにくを入れて弱火で炒める。香りが出たら、**A**を加えて中火で炒め、とり出す。
③あいたフライパンに、ひき肉をパックのかたまりのまま入れ、中火で焼く。焼き色がついたら、へらで約2㎝角に切り分けて裏返し、裏も焼く。②を戻し入れ、小麦粉を加えて粉気がなくなるまで炒める。
④**B**を加えてトマトをへらでざっとつぶす。煮立ったらアクをとり、ふたをずらしてのせ、弱めの中火で約30分煮る。時々混ぜ、最後にミックスビーンズを加えてひと煮する。

食べ方ヒント：パスタ／ピザ／炒めごはん
50分　1食分308kcal　た16.0g　塩分1.8g
保存めやす：冷蔵約4日　冷凍約2週間

食べ方ヒント：煮もの／ハンバーガー／サラダ(p.85)
20分　全量で709kcal　た55.0g　塩分2.1g
保存めやす：冷蔵約3日　冷凍約2週間

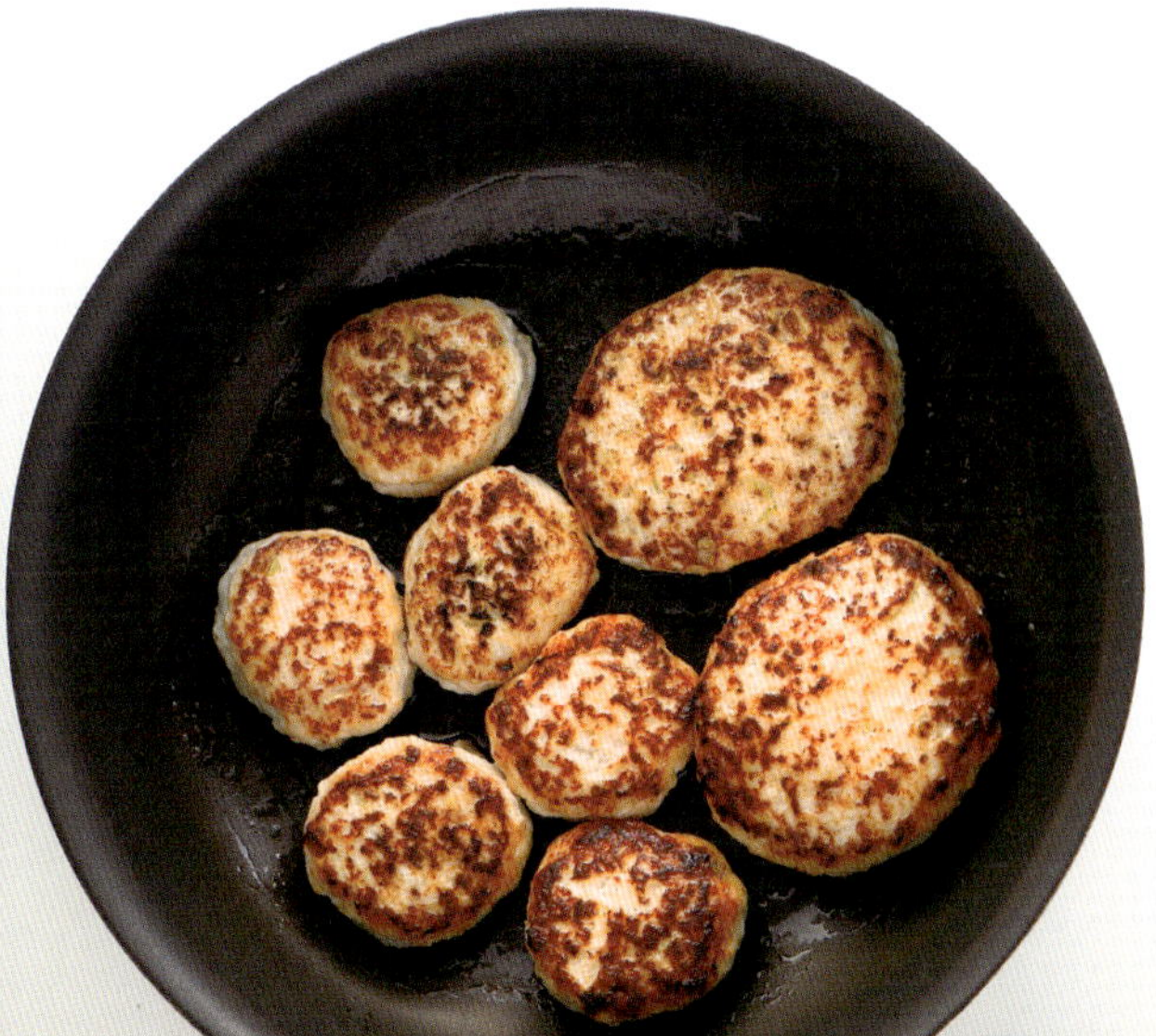

とり
おき

ヨーグルトでソフトな食感。あとは自在に。

とりつくね

材料〔作りやすい分量〕

とりひき肉…300g
ねぎ…½本(50g)
A しょうが汁…小さじ1
　プレーンヨーグルト…50g
　みりん…大さじ1
　塩…小さじ⅓
かたくり粉…大さじ1
サラダ油…小さじ1
酒…大さじ2

作り方

①ねぎはみじん切りにする。ボールに、ひき肉、ねぎ、**A**を合わせ、ねばりが出るまで混ぜる。かたくり粉を加えて混ぜる。
②①を好みの大きさや形に形作る(写真は、半量を2等分にして小判形に、残りを6等分に丸めた)。
③フライパンに油を温め、②を並べ入れる*。中火で約2分焼く。焼き色がついたら裏返して、酒を加え、ふたをして約4分蒸し焼きにする。

*入りきらなければ、2回に分けて焼く。

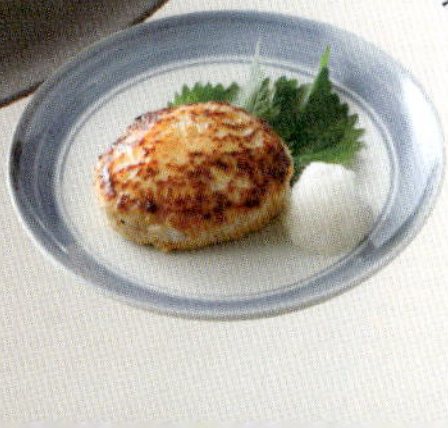

おろし添え

1. 豚しゃぶの だしびたし

1食分220kcal　た15.9g　塩分1.0g

材料〔1食分〕

豚しゃぶしゃぶ用肉…80g
塩蔵わかめ…5g
オクラ…1本
梅肉…少々
〈だしつゆ〉
だし…大さじ3
砂糖…大さじ¼
酢…大さじ½
塩…小さじ⅛
しょうゆ…小さじ¼

作り方〔15分（冷やす時間は除く）〕

①器にだしつゆの材料を合わせる。
②わかめは洗い、2～3㎝長さに切る。オクラはがくをけずり、塩少々（材料外）でこすり、斜め半分に切る。豚肉は食べやすい長さに切る。
③鍋にたっぷりの湯を沸かして順にゆでる。わかめは中火でさっとゆでて水にとる。オクラは1分ほどゆでてざるにとる。弱めの中火にし、豚肉を入れてほぐし、色が変わったらざるにとる。
④全部をだしつゆにつけ、冷蔵庫で冷やす。盛りつけて梅肉をのせる。

2. 牛肉の野菜巻き

1食分216kcal　た16.8g　塩分1.0g

材料〔1食分〕

牛もも肉（薄切り）…3枚（80g）
　塩・こしょう…各少々
ズッキーニ*…約½本（7～8㎝長さ）
バター…5g
しょうゆ…少々
（添え野菜）クレソン…1枝

*アスパラガスやさやいんげん、にんじんなどなら、下ゆでして使う。

作り方〔10分〕

①ズッキーニを縦3つに切る。
②牛肉を1枚ずつ広げ、塩、こしょうをふる。1枚にズッキーニ1切れをのせて手前から肉で巻く。3本作る。
③フライパンにバターを中火で溶かし、肉をころがしながら焼く。焼き色がついたら、しょうゆをかけて火を止める。

3. 豚なすキムチ炒め

1食分270kcal　た15.1g　塩分2.6g

材料〔1食分〕

豚肩ロース肉（薄切り）…70g
　塩…少々
　酒…小さじ½
なす…1個
ピーマン…1個
白菜キムチ…60g
オイスターソース…小さじ1
サラダ油…小さじ1

作り方〔10分〕

①なすは皮をしま目にむき、1㎝厚さの輪切りにして水にさらし、水気をきる。ピーマンはひと口大に切る。
②豚肉に塩と酒をふってもみこむ。
③フライパンに油を温め、なす、肉の順に加えて炒め、火が通ったら、ピーマン、キムチ、オイスターソースを加えて大きく混ぜる。

4. ささみのくず打ち

1食分201kcal　た21.0g　塩分1.5g

材料〔1食分〕

とりささみ…大1本（90g）
　塩…少々
かたくり粉…小さじ1
海藻サラダ（乾燥）*…3g
きゅうり…¼本
A　マヨネーズ…大さじ1
　　練りわさび…小さじ½
　　しょうゆ…小さじ½

*乾燥の海藻数種をミックスした商品。

作り方〔10分〕

①海藻サラダは表示どおりにもどす。きゅうりは縦半分に切り、斜め薄切りにする。
②ささみはひと口大のそぎ切りにする。塩をふり、かたくり粉をまぶす。湯を沸かし、ささみを中火で1～2分ゆでて火を通し、冷水にとる。水気をきる。
③器に①と②を盛り、**A**を合わせてかける。

1

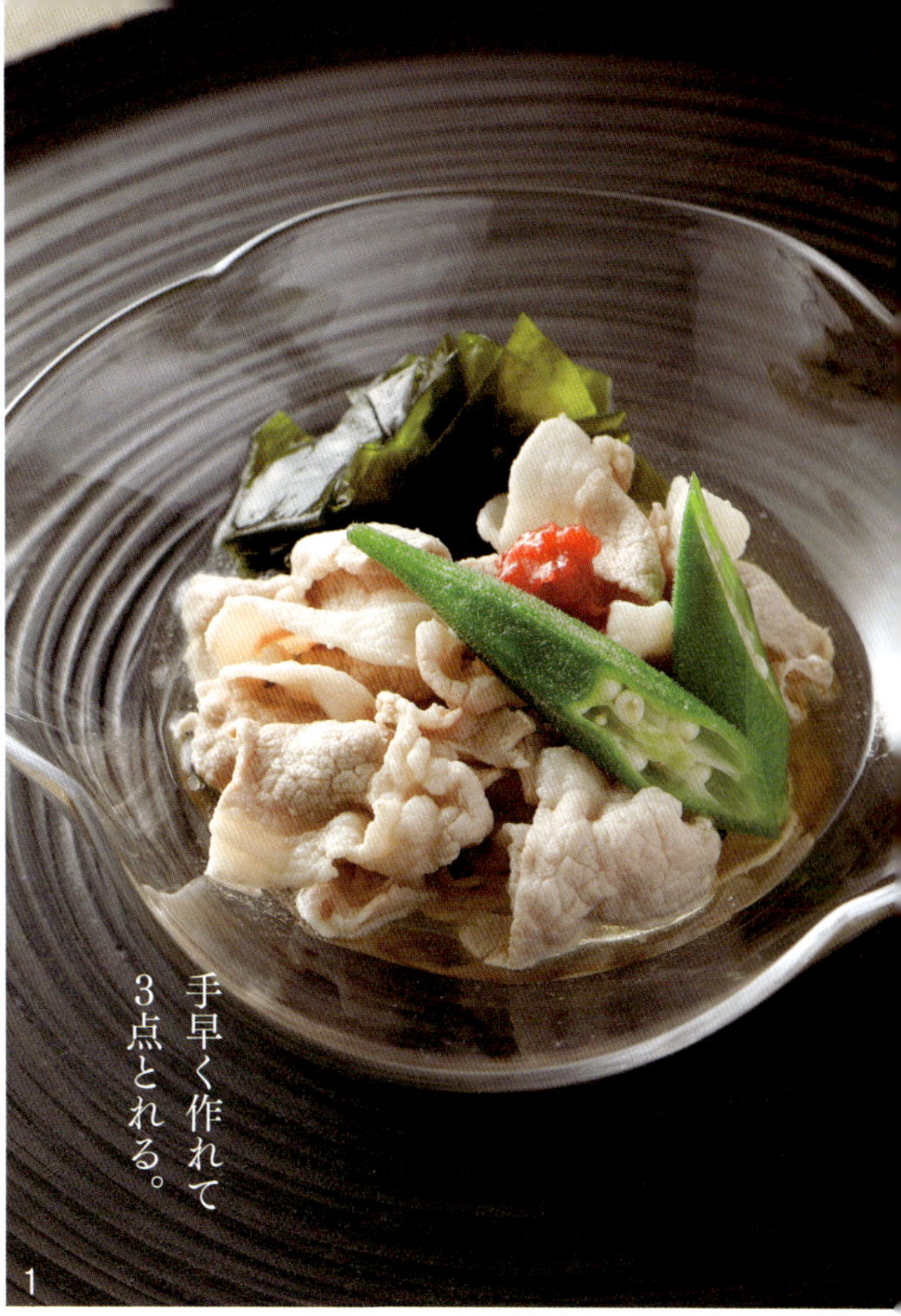

手早く作れて
3点とれる。

2

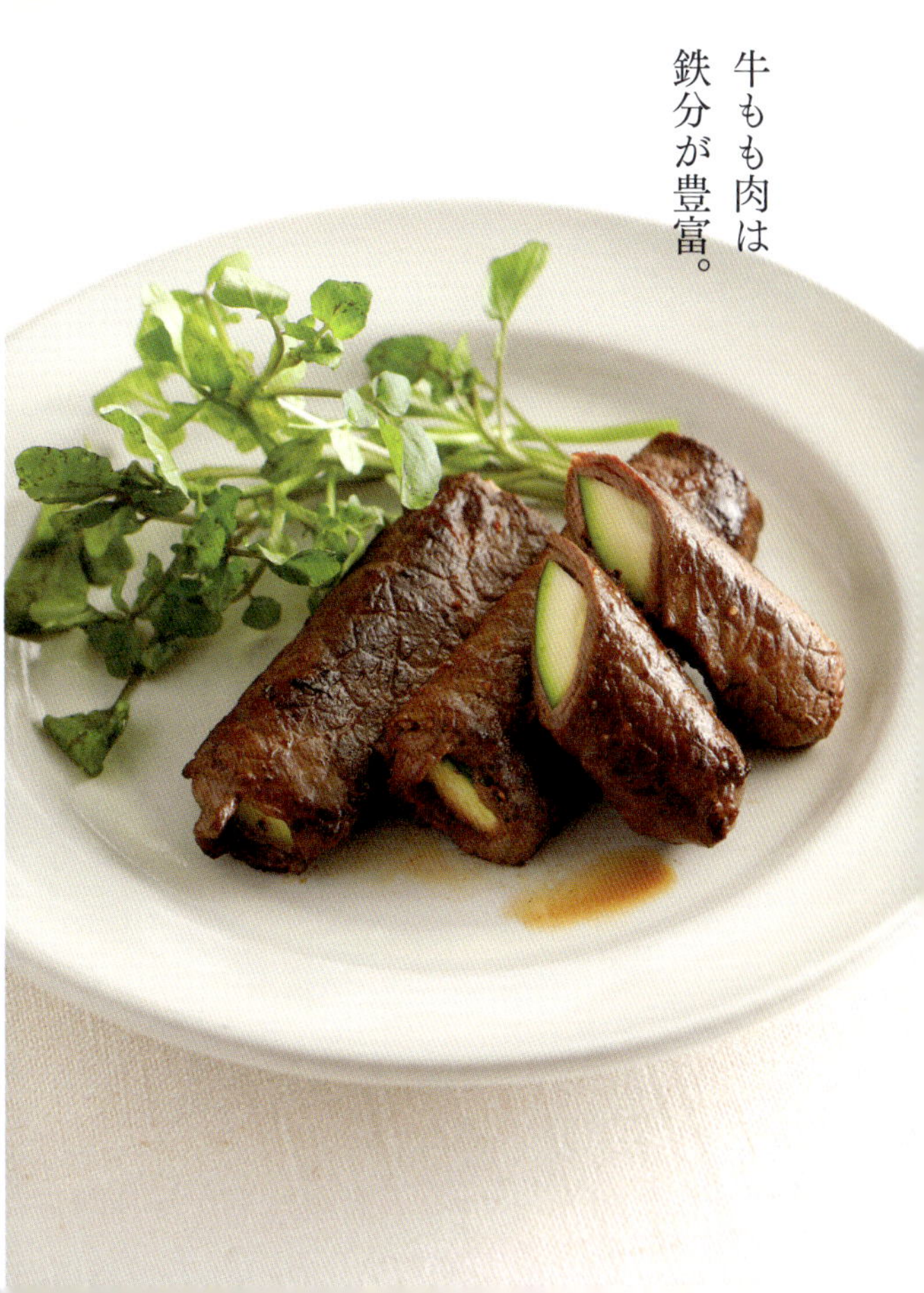

牛もも肉は
鉄分が豊富。

3

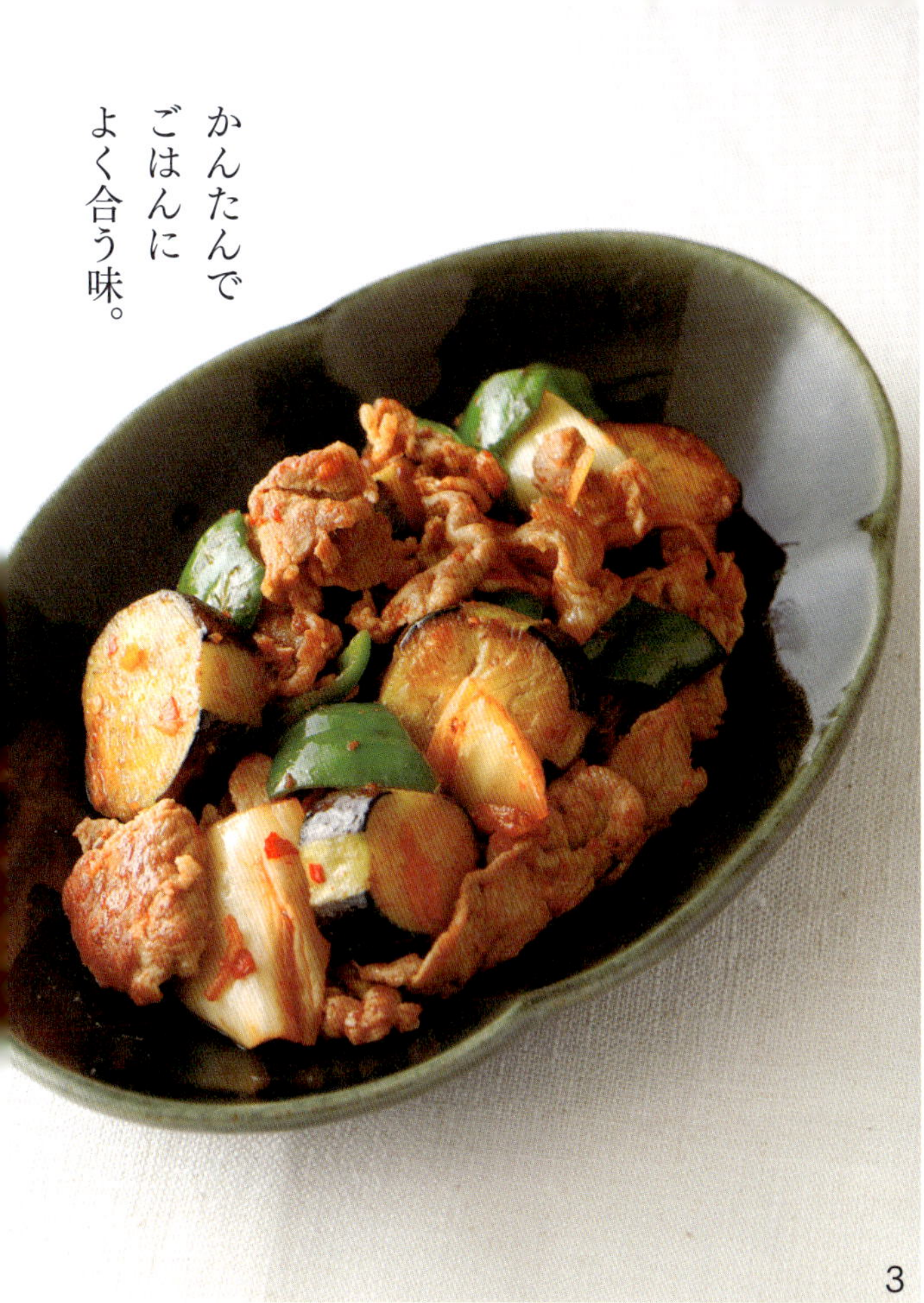

かんたんで
ごはんに
よく合う味。

4

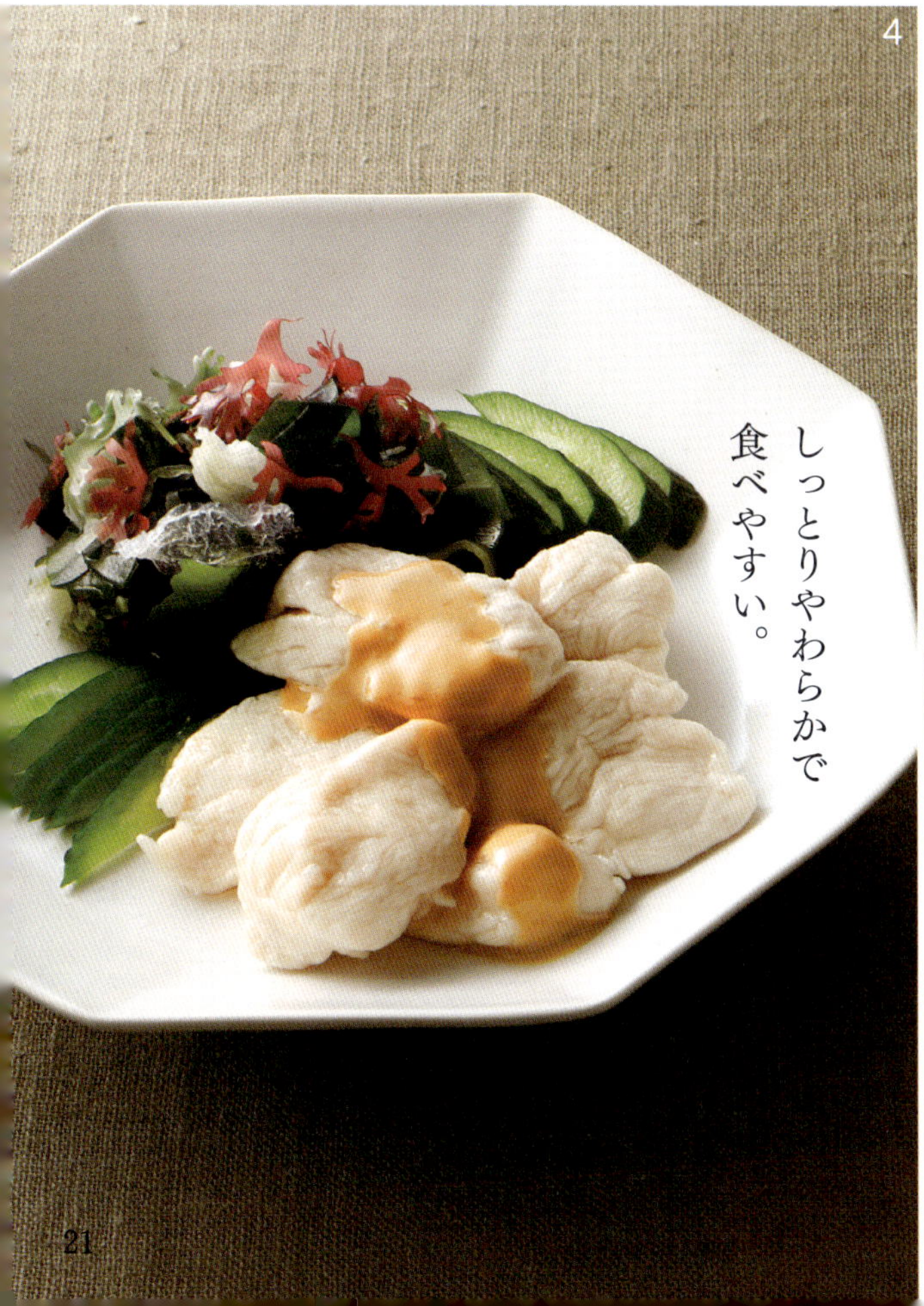

しっとりやわらかで
食べやすい。

魚介

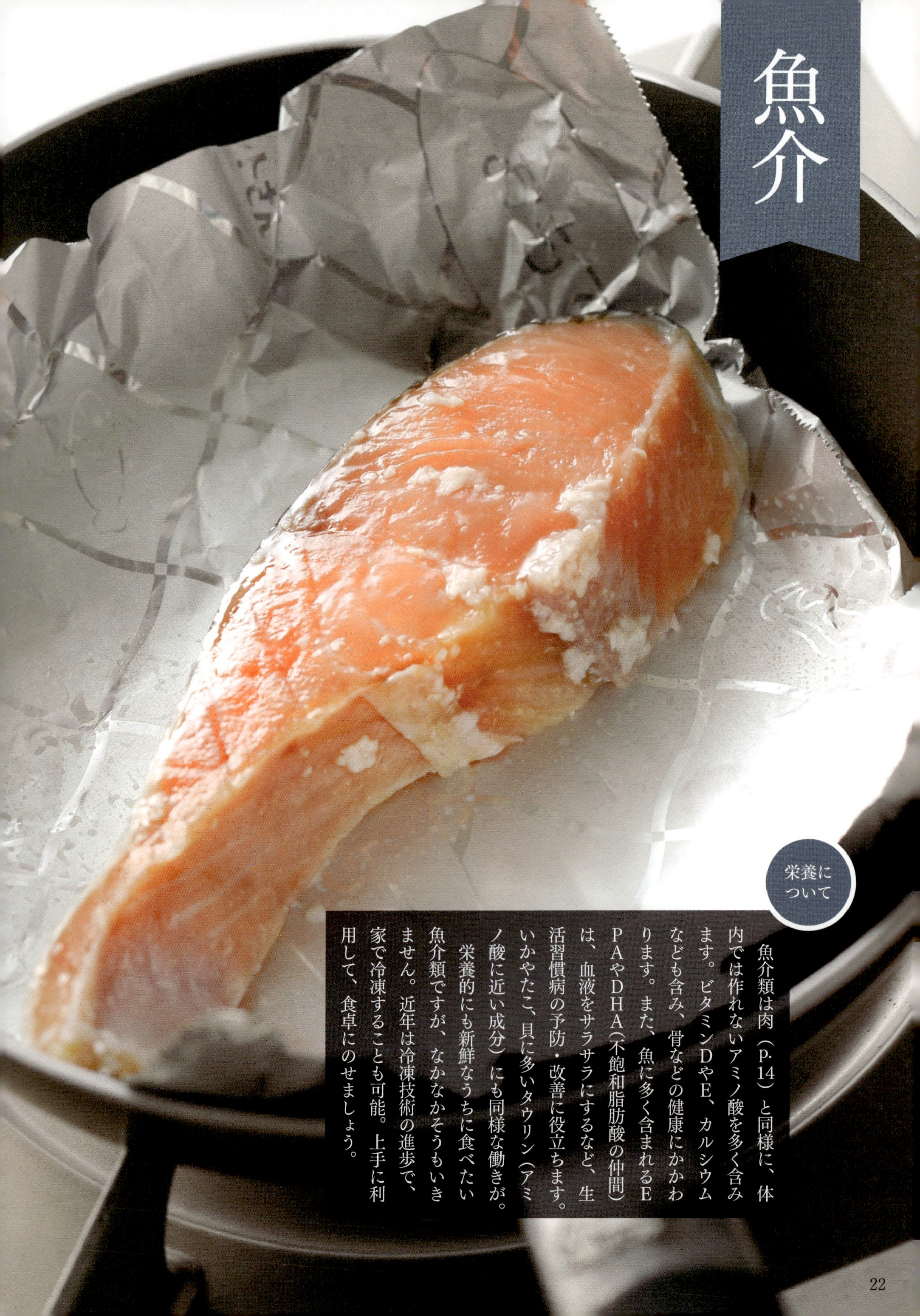

栄養について

魚介類は肉（p.14）と同様に、体内では作れないアミノ酸を多く含みます。ビタミンDやE、カルシウムなども含み、骨などの健康にかかわります。また、魚に多く含まれるEPAやDHA(不飽和脂肪酸の仲間)は、血液をサラサラにするなど、生活習慣病の予防・改善に役立ちます。いかやたこ、貝に多いタウリン（アミノ酸に近い成分）にも同様な働きが。

栄養的にも新鮮なうちに食べたい魚介類ですが、なかなかそうもいきません。近年は冷凍技術の進歩で、家で冷凍することも可能。上手に利用して、食卓にのせましょう。

魚介のコツ 1

【下味つけ冷凍】で魚のうま味が保て使うときもラク。

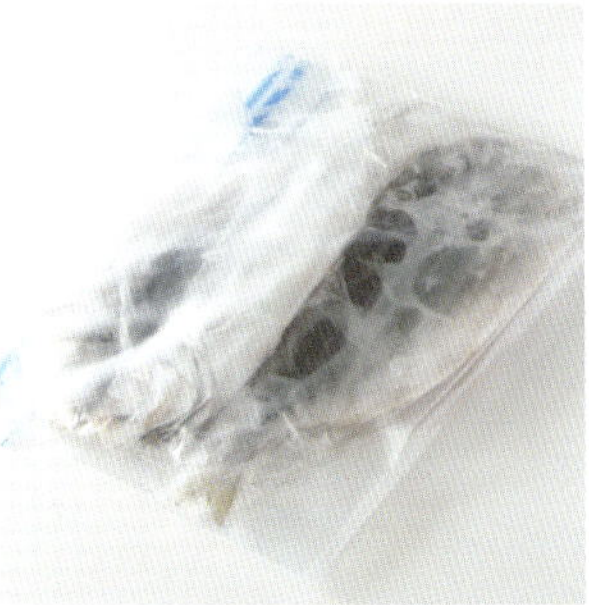

干ものや塩蔵品も消費・賞味期限内に食べきれないなら冷凍に。ラップで密閉して保存袋に入れ、空気を遮断する。

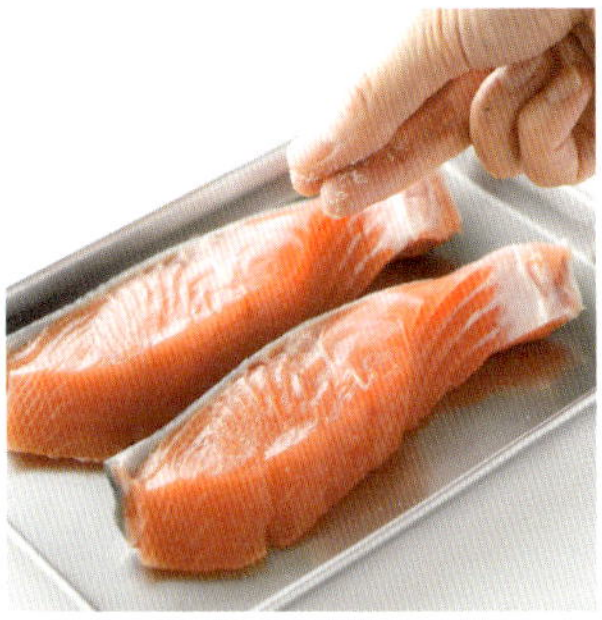

魚も冷凍が便利。生魚（肉も同様）は、冷凍する前に下味をつけておくと、保存性が高まる【下味つけ冷凍】(p.24)。

魚介のコツ 2

えびやいか、貝、じゃこも冷凍が便利です。

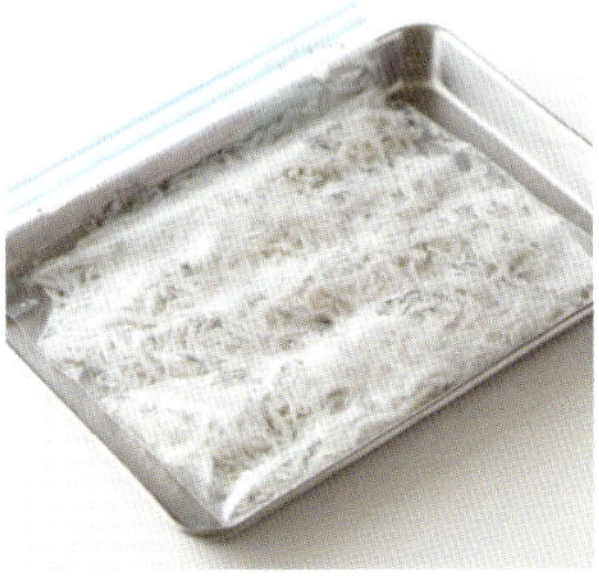

じゃこは薄く平らに広げて冷凍するのがコツ。ほぐして使いやすい（p.72)。

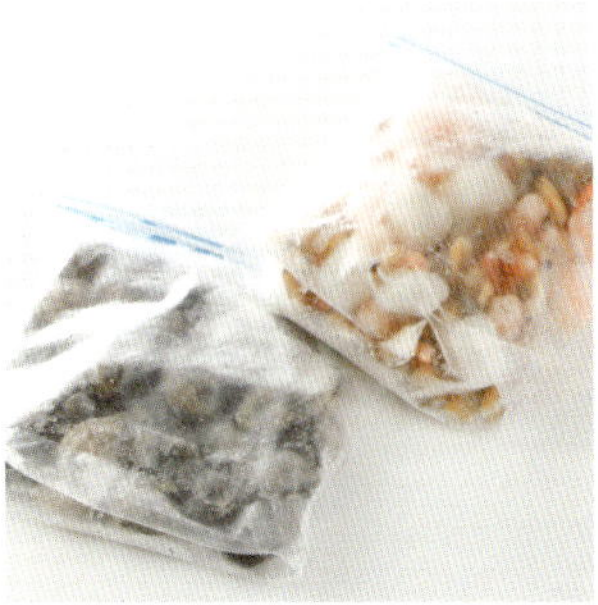

あさりやしじみは砂抜きをして洗って冷凍。市販のシーフードミックス（p.26）も便利。ともに少しずつ使える。

魚介のコツ 3

魚の缶詰は便利。野菜も一緒に食べます。

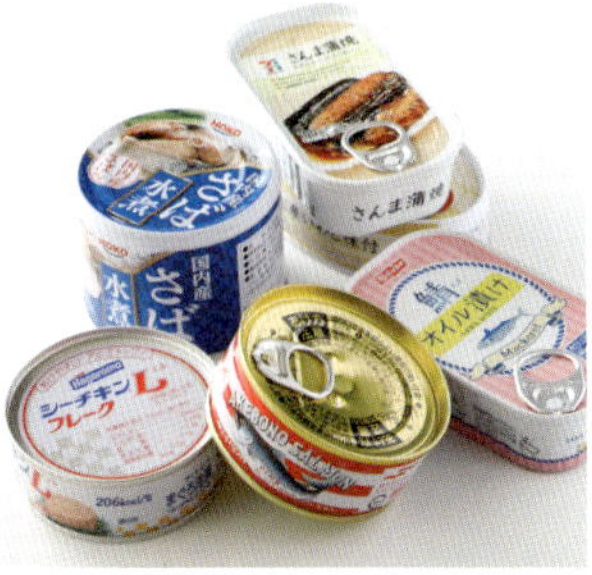

水煮や味つけの魚缶詰は、栄養豊かで食べやすい。常備し、塩分と賞味期限に注意しながら使う。

←

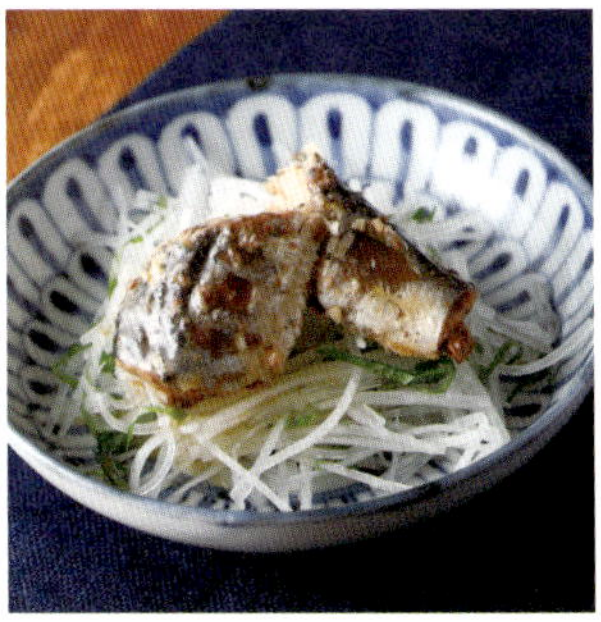

魚缶は生野菜と合わせて食べると、さっぱりしておいしく、野菜の栄養もとれる（p.26)。

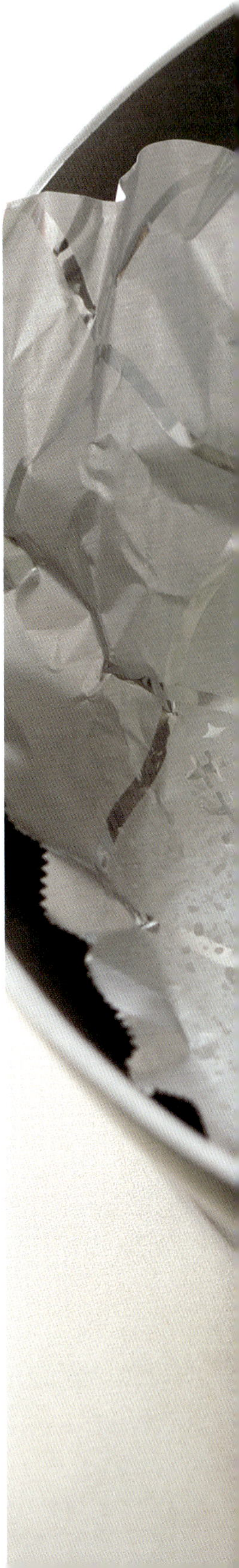

待ち受け

あとは焼くだけの待ち受け食材。

下味つけ冷凍

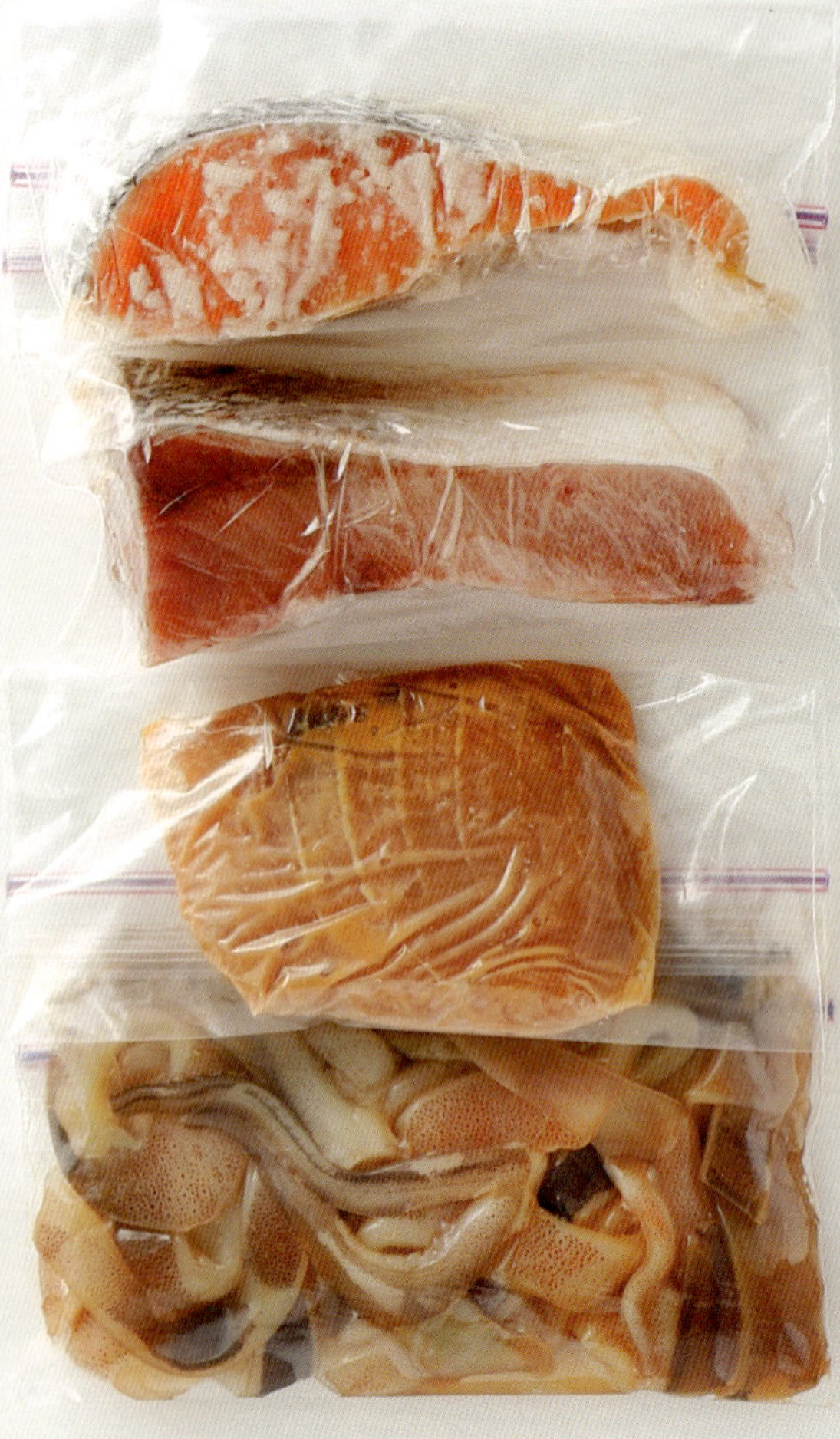

材料〔1切れ分〕

切り身魚…1切れ（80g～100g）

A　塩麹《こうじ》…大さじ½

B　塩…少々＋酒…小さじ½

C　みそ…大さじ1・½＋みりん…大さじ1

D　しょうゆ…小さじ1

作り方

①〈冷凍するとき〉切り身魚に下味（**A**～**D**のいずれか）をまぶし、ぴっちりとラップで包む。保存袋に入れて冷凍する。

②〈食べるとき〉冷蔵庫に移して約半日おいて解凍する。グリルか、フライパン（フライパン用ホイルを敷く）で焼く。

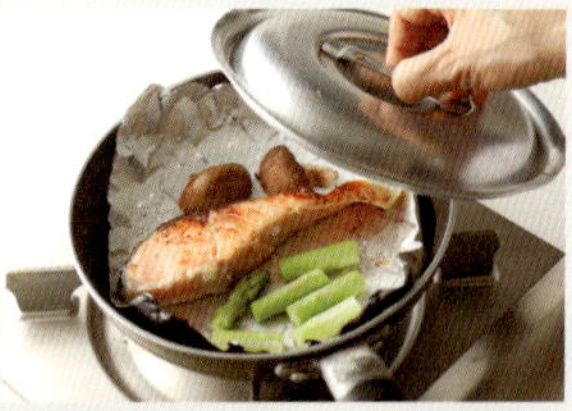

フライパンで焼く場合、中火程度で焼き、片面が焼けたら裏返してふたをして焼く。添え野菜を一緒に焼いてもよい。

各10分

保存めやす：下味つけ冷凍で約2週間

〈調理例〉

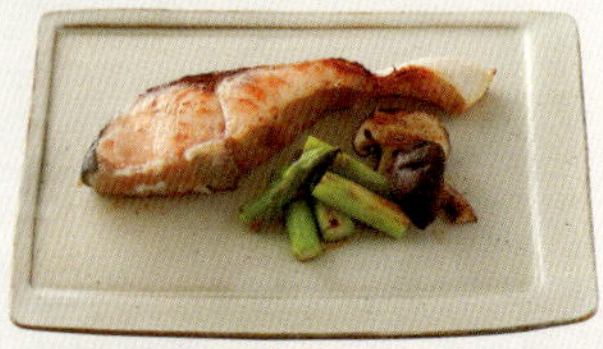

さけの塩麹《こうじ》焼き　生さけ1切れに**A**の下味をつけて冷凍。［前盛り：アスパラとしいたけ（さけと一緒に焼く）］

1食分126kcal　た18.9g　塩分1.2g

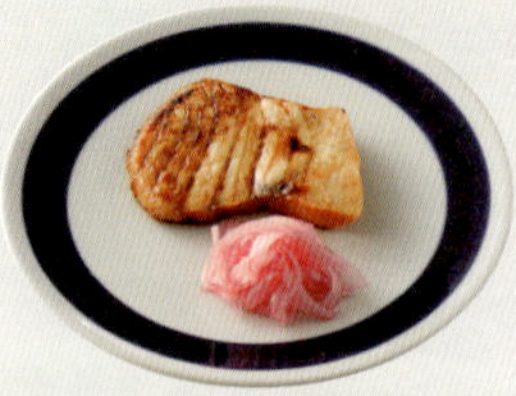

かじきのみそ焼き　かじき1切れに**C**を塗って下味をつけて冷凍。［前盛り：酢たまねぎ（p.53）］

1食分161kcal　た16.8g　塩分1.5g

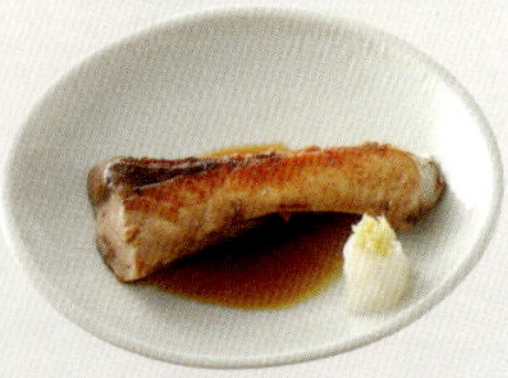

ぶりの焼きづけ　ぶり1切れに**B**の下味をつけて冷凍。焼いてから、つゆにひたす。［つゆ（1食分）：砂糖・しょうゆ…各大さじ½、酢…大さじ1・½、酒…大さじ1］［前盛り：だいこんとしょうがのすりおろし］

1食分248kcal　た18.0g　塩分1.4g

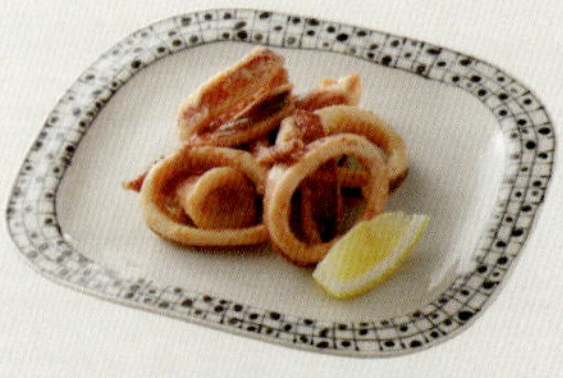

いかマヨ焼き　いか1ぱい（さばいて食べやすい形にしたもの200g）に**D**の2倍の下味をつけて冷凍。解凍後、［マヨネーズ…大さじ3］をからめてフライパンで焼く（2食分。写真は1食分）。［前盛り：レモン］

1食分186kcal　た18.7g　塩分1.6g

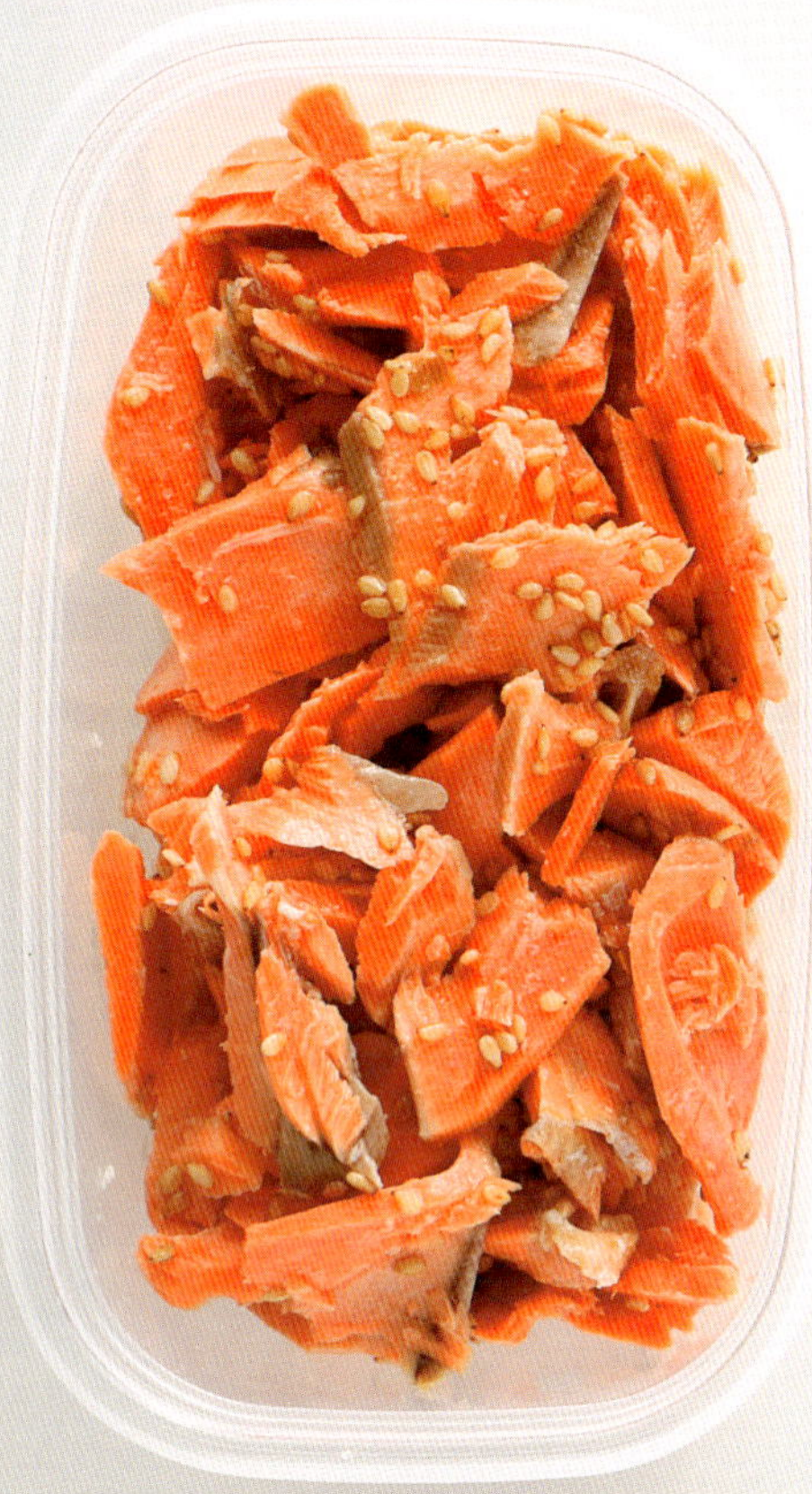

待ち受け

レンジでチン！で待ち受け中。

さけフレーク

材料〔2切れ分〕

甘塩さけ…2切れ（200g）
酒…大さじ2
いりごま（白）…小さじ2

作り方

①さけは耐熱皿にのせて、酒をふる。ラップをして電子レンジで3～4分（500W）加熱する*。途中で上下を返す。
②皮と骨を除き、粗くほぐす。ごまを混ぜる。

＊1切れなら2～3分加熱。

食べ方ヒント：おにぎり（p.72）／パスタ／おろしあえ

8分　1切れ分194kcal　た20.6g　塩分1.6g

保存めやす：冷蔵約4日　冷凍約2週間

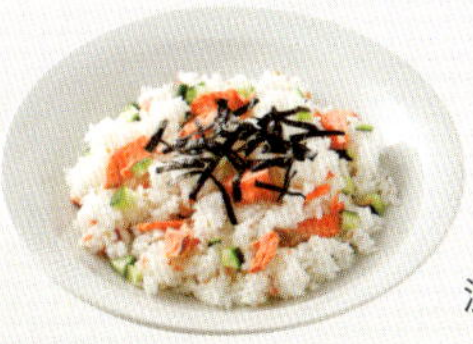

混ぜずし

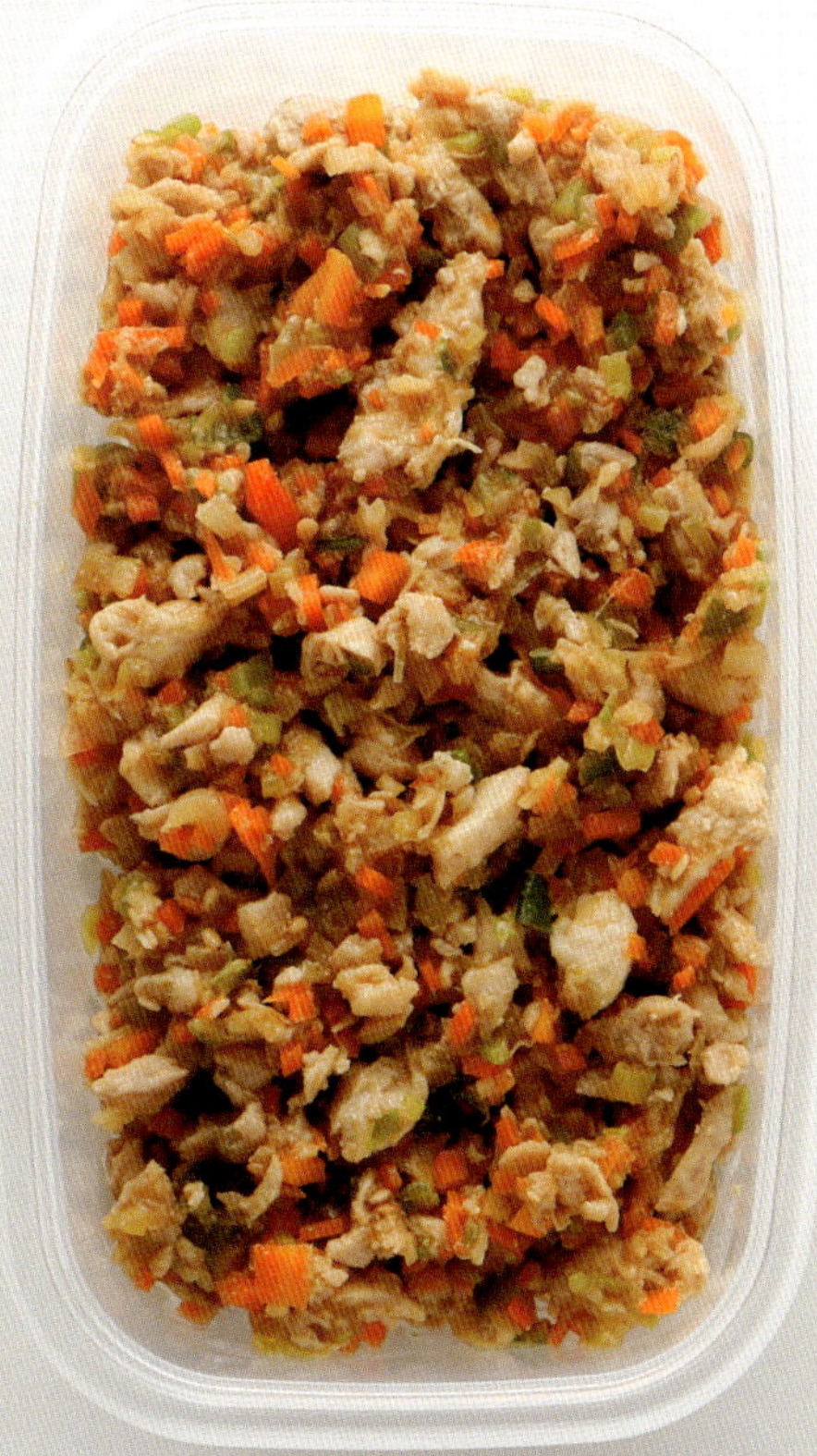

待ち受け

手ごろで身だくさんのさばを有効利用。

さばそぼろ

材料〔作りやすい分量〕

さば（半身・中骨なし）*
　…1枚（180g・正味120g）
ねぎ…1本（80g）
しょうが…1かけ（10g）
にんじん…30g
ごま油…小さじ1
いりごま（白）…小さじ1

A
- 砂糖…大さじ½
- みりん・酒・しょうゆ…各大さじ1
- みそ…大さじ½

＊さばは中骨がついている身と、ついていない身が売られている。半身を半分に切った切り身も同様。

作り方

①ねぎ、しょうが、にんじんはみじん切りにする。
②さばは皮を下にしてまな板に置き、頭側から尾側へ向かって身をスプーンでかき出す（皮と小骨を除き、身はかきとったままでよい）。**A**は合わせる。
③鍋にごま油を温め、ねぎとしょうがを弱めの中火で木べらで炒め、しんなりしたらさばの身を加えて炒める。身がほぐれてきたら、にんじんを加えて炒める。**A**を加え、汁気がなくなるまでいり煮にする。ごまを混ぜる。

食べ方ヒント：丼（p.84）／チャーハン／めん類

15分　全量で452kcal　た28.7g　塩分4.0g

保存めやす：冷蔵約2日　冷凍約1週間

1. シーフードピラフ

1食分348kcal　た14.5g　塩分1.2g

材料〔1合分・2食分〕

米…1合（180㎖・150g）
シーフードミックス（冷凍）…150g
　酒…小さじ1
たまねぎ…¼個（50g）
マッシュルーム…50g
A｜水…180㎖
　｜固形スープの素…⅔個
　｜こしょう…少々
バター…5g
イタリアンパセリ…1枝

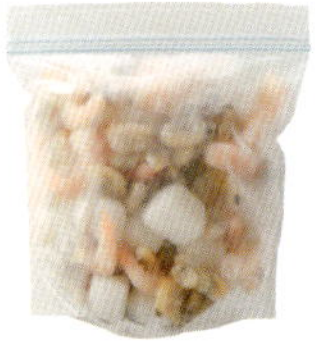

作り方〔10分（炊飯時間は除く）〕

①米は洗って水気をきる。Aは小鍋に合わせて温め、スープの素を溶かす。さます。
②シーフードは半解凍してから熱湯をかけ、水気をよくきる。酒をもみこむ。
③たまねぎはみじん切りに、マッシュルームは薄切りにする。パセリは2㎝長さに切る（葉はとりおく）。
④炊飯器に、米、②、③を入れ、①のスープを入れる。ざっと混ぜ、バターを切って散らし、ふつうに炊く（約2週間冷凍保存可）。盛りつけてパセリの葉を散らす。

＊シーフードミックスは解凍のために室温に長時間放置しない。予定をたてて冷蔵庫に移し、時間をかけて解凍するのが望ましい。時間がない場合は、ポリ袋に入れて流水で半解凍し、ざるにあけて熱湯をかける。

2. あさりの酸辣湯《サンラータン》

1食分64kcal　た4.7g　塩分0.8g

材料〔1食分〕

あさり（冷凍しておいたものp.23）…50g
とうふ（もめん・絹どちらでも）…50g
ねぎ…5㎝
ごま油…少々
A｜水…150㎖
　｜とりがらスープの素…小さじ¼
　｜酢…大さじ1
ラー油…少々

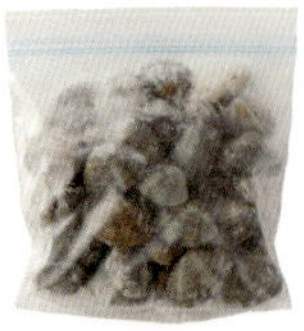

作り方〔10分〕

①ねぎは斜め薄切りにする。
②鍋にごま油を温め、ねぎを軽く炒める。Aと、あさりを凍ったまま加える。煮立ったらアクをとり、貝の殻が開いたら、とうふをくずして加える。
③器によそい、ラー油をたらす。

3. 蒲《かば》焼き缶の うざく

1食分141kcal　た9.4g　塩分1.1g

材料〔1食分〕

さんま蒲焼き缶詰…½缶（50g）＊
きゅうり…½本
　塩…少々
塩蔵わかめ…5g
しょうが…小1かけ（5g）
A｜酢…大さじ½
　｜砂糖…小さじ½
　｜ごま油…少々

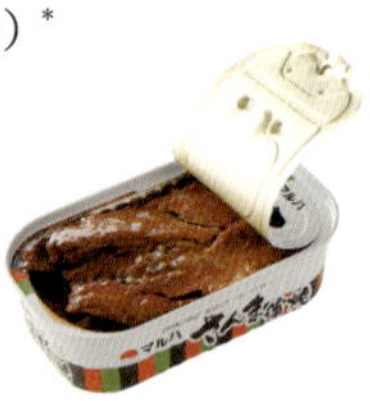

＊さんま缶の残りは、卵焼きに巻きこんで「う巻き卵」風に応用できる。

作り方〔10分〕

①きゅうりは小口切りにし、塩をふって約5分おき、水気をしぼる。わかめは洗い、さっと湯に通して、3㎝長さに切る。しょうがはすりおろす。
②きゅうり、わかめを器に盛る。さんま缶をひと口大にほぐして盛り合わせ、しょうがをのせる。Aを合わせてかける。

4. さばみそ缶の炒めもの

1食分253kcal　た17.0g　塩分1.1g

材料〔1食分〕

さばみそ煮缶詰…½缶（95g）＊
にら…½束（50g）
ねぎ…10㎝
にんにく…小½片（3g）
ごま油…小さじ½
コチュジャン…小さじ½

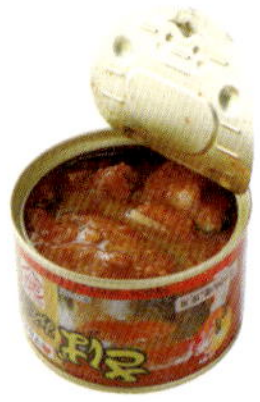

＊さば缶の残りは、みそ汁に加えても。

作り方〔10分〕

①にらは3～4㎝長さに切り、ねぎは同じ長さに斜めに切る。にんにくはみじん切りにする。
②フライパンに、ごま油とにんにくを入れて弱火で炒め、香りが出たら、にら、ねぎを加えて強めの中火で軽く炒める。さば缶（缶汁ごと）、コチュジャンを加え、さばの身を大きくほぐし、なじんだら火を止める。

1

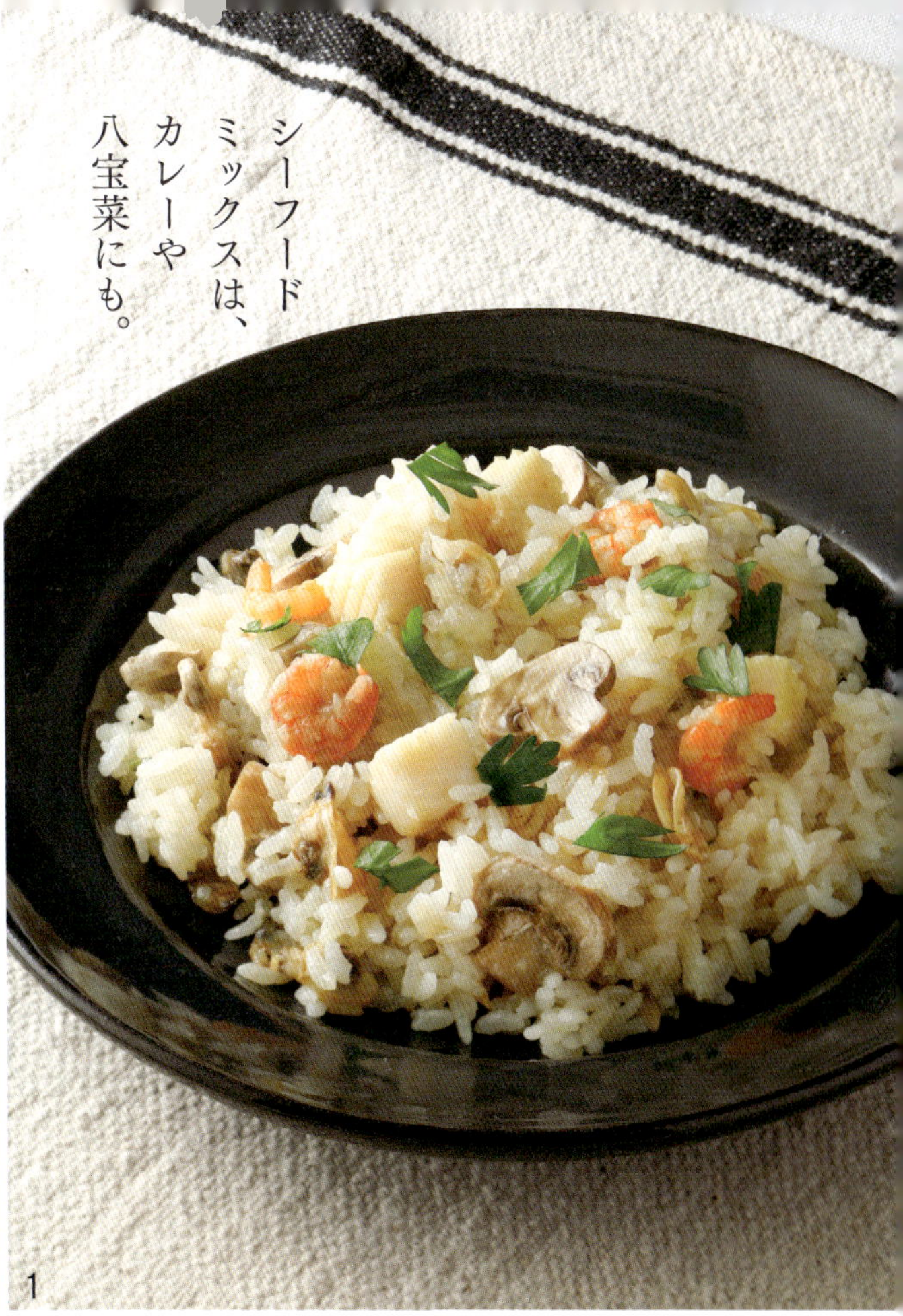

シーフードミックスは、カレーや八宝菜にも。

2

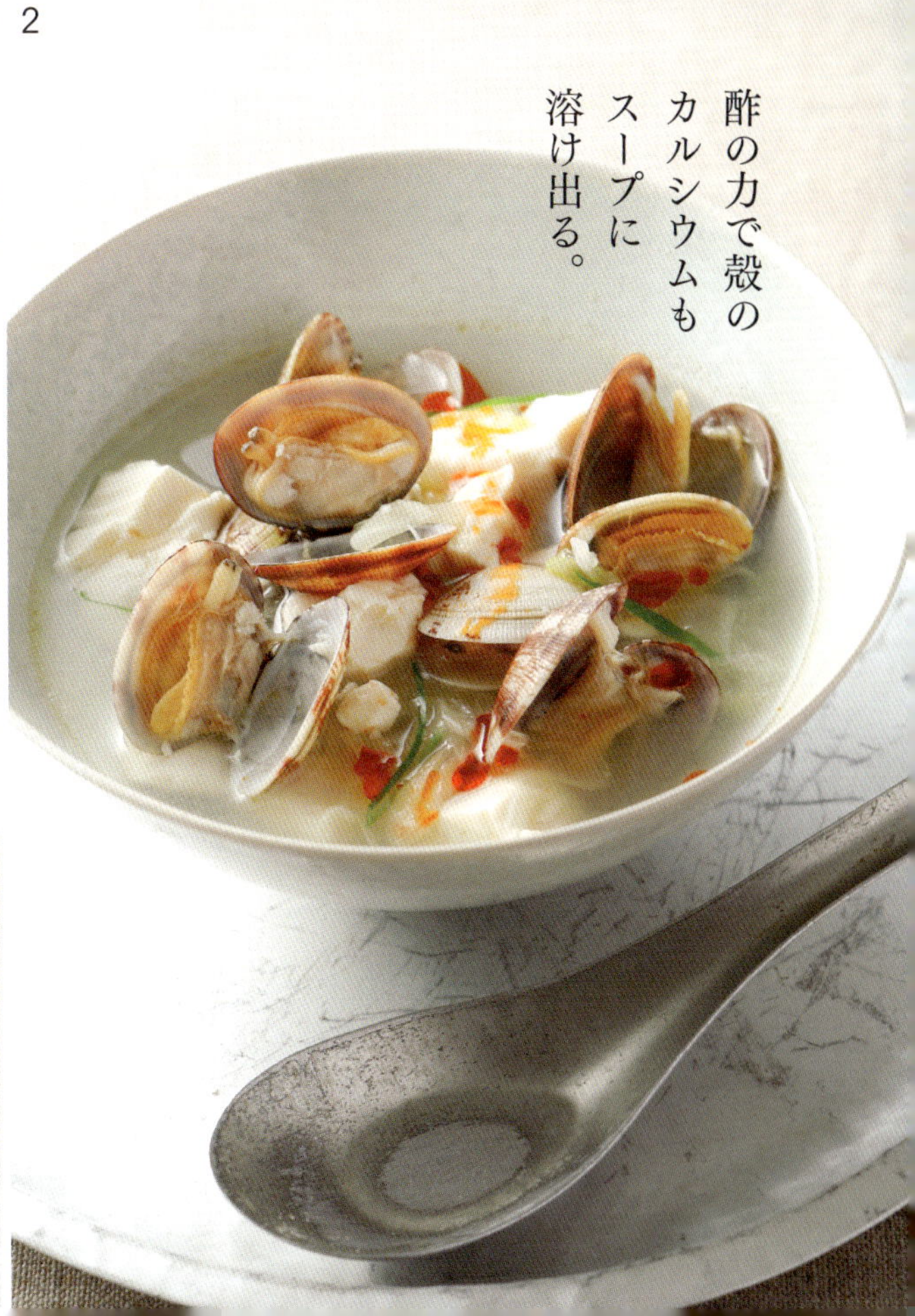

酢の力で殻のカルシウムもスープに溶け出る。

3

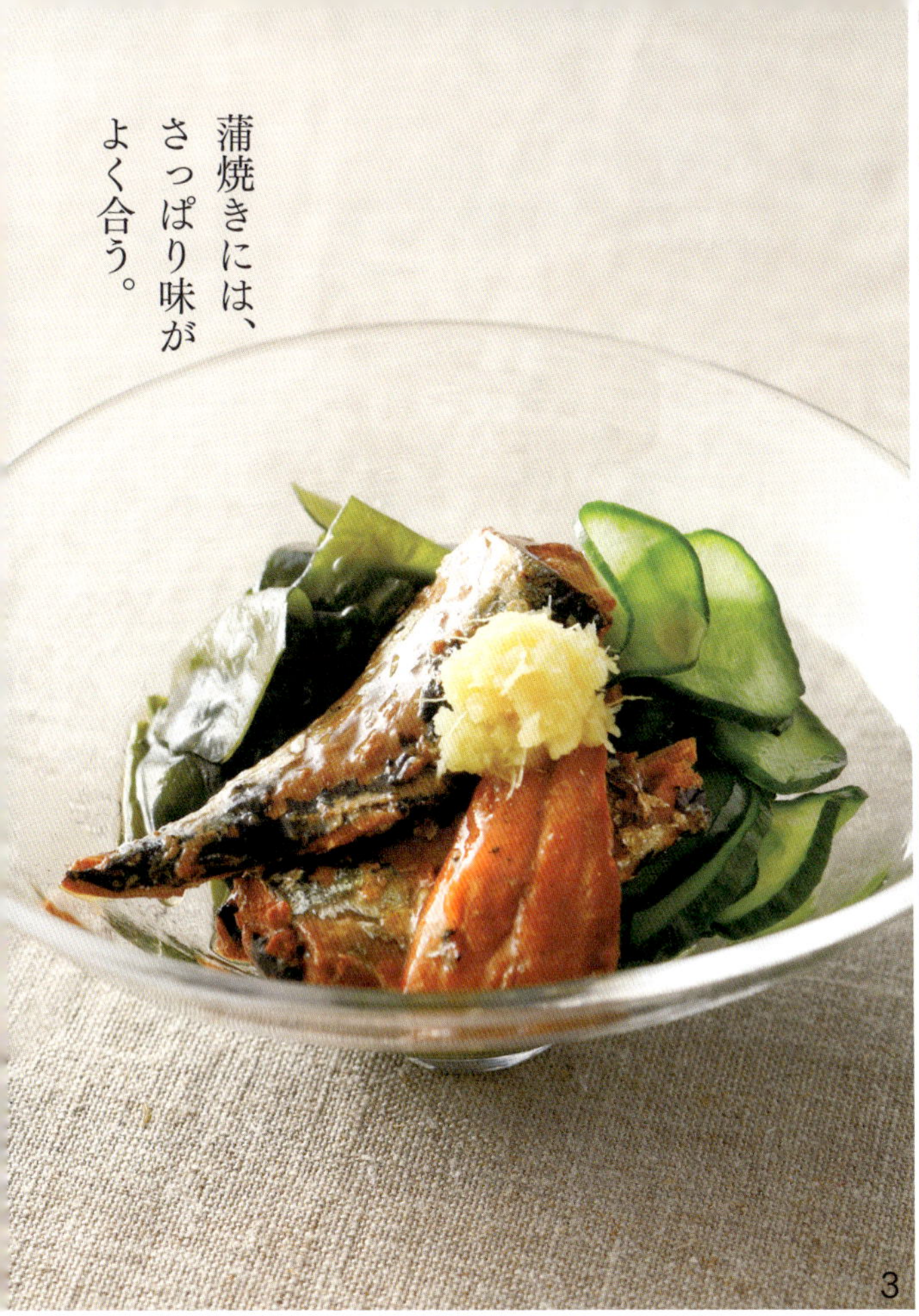

蒲焼きには、さっぱり味がよく合う。

4

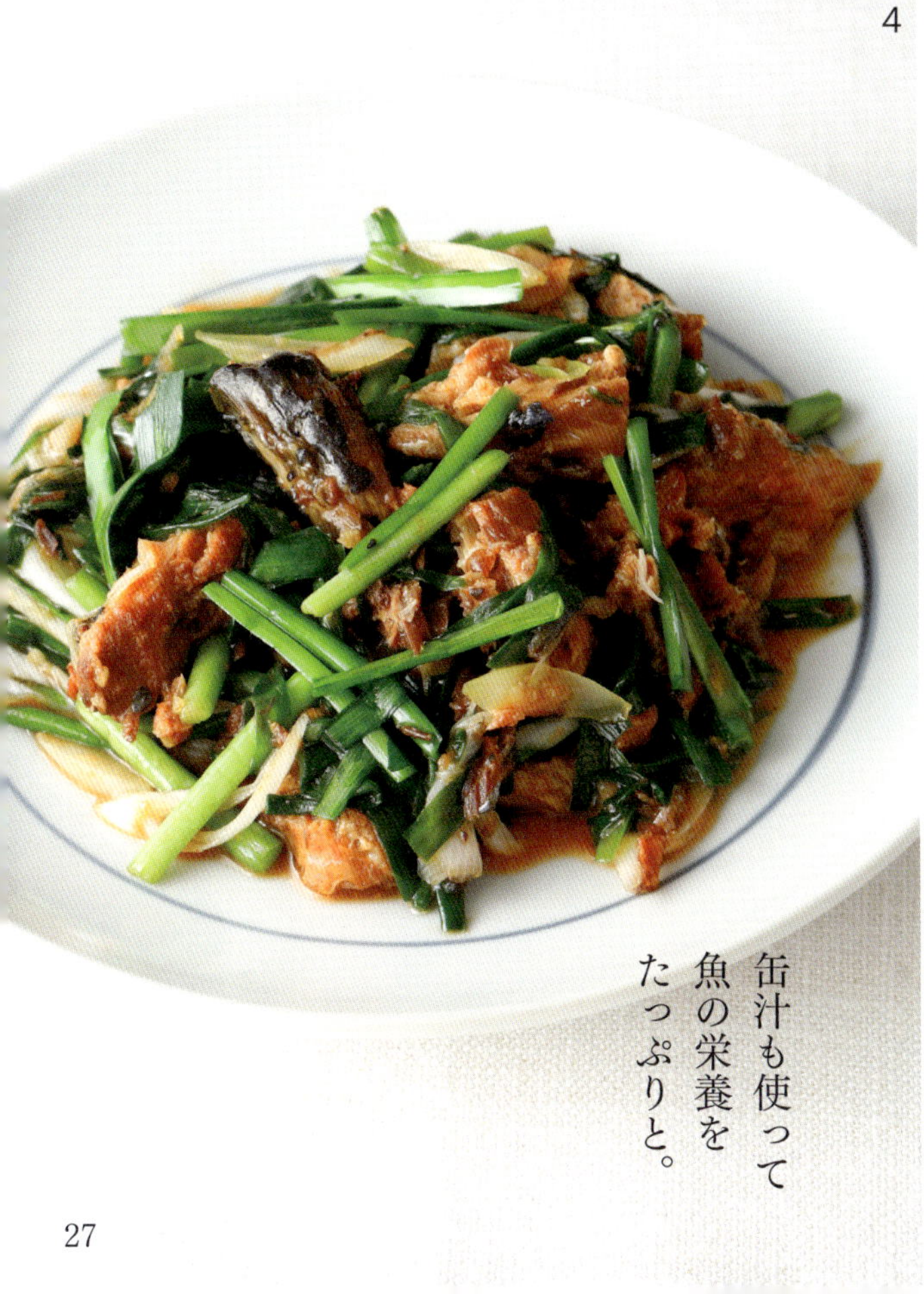

缶汁も使って魚の栄養をたっぷりと。

1. いわしのピザ風

1食分260kcal　た18.3g　塩分1.2g

材料〔1食分〕

いわし（手開きにしたもの）…1尾分（65g）
　塩・こしょう…各少々
　小麦粉…大さじ½
たまねぎ…20g
ピーマン…½個
オリーブ油…小さじ1
トマトケチャップ…大さじ½
ピザ用チーズ…20g

作り方〔25分〕

①いわしに、塩とこしょうをふり、5分ほどおく。
②たまねぎは薄切り、ピーマンは薄い輪切りにする。フライパンにオリーブ油小さじ½を温め、野菜を炒めてとり出す。
③いわしの水気をふき、両面に小麦粉をまぶす。フライパンに油小さじ½をたし、いわしを身、皮の順に焼く。いったん火を止め、身側にケチャップを塗り、野菜とチーズをのせる。弱火にかけ、ふたをしてチーズを溶かす。

2. さんまのハーブソテー

1食分458kcal　た24.8g　塩分1.2g

材料〔1食分〕

さんま（三枚おろし）…大1尾分（130g）
A｜塩…小さじ⅛、こしょう…少々
　｜白ワイン…大さじ½
ドライハーブミックス*…小さじ¼
オリーブ油…小さじ1
にんにく（薄切り）…小1片（5g）
B｜粒マスタード…小さじ1
　｜牛乳…小さじ½
ピーマン…½個
しめじ…30g

*オレガノ、タイムなどが混ざったもの。

作り方〔15分〕

①さんまは長さを半分に切り、**A**をふって5分おく。ピーマンは細切りに、しめじは小房に分ける。
②フライパンにオリーブ油小さじ½を温め、野菜をさっと炒め、ふたをして約1分蒸し焼きにする。皿に盛りつける。フライパンの汚れをふく。
③さんまの水気をふき、ハーブをまぶす。フライパンに油小さじ½をたしてにんにくを弱火で炒め、さんまを入れて両面を中火で焼く。にんにくは色づいたら先にとり出す。
④さんまを盛りつけ、**B**を合わせてかける。にんにくを散らす。

3. かつおのアヒージョ風

1食分278kcal　た16.4g　塩分1.0g

材料〔2食分〕

かつおの刺身（切ってあるもの）…100g
A｜塩…小さじ⅛
　｜白ワイン…大さじ1
にんにく…小1片（5g）
オリーブ油…適量
パン（好みのもの）…4切れ

作り方〔25分〕

①かつおに**A**をふり、10分ほどおく。にんにくは半分に切る。
②かつおの水気をふき、小さな鍋に入れる。にんにくを加え、ひたるくらいのオリーブ油を入れ、ごく弱火にかける。途中でかつおを裏返し、約10分加熱する（火口を離れない）。あら熱をとる。
③パンを添えて食卓に。パンはオイルをつけながら食べる（オイルはパスタなどにも使える）。

4. たらのとろろグラタン

1食分274kcal　た23.1g　塩分2.7g

材料〔1食分〕

甘塩たら…1切れ（80g）
　こしょう…少々
たまねぎ…30g
しめじ…30g
ブロッコリー…30g
サラダ油…小さじ1
ピザ用チーズ…20g
〈とろろソース〉
長いも…60g
A｜みそ…小さじ1
　｜牛乳…50mℓ

作り方〔25分〕

①たまねぎは薄切りに、しめじとブロッコリーは小房に分ける。たらは3つに切り、こしょうをふる。長いもはすりおろす（とろろ）。
②フライパンに油小さじ½を中火で温め、たまねぎ、しめじを炒める。グラタン皿に入れる。
③フライパンの汚れをふき、油小さじ½を温めて、たらを中火で焼く。焼き色がついたら裏返して弱火にし、ブロッコリーも加え、[酒大さじ1（材料外）]をふる。ふたをして約2分蒸し焼きにする。グラタン皿に加える。
④フライパンにとろろと**A**を入れて混ぜ、温める。③にかける。チーズをのせ、オーブントースターで焼き色がつくまで焼く。

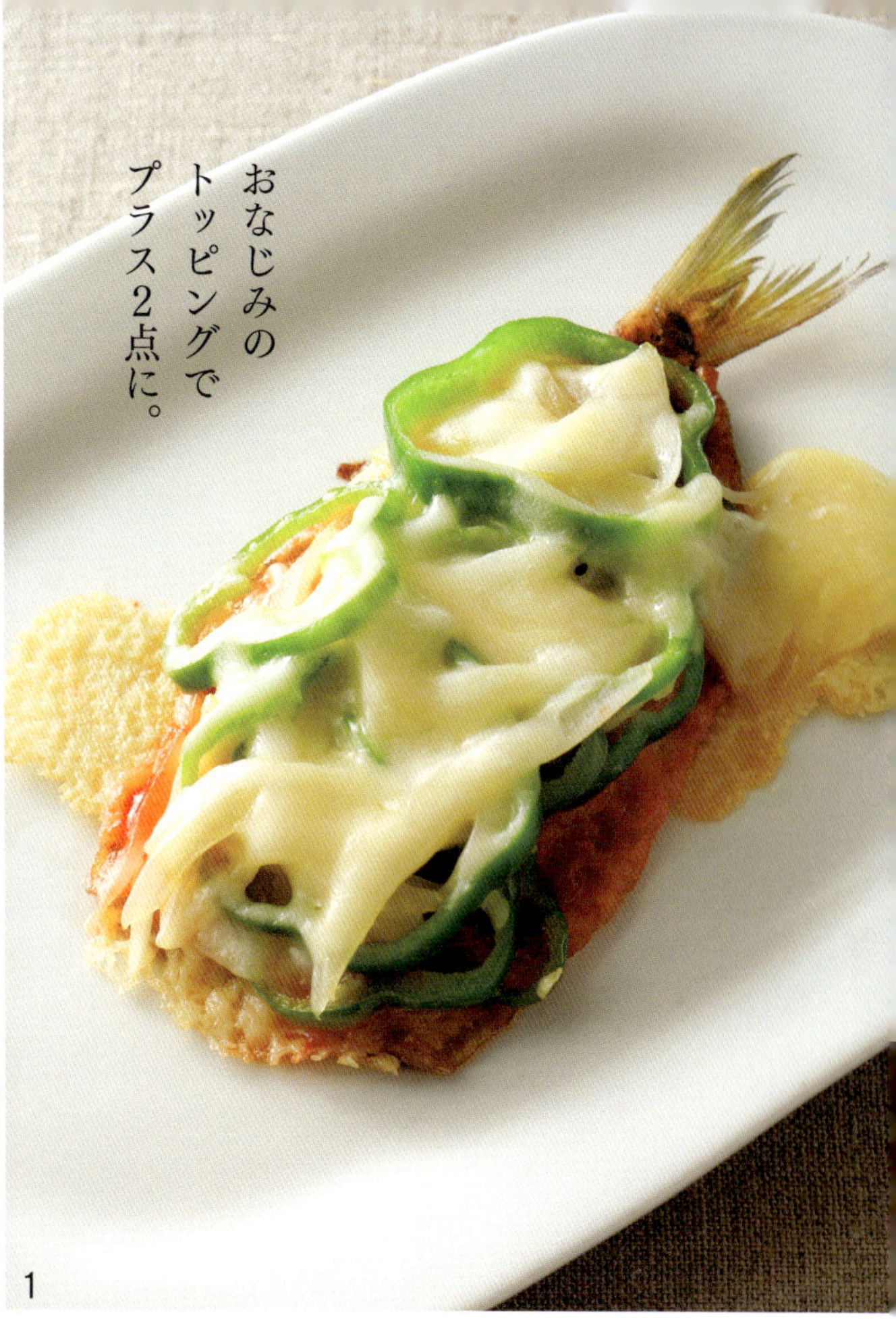

1

おなじみのトッピングでプラス2点に。

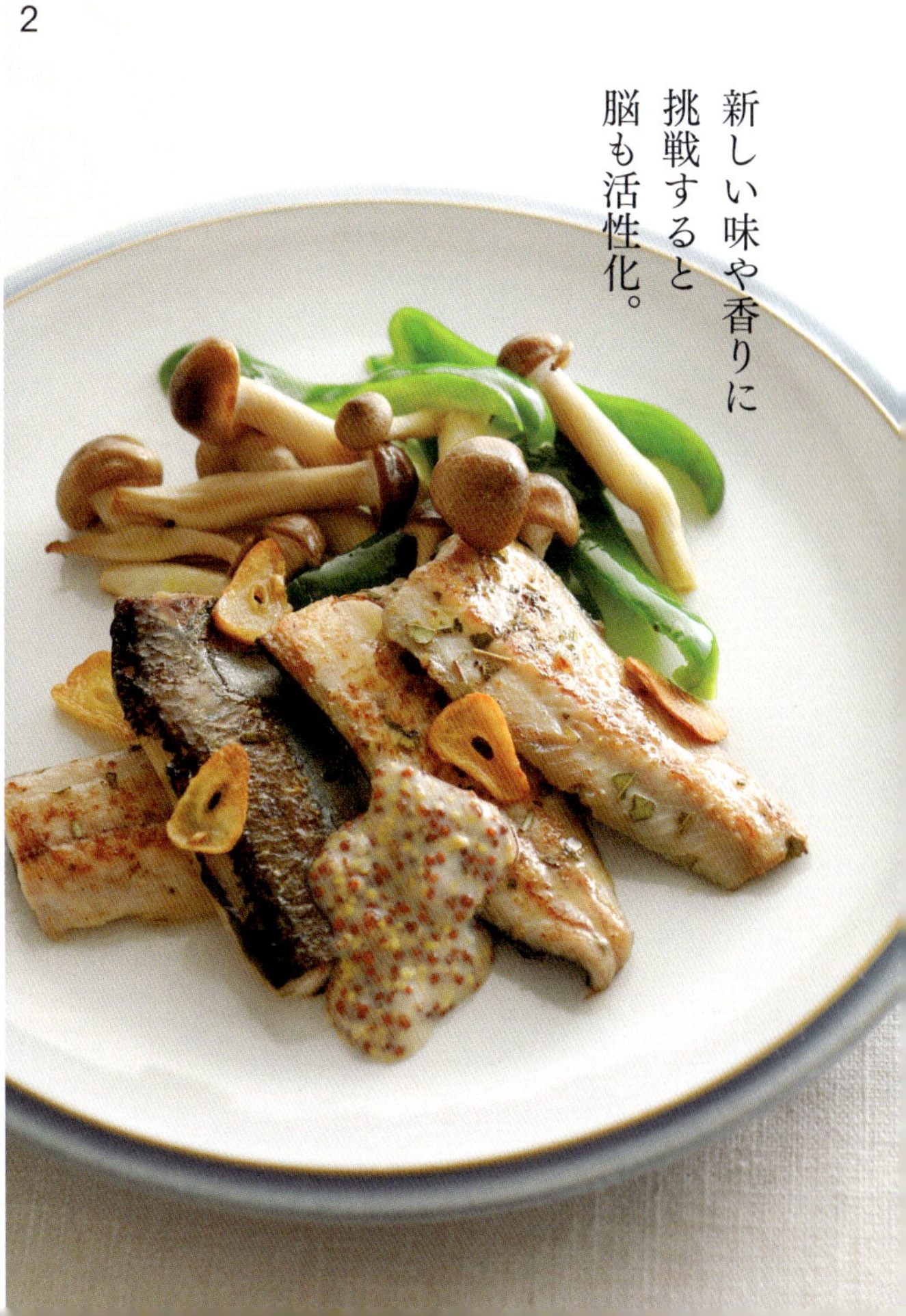

2

新しい味や香りに挑戦すると脳も活性化。

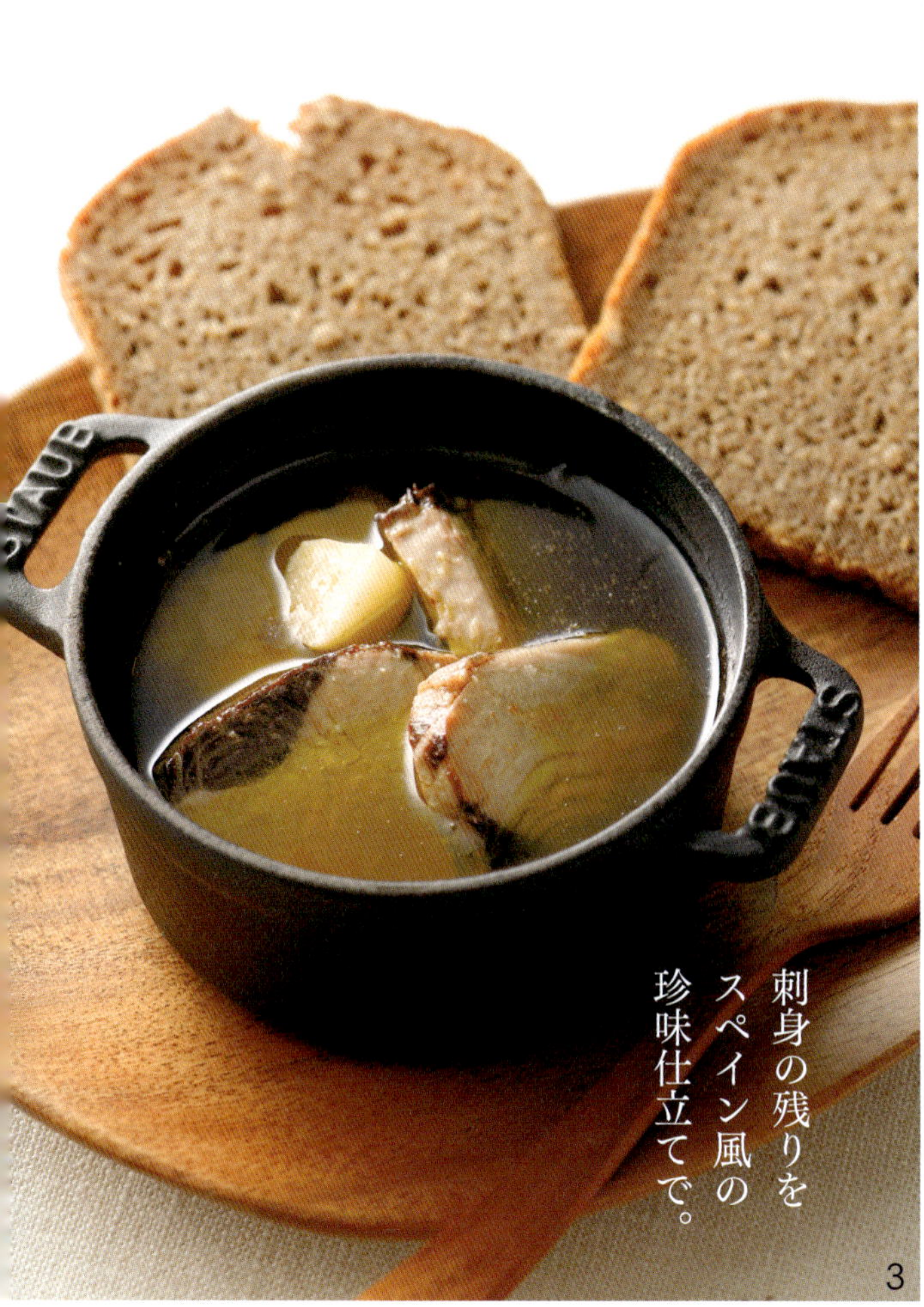

3

刺身の残りをスペイン風の珍味仕立てで。

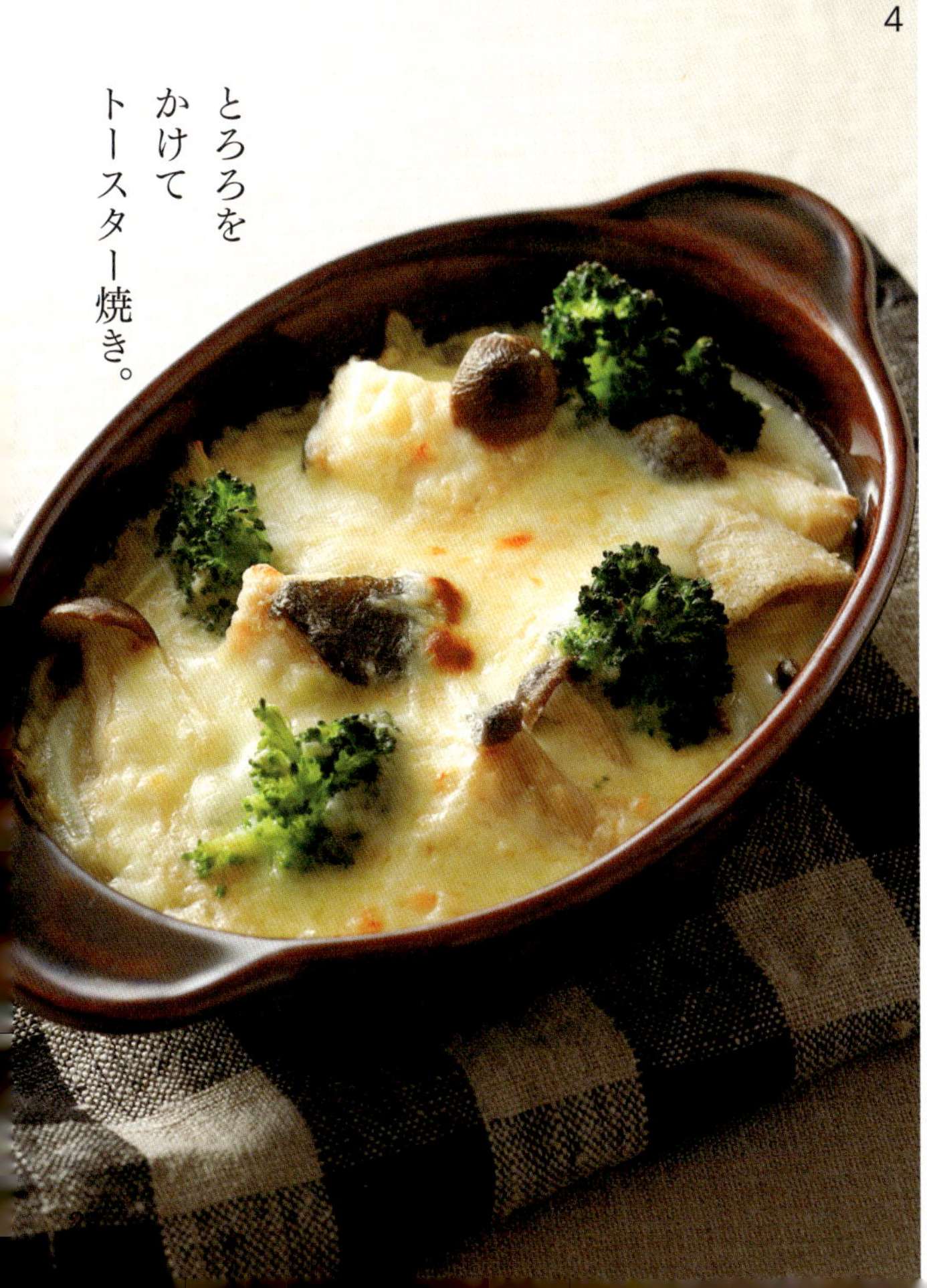

4

とろろをかけてトースター焼き。

卵

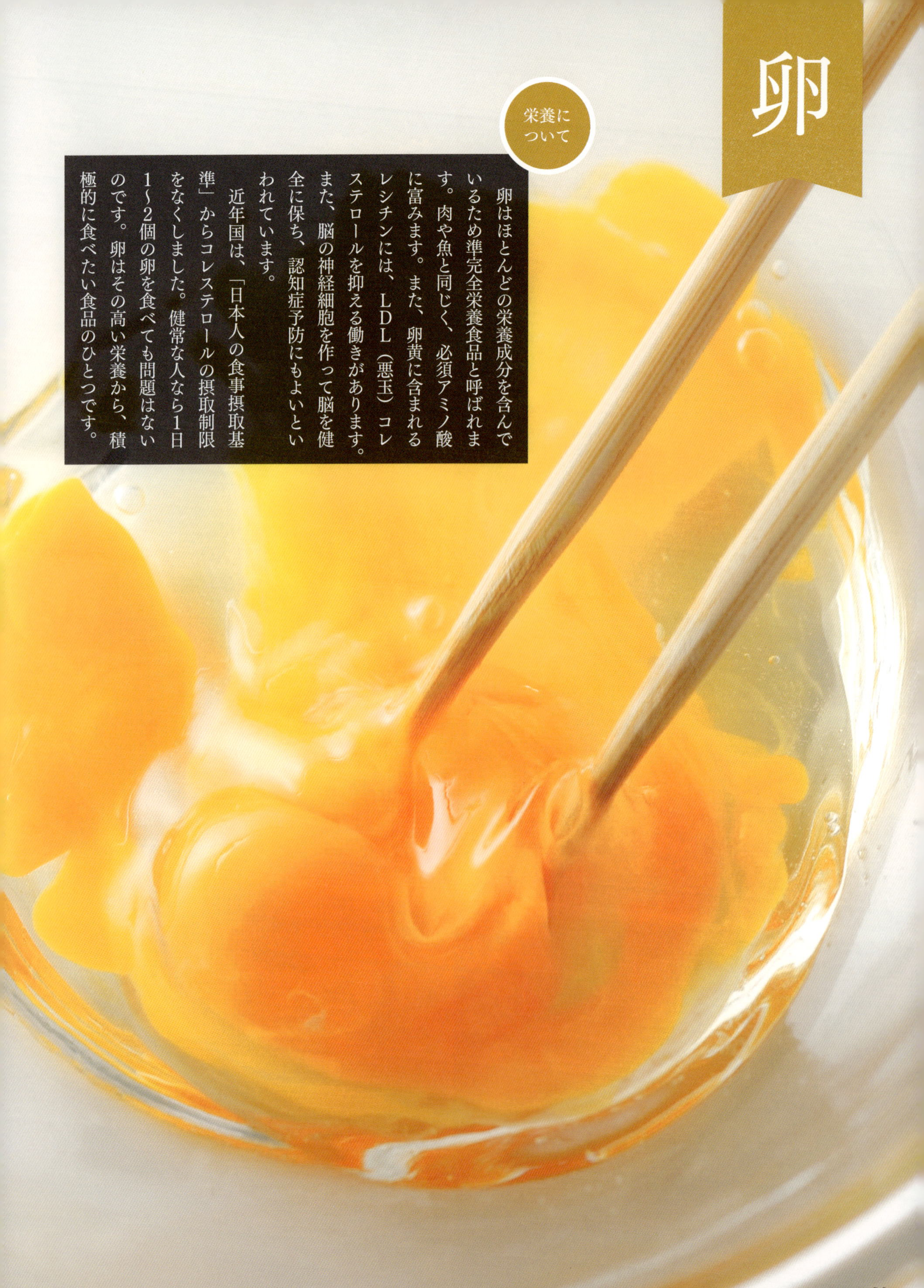

栄養について

卵はほとんどの栄養成分を含んでいるため準完全栄養食品と呼ばれます。肉や魚と同じく、必須アミノ酸に富みます。また、卵黄に含まれるレシチンには、LDL（悪玉）コレステロールを抑える働きがあります。また、脳の神経細胞を作って脳を健全に保ち、認知症予防にもよいといわれています。

近年国は、「日本人の食事摂取基準」からコレステロールの摂取制限をなくしました。健常な人なら1日1～2個の卵を食べても問題はないのです。卵はその高い栄養から、積極的に食べたい食品のひとつです。

卵のコツ 1

1日1個と食習慣に組みこみます。

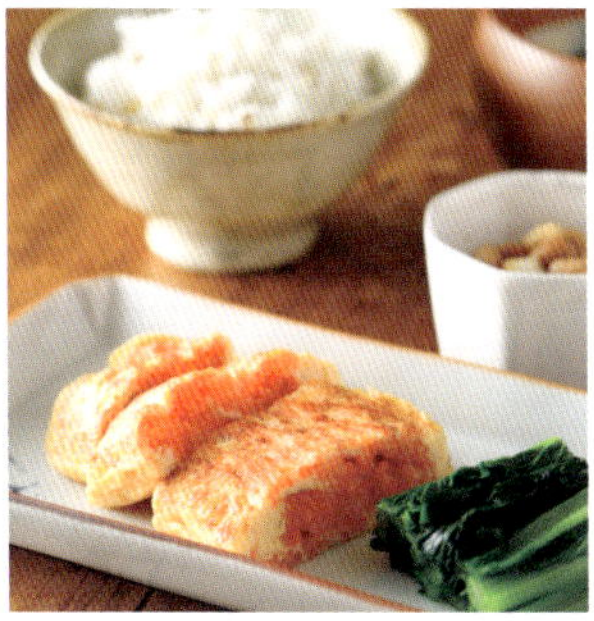

とうふなど植物性のたんぱく質に偏りがちな和食の朝ごはん。卵で動物性もプラス。

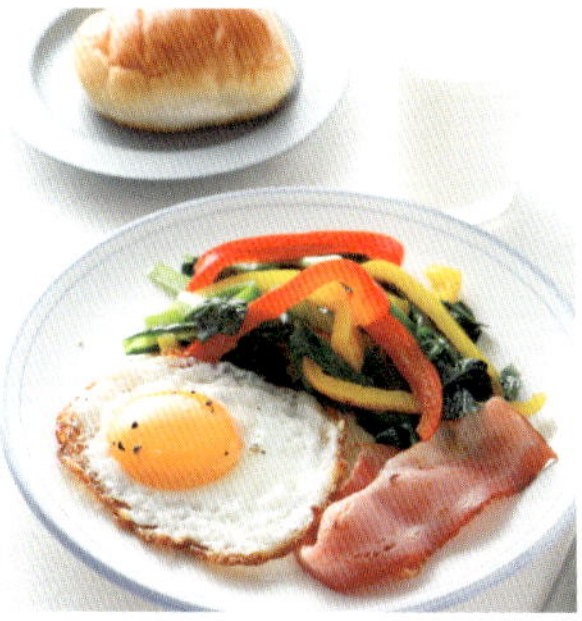

卵は朝食に使いやすい。目玉焼き、スクランブルエッグは朝の定番。

卵のコツ 2

とじる、落とすと、かんたんな方法で食べられます。

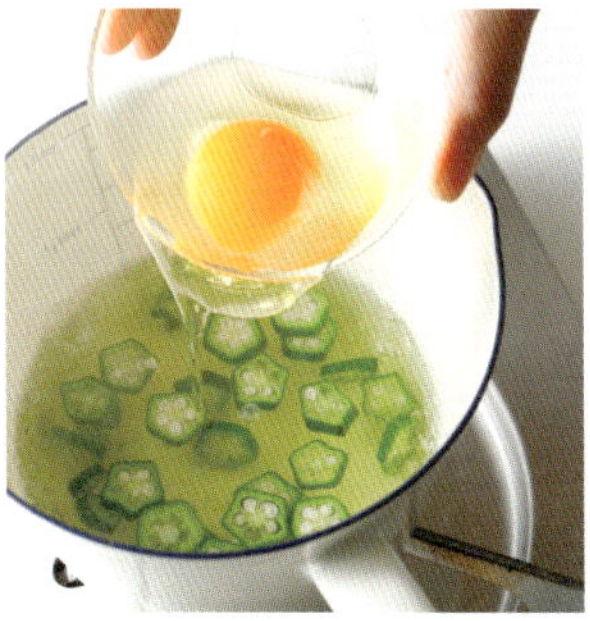

食卓がものたりないなと思ったら、汁ものに卵を割り落としたり、かきたま汁にしたりしてパワーアップ。

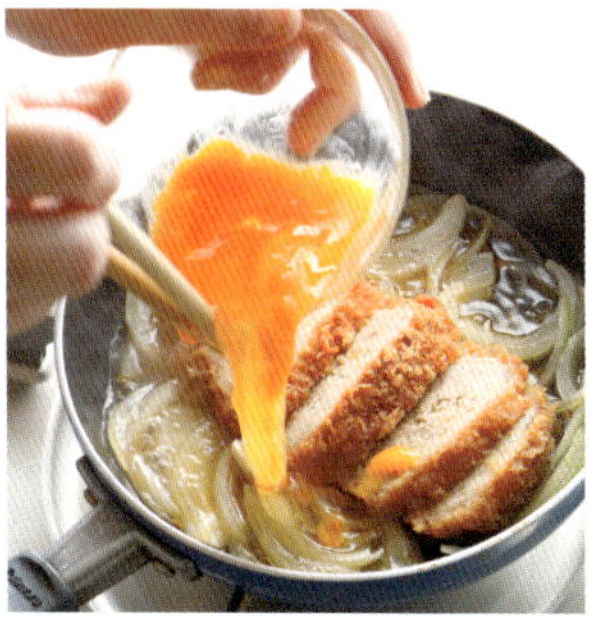

「卵とじ」はすぐできるおかず。肉類や野菜を卵でとじるだけ(p.32・74)。

卵のコツ 3

そのまま食べられる調理ずみ卵を利用します。

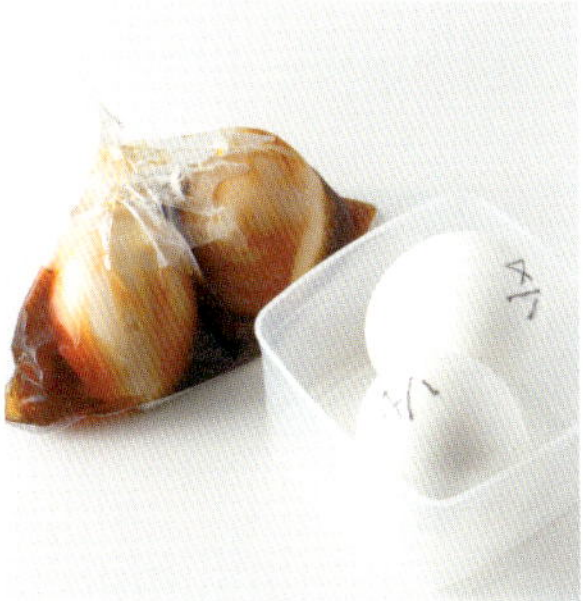

ゆで卵や“味つけ卵”を作っておくと、めんなどに使える(かたゆでで2～3日冷蔵保存可)。

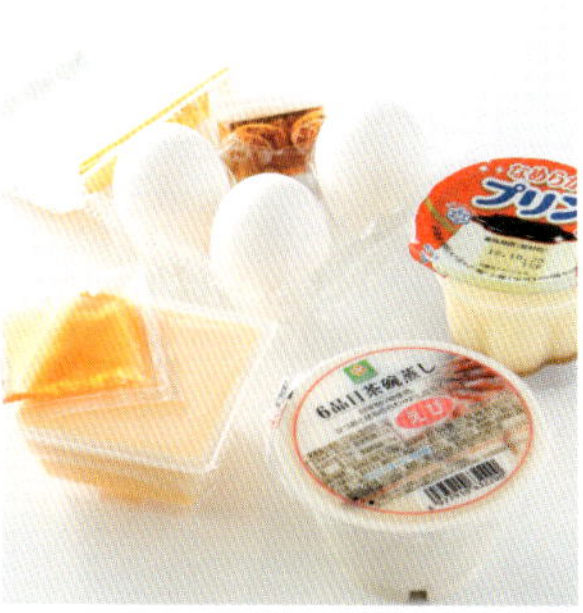

ひと手間かかる卵料理は市販品を利用しても。のどごしのよいものが多い。

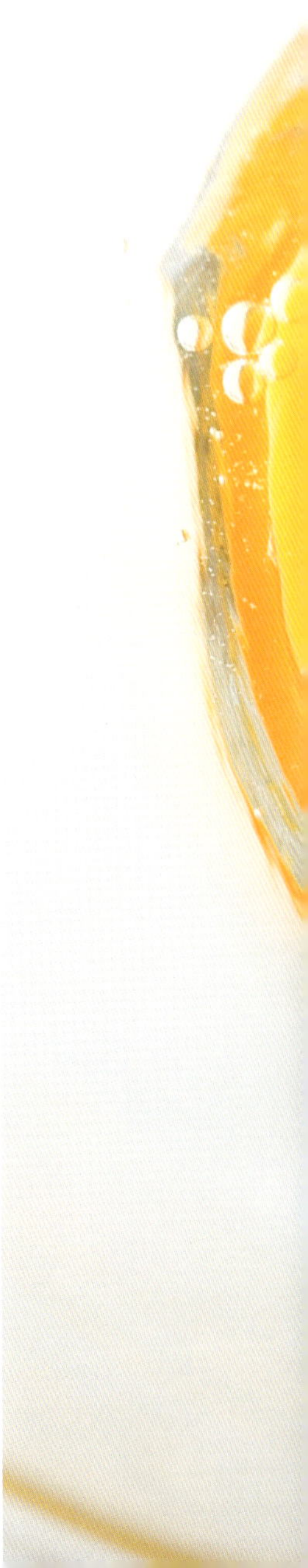

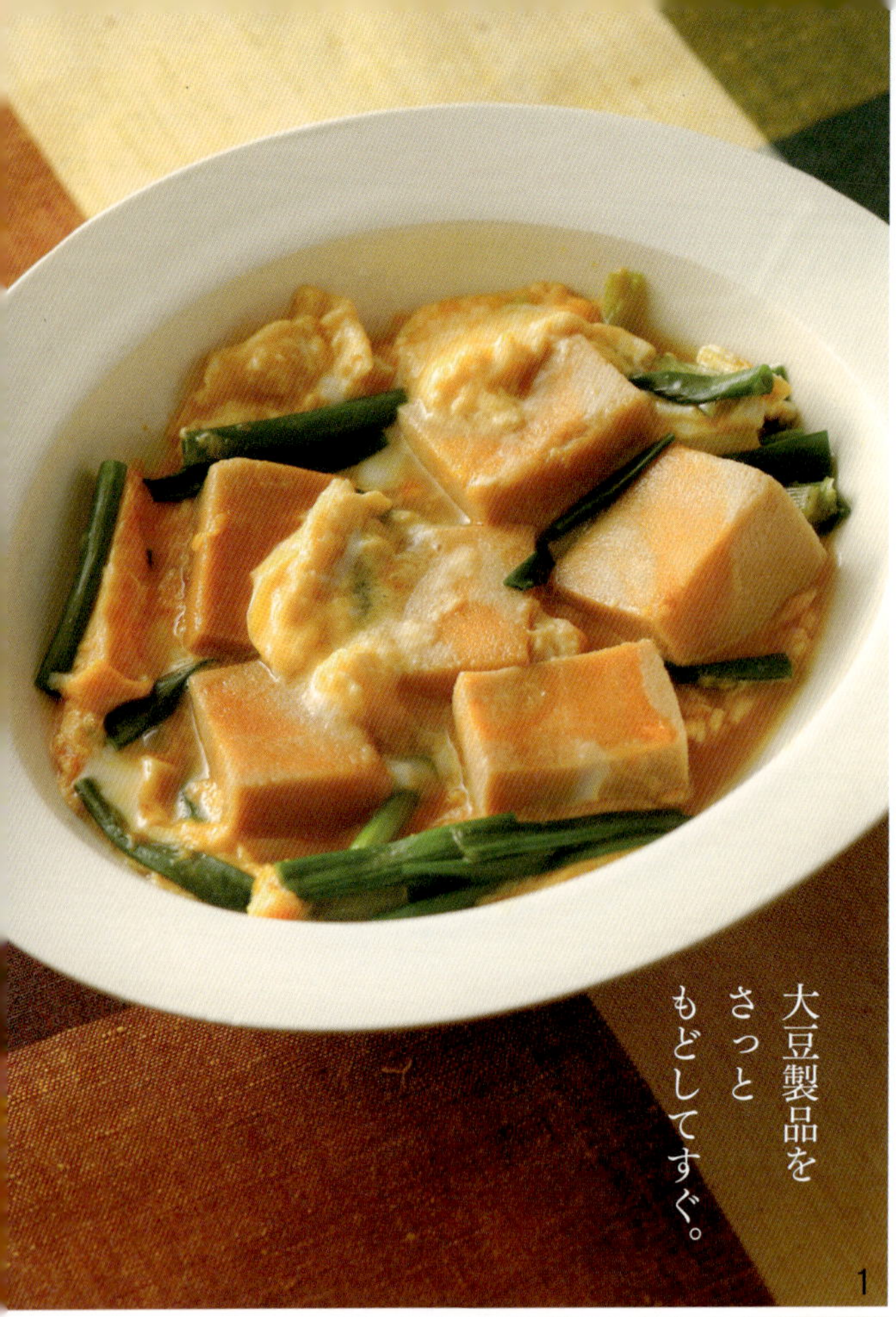
大豆製品を
さっと
もどしてすぐ。

1

2

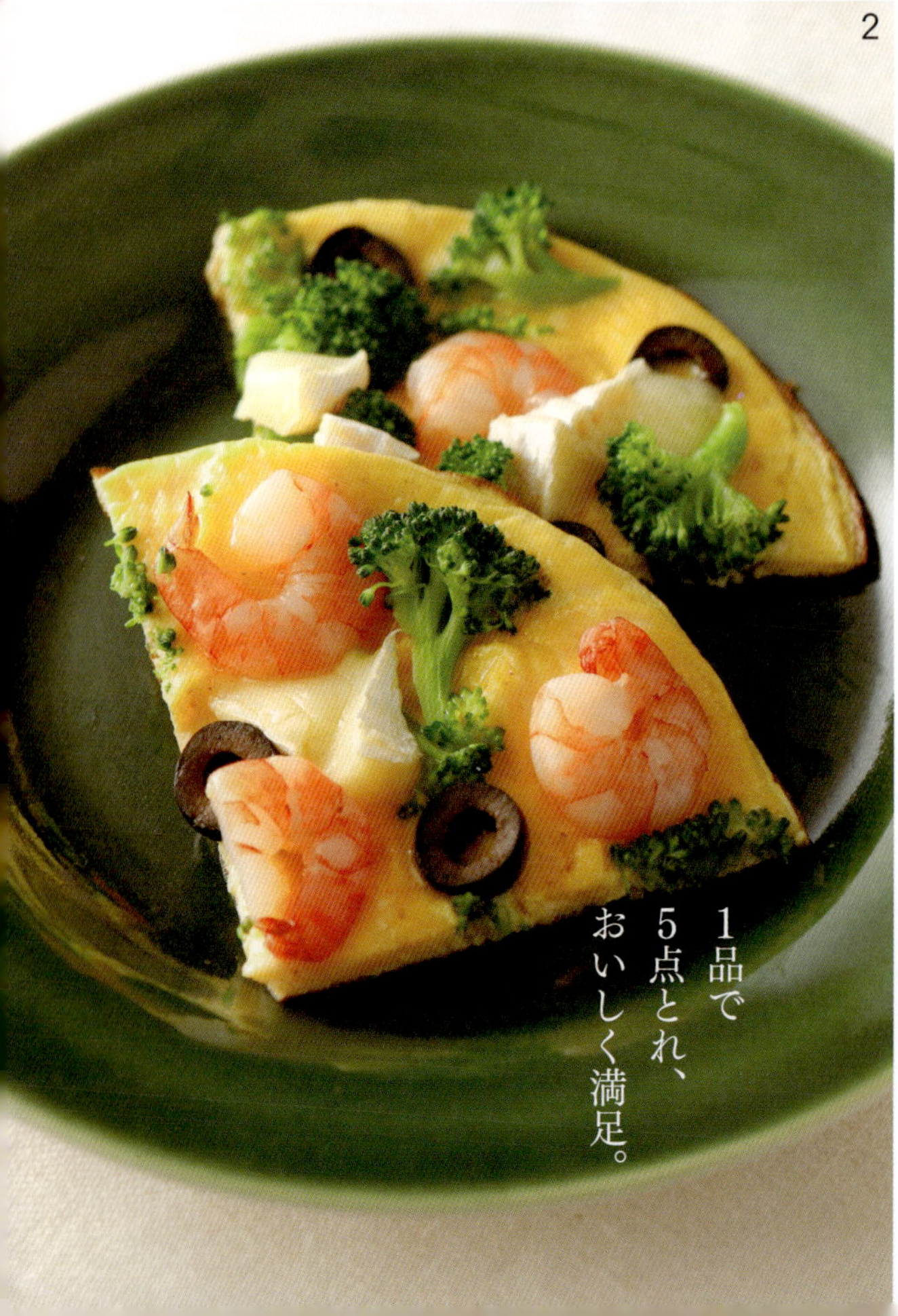
1品で
5点とれ、
おいしく満足。

1. 高野どうふの卵とじ

1食分 191kcal た 15.7 g 塩分 1.4 g

材料〔1食分〕

卵…1個
高野どうふ…1個（16g）
万能ねぎ…20g
A* | だし…100㎖
　 | みりん…大さじ$\frac{1}{2}$
　 | しょうゆ…小さじ1

＊Aはめんつゆを水でうすめたもの120㎖でもよい。

作り方〔10分〕

①高野どうふはぬるま湯につけてもどし、6等分に切る。万能ねぎは4～5㎝長さに切る。卵は割りほぐす。
②小鍋にAを入れて沸騰させ、高野どうふ、万能ねぎのかたい部分を入れ、ふたをして弱火で5分煮る。
③残りのねぎを加えてひと混ぜし、卵を流し入れる。半熟になったら火を止める。

2. オープンオムレツ

1食分 180kcal た 14.3g 塩分 1.2 g

材料〔2食分〕

卵…2個
A | 牛乳…大さじ2
　| 塩・こしょう…各少々
むきえび（冷凍）…40g
B | 塩…少々
　| 酒…小さじ1
ブロッコリー…40g
黒オリーブ（輪切り）…8切れ
カマンベールチーズ…30g
サラダ油…小さじ1

作り方〔15分〕

①むきえびは半解凍してから熱湯をかけ、水気をよくとる。Bをまぶす。
②ブロッコリーは小房に分ける。えびと一緒に耐熱皿に入れ、ラップをして電子レンジで約2分（500W）加熱する。
③チーズは8つくらいに切る。ボールに卵を割りほぐし、Aを混ぜる。
④フライパンに油を中火で温め、卵液を流して大きく混ぜる。半熟のところで弱火にし、②と、オリーブ、チーズを散らし、ふたをして1～2分焼く。切り分ける（写真は1食分）。

コンビニ食品・スーパーの惣菜を使って ①

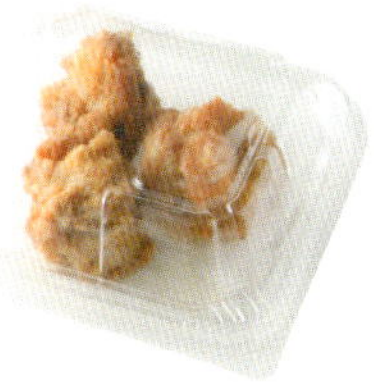

肉は違えど酢豚はこれがいちばんかんたん。

から揚げで酢どり

1食分 263kcal　た 11.2ｇ　塩分 2.1ｇ

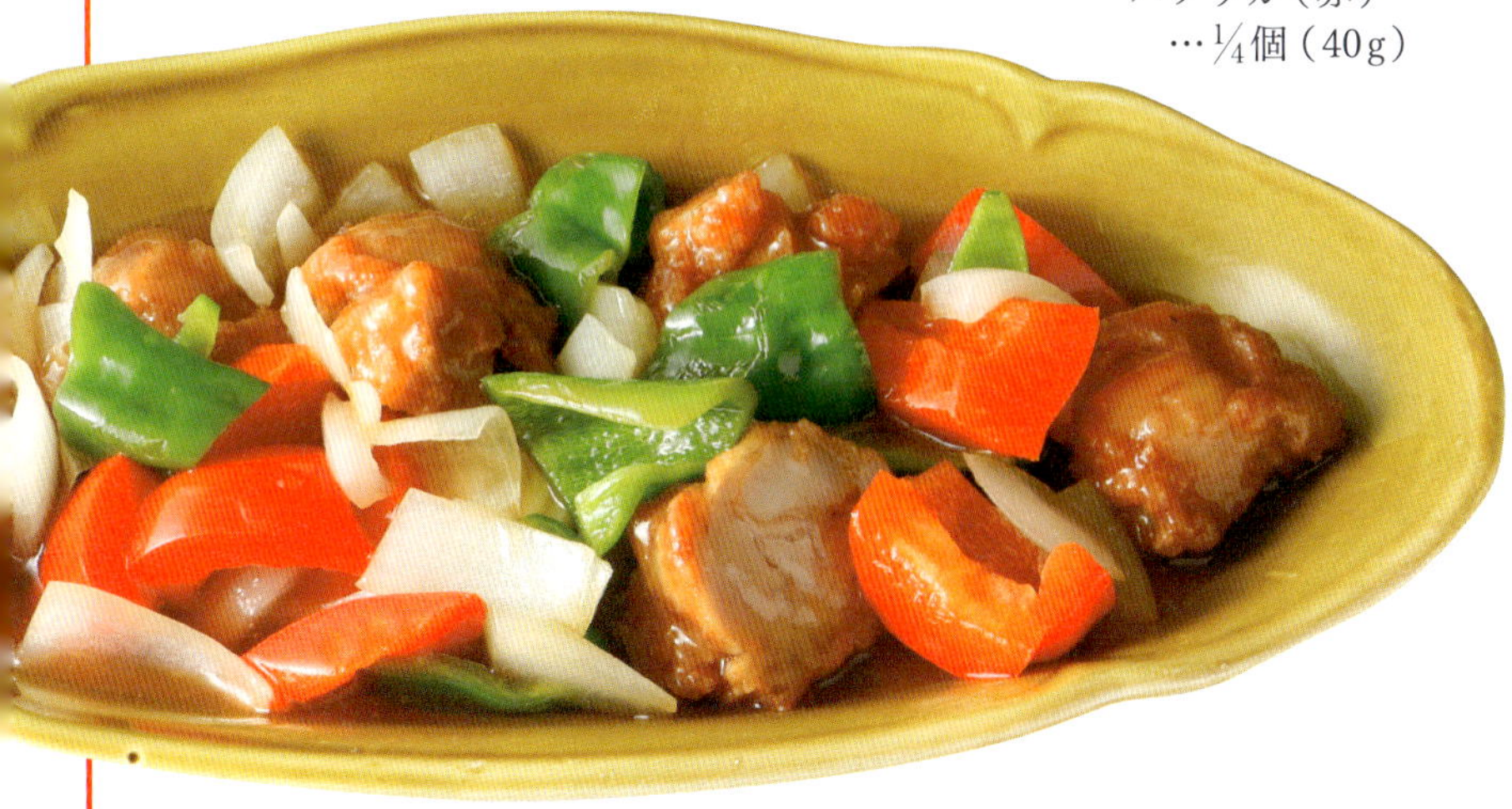

材料〔1食分〕

とりから揚げ
…2～3個（70ｇ）
たまねぎ…¼個（50ｇ）
ピーマン…1個
パプリカ（赤）
…¼個（40ｇ）
ごま油…小さじ1

A
- 水…80㎖
- 砂糖…大さじ1
- 酢…大さじ1
- しょうゆ…大さじ½
- かたくり粉…小さじ1

作り方〔8分〕

①野菜はひと口大に切る。から揚げは半分に切る。**A**は合わせる。
②フライパンにごま油を温め、中火で野菜を炒める。油がなじんだら、から揚げを加えて混ぜ、**A**を混ぜてから加える。とろみがついたら火を止める。

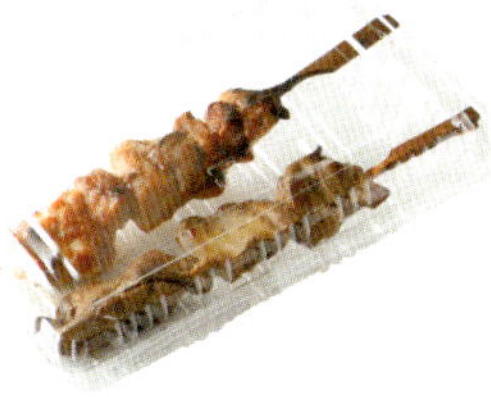

栄養豊富でも扱いにくいレバーを手軽に食べる。

焼きとりでレバにら炒め

1食分 189kcal　た 19.8ｇ　塩分 1.8ｇ

材料〔1食分〕

レバー焼きとり（たれ）…1本
もも焼きとり（たれ）…1本
にら…½束（50ｇ）
サラダ油…小さじ½

A*
- 砂糖…小さじ¼
- しょうゆ…小さじ½

＊または、添付のたれ…適量

作り方〔5分〕

①焼きとりは串をはずす。
②にらは4～5㎝長さに切る。
③**A**は合わせる。フライパンに油を温め、①と②を入れて中火で炒め、**A**で調味する。

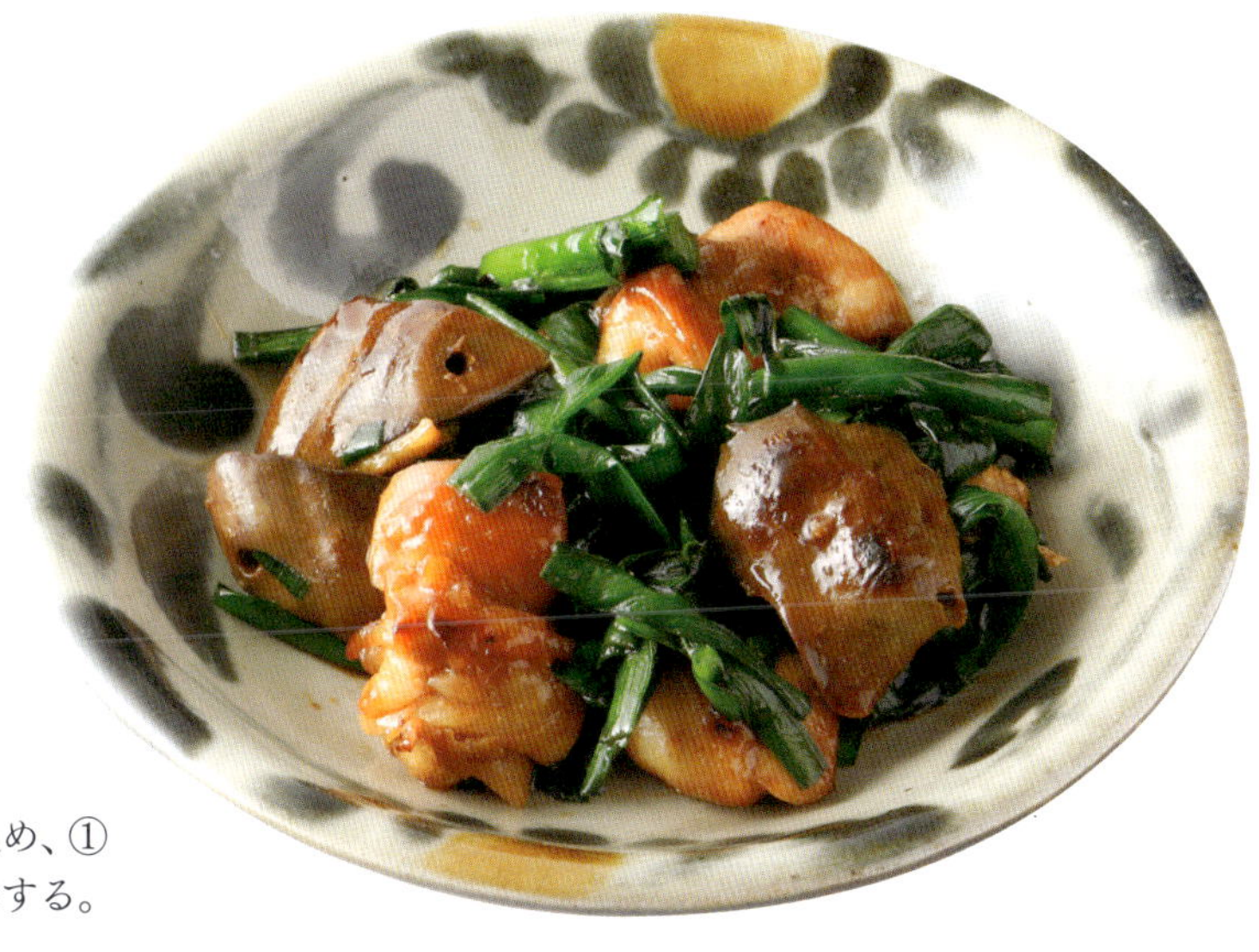

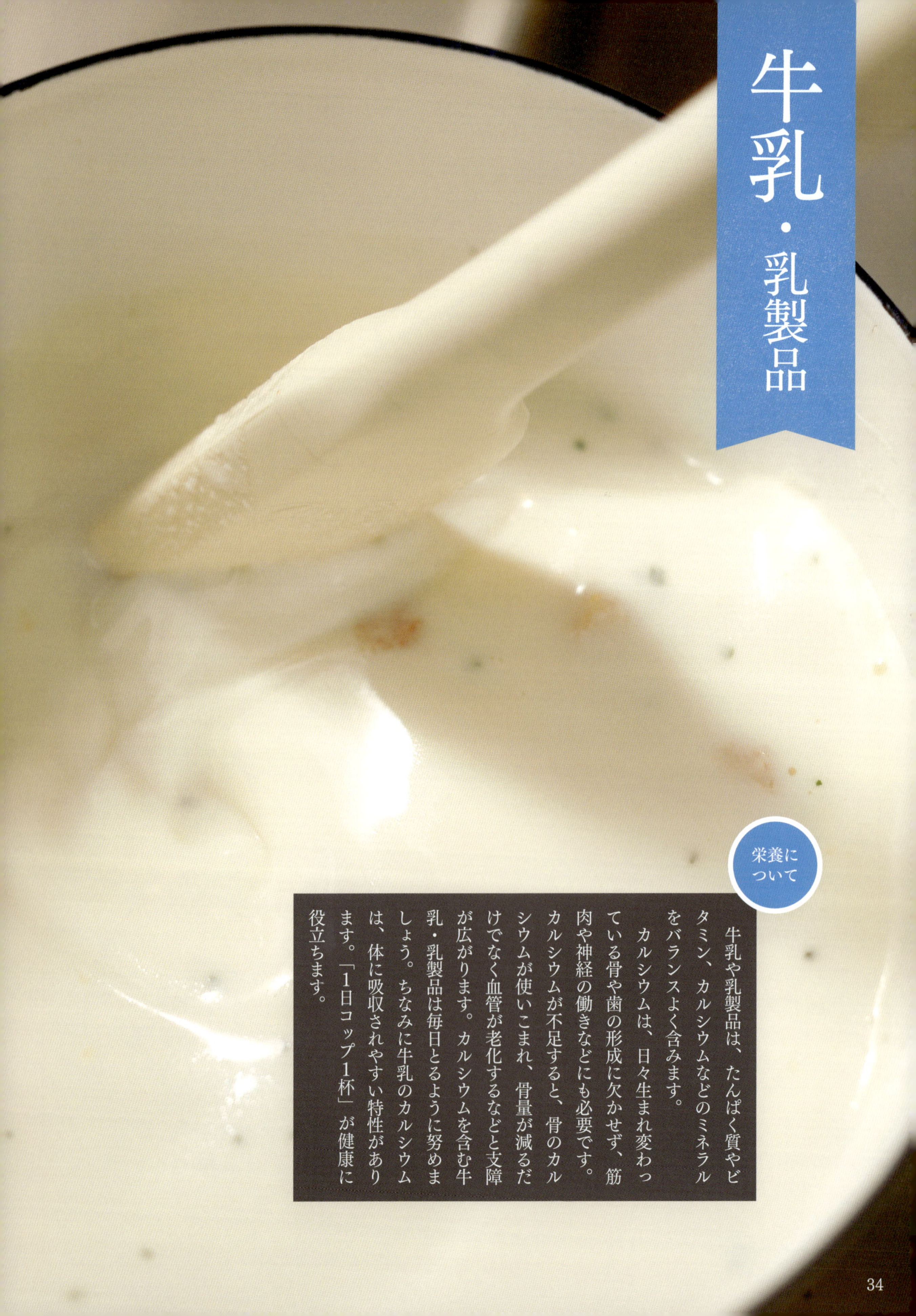

牛乳・乳製品

栄養について

牛乳や乳製品は、たんぱく質やビタミン、カルシウムなどのミネラルをバランスよく含みます。

カルシウムは、日々生まれ変わっている骨や歯の形成に欠かせず、筋肉や神経の働きなどにも必要です。カルシウムが不足すると、骨のカルシウムが使いこまれ、骨量が減るだけでなく血管が老化するなどと支障が広がります。カルシウムを含む牛乳・乳製品は毎日とるように努めましょう。ちなみに牛乳のカルシウムは、体に吸収されやすい特性があります。「1日コップ1杯」が健康に役立ちます。

牛乳・乳製品のコツ 1

和食にも牛乳を。減塩にも役立ちます。

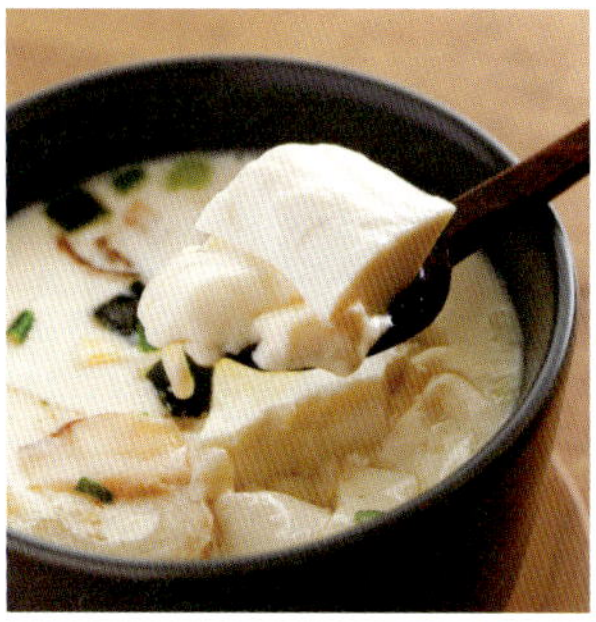

茶碗蒸しにも牛乳を加えて栄養価アップ。「とうふ入り牛乳茶碗蒸し」（p.90）

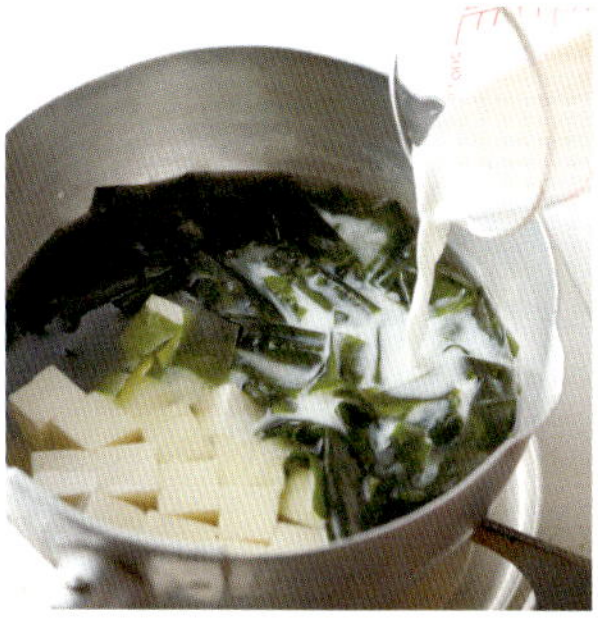

和食では牛乳・乳製品は欠けがち。みそ汁のだしの一部を牛乳に（p.92）。牛乳のうま味でみその量をひかえられる。

牛乳・乳製品のコツ 2

ヨーグルトの乳酸菌効果。毎日食べるからこそ有効です。

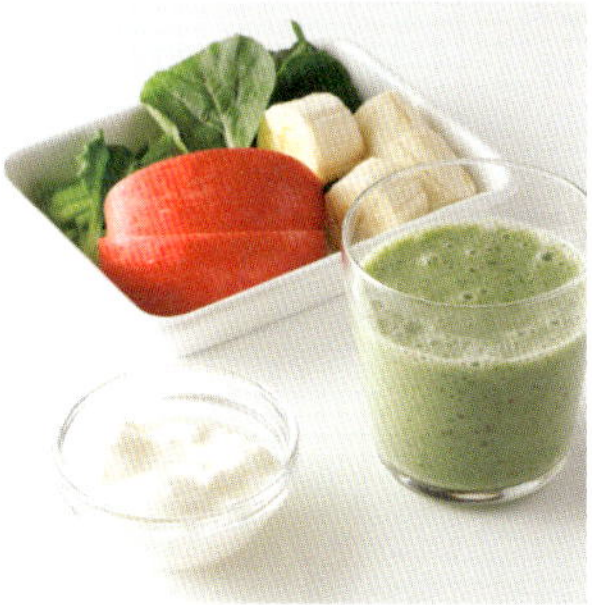

「ヨーグルトスムージー」。野菜やくだものと一緒にミキサーに（材料例／ヨーグルト、小松菜、りんご、バナナ、はちみつ）。

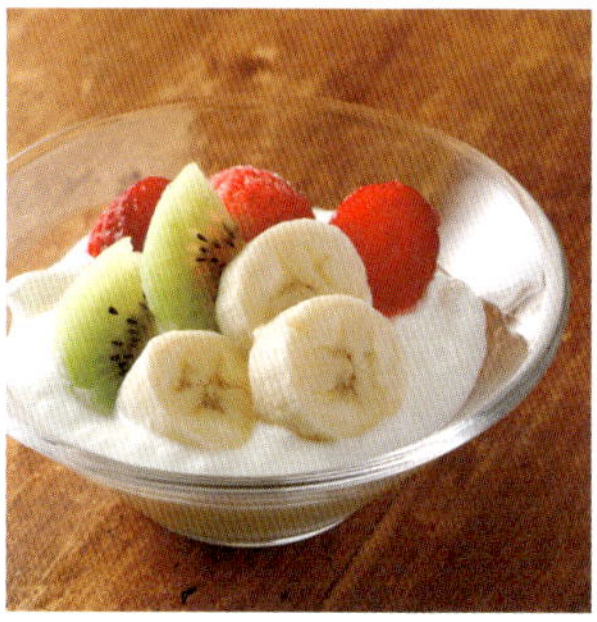

朝の食習慣にしてもよいヨーグルト（p.76）。フルーツをたせば、ビタミンCも一緒にとれる。

牛乳・乳製品のコツ 3

チーズは少量でも栄養価が高い食品。料理にも活用します。

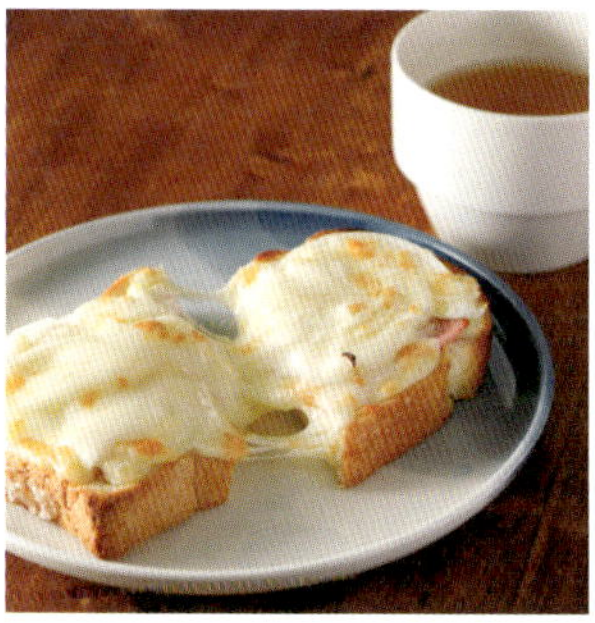

チーズは朝食にもとり入れやすく、洋風料理はもちろん、和風の料理（p.36）にも合う。

←

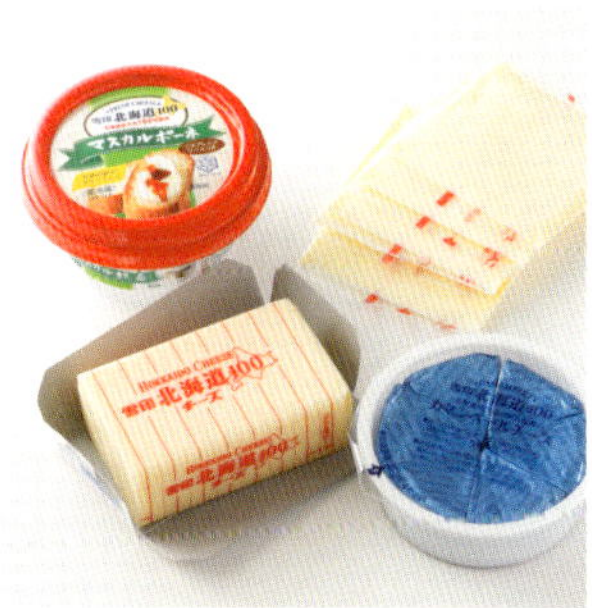

チーズは牛乳の栄養分が凝縮したもの。食事の量を多く食べられない人にもおすすめの栄養食材。

牛乳・乳製品

3. アボカドチーズ焼き

1食分289kcal　た9.1g　塩分1.3g

材料〔1食分〕

アボカド…1/2個*
かにかまぼこ…30g
万能ねぎ…1本
マヨネーズ…大さじ1（12g）
ピザ用チーズ…15g

＊皮つきで縦半割り。残りのアボカドは冷凍もできる。ラップで密閉して保存袋に入れる。

作り方〔15分〕

①かにかまぼこは細く裂く。万能ねぎは小口切りにする。ボールに合わせ、マヨネーズであえる。
②アボカドの種の穴に①を詰め、チーズをのせる。
③アルミホイルにしわをつけて②をのせて安定させ、オーブントースターで約5分焼いて焼き色をつける。

4. 緑野菜のチーズおかかあえ

1食分81kcal　た6.6g　塩分0.9g

材料〔1食分〕

オクラ*…3本
プロセスチーズ**…個包装1個（18g）
A　けずりかつお…1パック（2.5g）
　　しょうゆ…小さじ1/2
　　みりん…小さじ1/4

＊ブロッコリー、アスパラガス、さやいんげんなどでも。
＊＊クリームチーズやカマンベールなど、好みのチーズでも。

作り方〔8分〕

①オクラは［塩少々（材料外）］でこすり、熱湯でさっとゆでる。3～4切れずつに斜めに切る。チーズは1cm角に切る。
②ボールにAを合わせ、①を加えてあえる。

1. とりのヨーグルトみそ煮

1食分306kcal　た22.8g　塩分1.3g

材料〔2食分〕

とりもも肉…1枚（250g）
A　みそ…大さじ1
　　プレーンヨーグルト…大さじ2
　　みりん…大さじ1
スプラウト…1/2パック（20g）
ミニトマト…4個

作り方〔10分（つけおく時間は除く）〕

①ボールにAを合わせる。とり肉はひと口大に切り、Aに30分ほどつける（時期により冷蔵庫に置く）。
②鍋に肉をつけ汁ごと入れる。弱めの中火にかけ、煮立ったらふたをして約2分煮る。裏返して弱火にし、さらに5分ほど煮て火を通す。
③肉を盛りつける。鍋に残った汁は、中火で少し煮つめる。とろりとしたら、肉にかける。スプラウトとトマトを添える。

2. ヨーグルトクラフティ

1食分179kcal　た6.7g　塩分0.2g

材料〔2食分〕

卵…1個
A　砂糖…大さじ2・1/2（20g）
　　プレーンヨーグルト…150g
　　小麦粉（薄力粉）…大さじ1
バナナ*…1本
（あれば）シナモンシュガー…少々

＊煮たりんごでも。

作り方〔15分（2皿を一度に焼いた場合）〕

①バナナはフォークでつぶし、約1cm大にする。
②ボールに卵を割り入れ、Aを順に加えて泡立器で混ぜる。バナナも加える。
③グラタン皿2枚に流し入れ、あればシナモンシュガーをふる。オーブントースターで10分ほど焼いてうすく焼き色をつける。

※冷蔵庫で冷やして食べてもおいしい。

牛乳・乳製品のかんたんおかず　ヨーグルト・チーズでおいしい

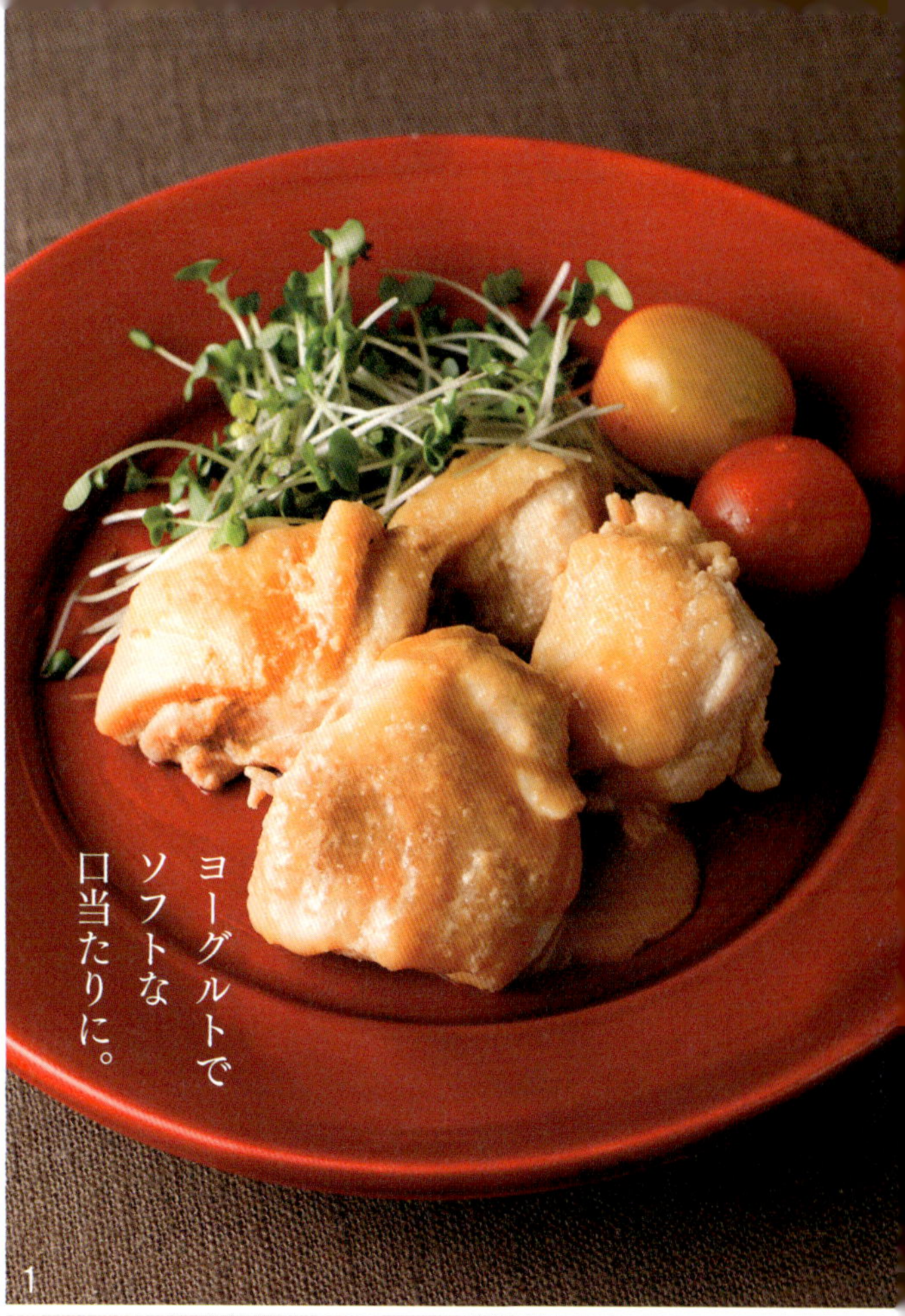

1

ヨーグルトで
ソフトな
口当たりに。

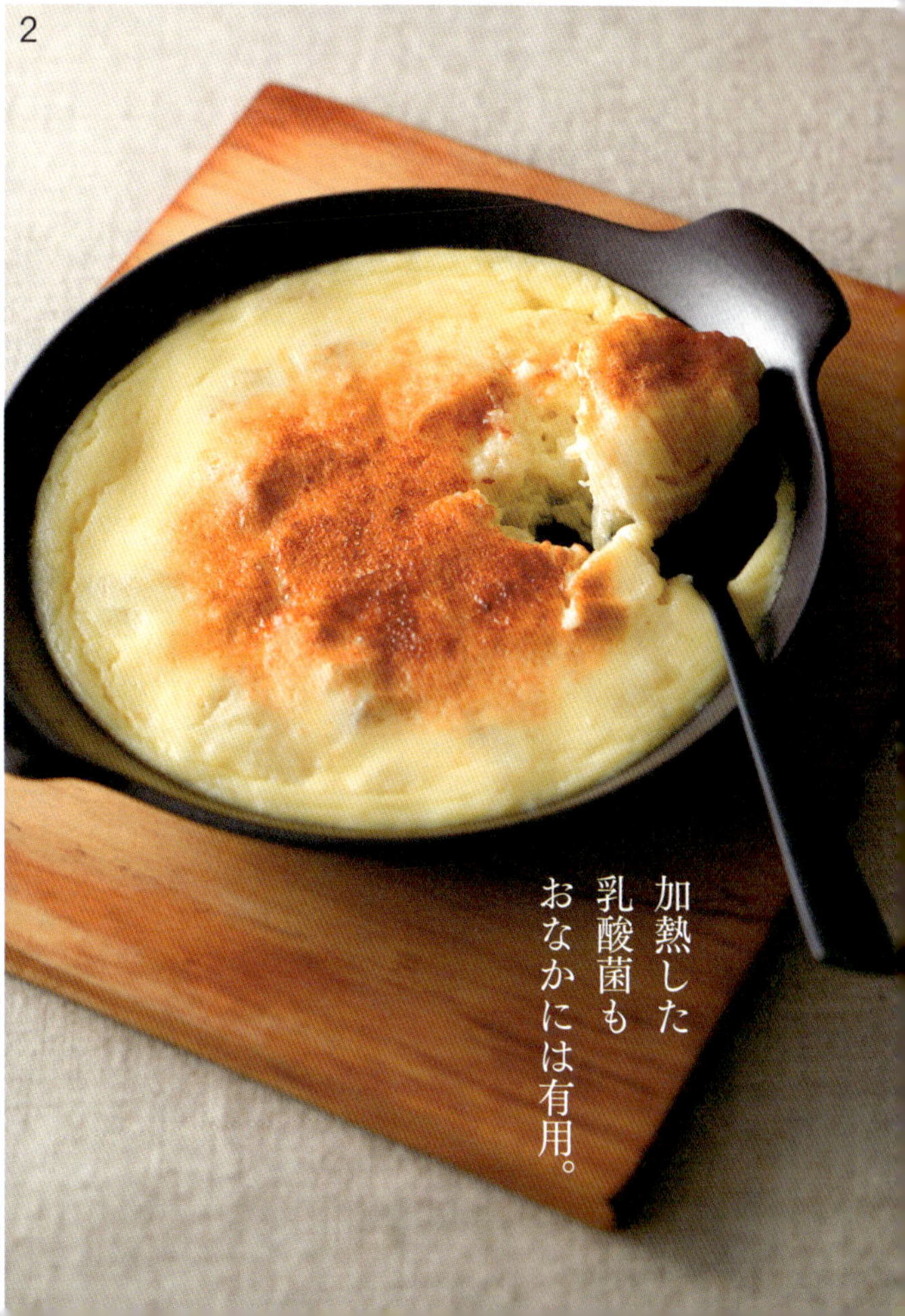

2

加熱した
乳酸菌も
おなかには有用。

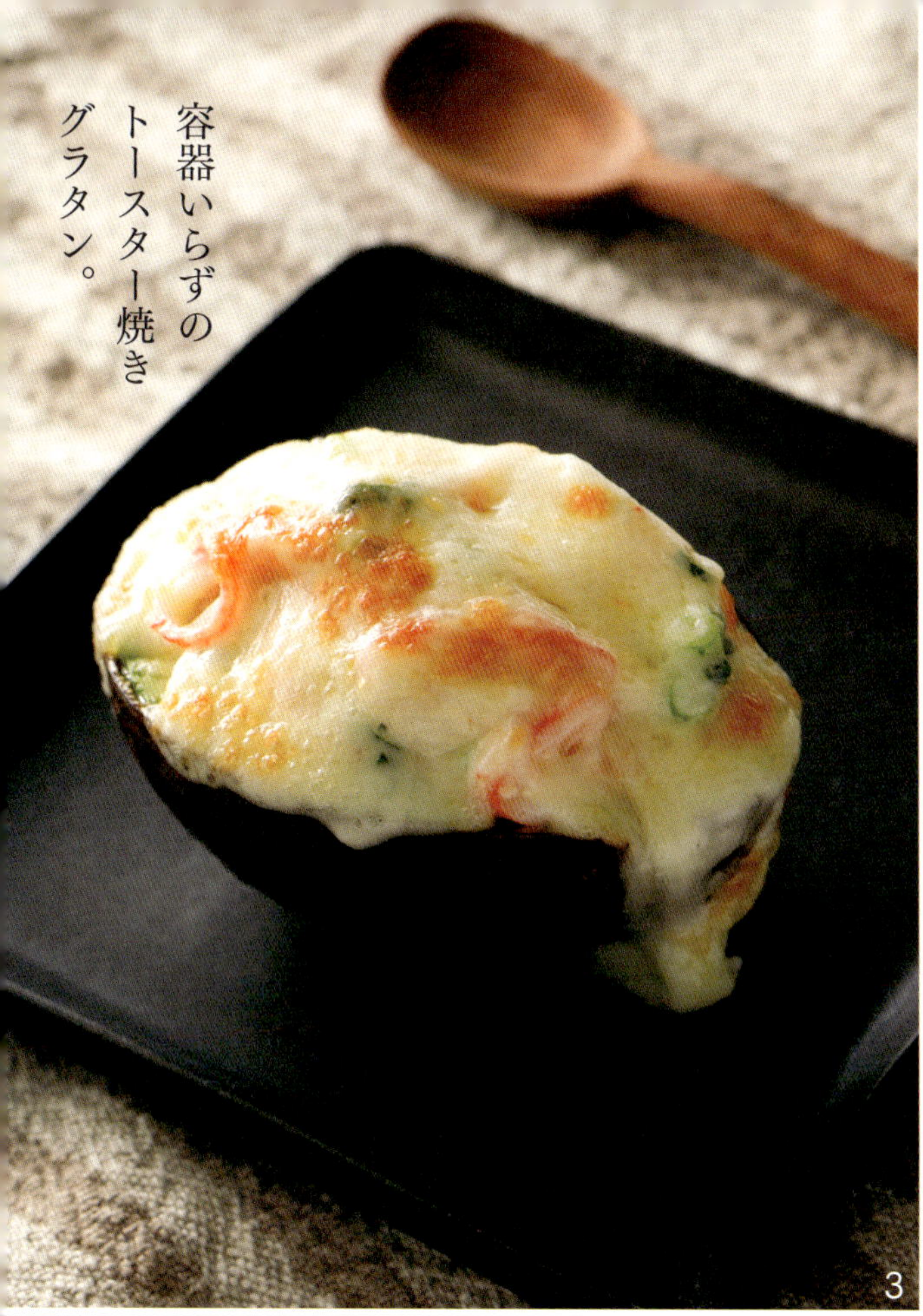

3

容器いらずの
トースター焼き
グラタン。

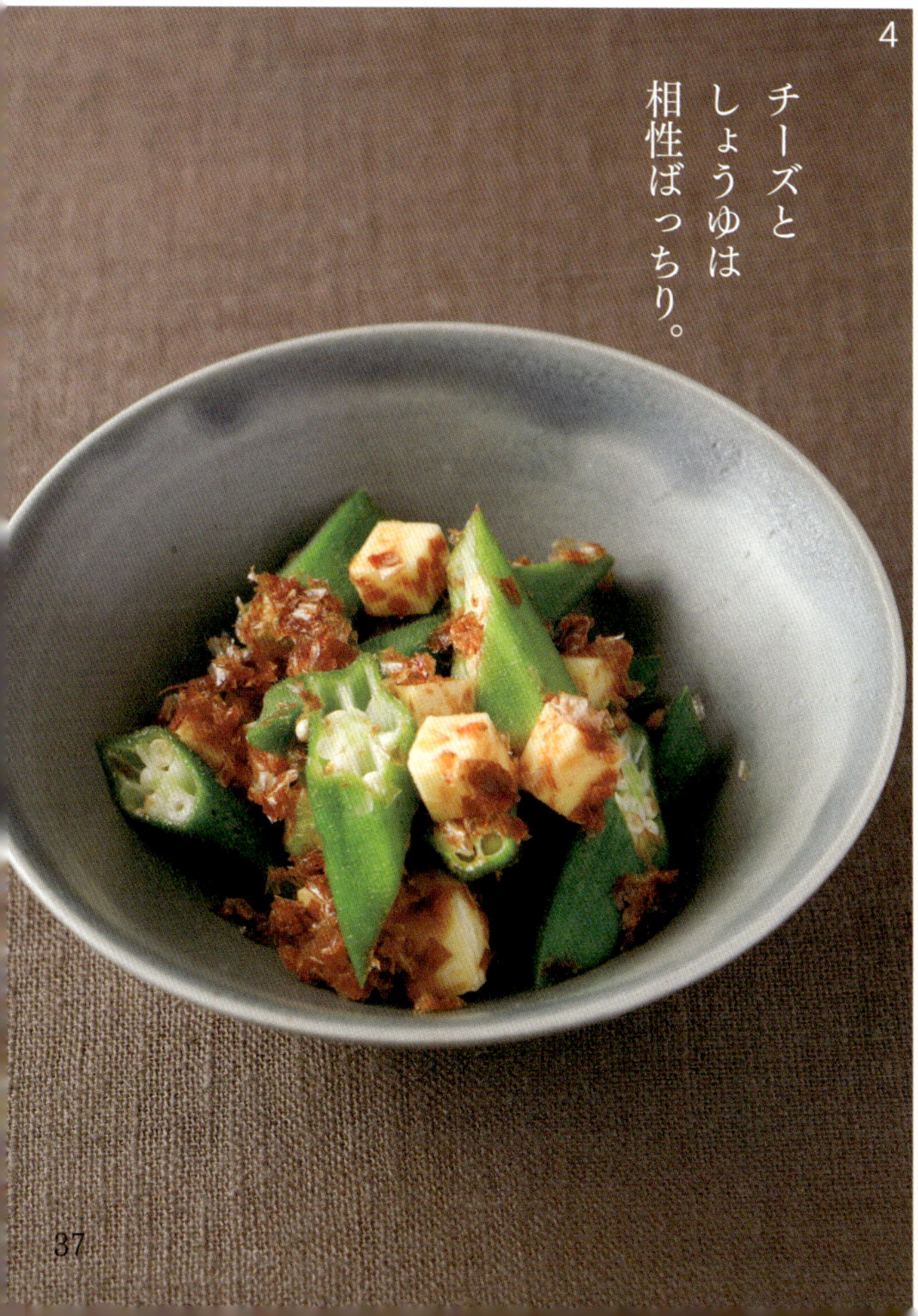

4

チーズと
しょうゆは
相性ばっちり。

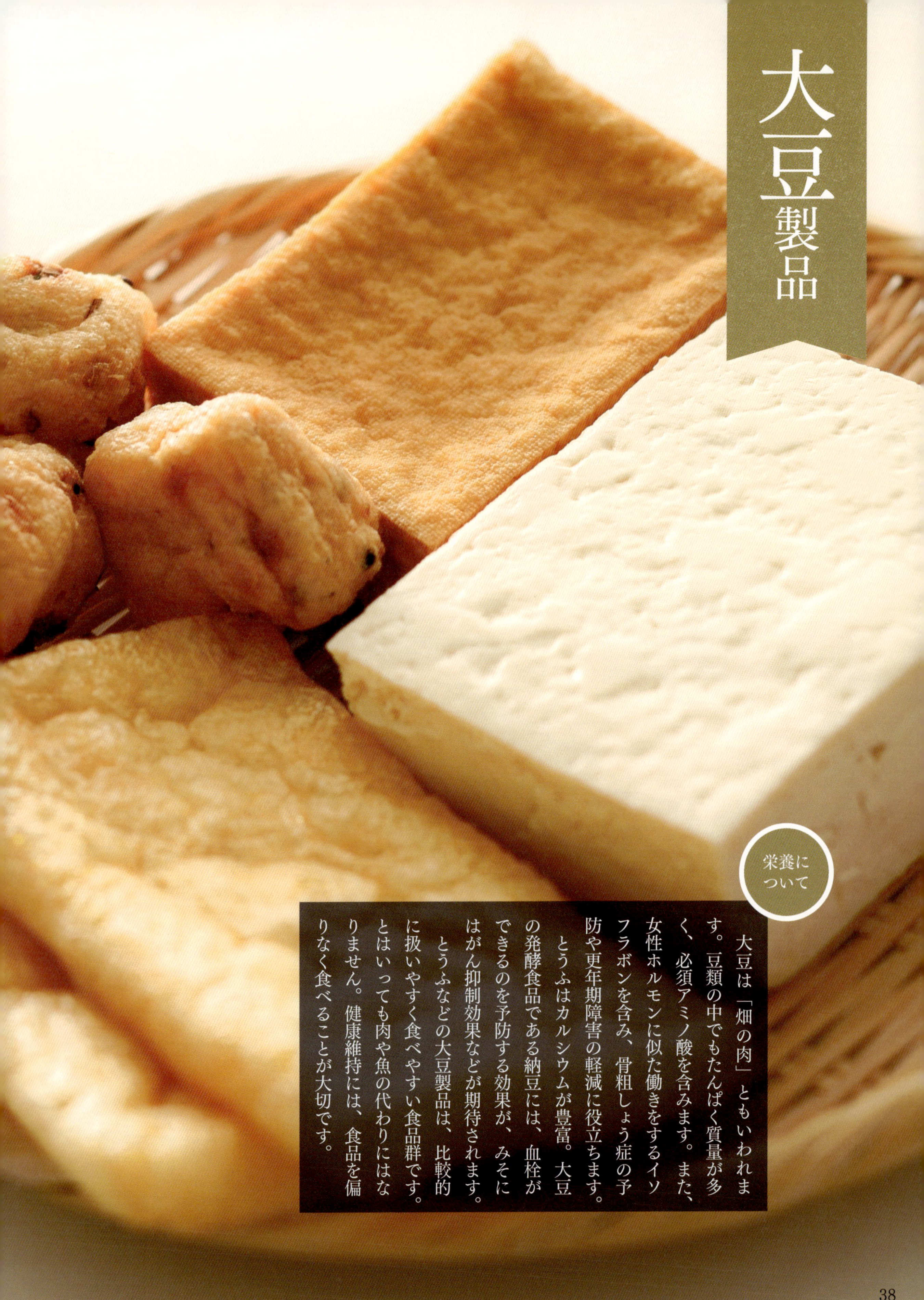

大豆製品

栄養について

大豆は「畑の肉」ともいわれます。豆類の中でもたんぱく質量が多く、必須アミノ酸を含みます。また、女性ホルモンに似た働きをするイソフラボンを含み、骨粗しょう症の予防や更年期障害の軽減に役立ちます。

とうふはカルシウムが豊富。大豆の発酵食品である納豆には、血栓ができるのを予防する効果が、みそにはがん抑制効果などが期待されます。

とうふなどの大豆製品は、比較的に扱いやすく食べやすい食品群です。とはいっても肉や魚の代わりにはなりません。健康維持には、食品を偏りなく食べることが大切です。

大豆製品のコツ 1

みそ汁ひと椀で大豆製品が食べられます。

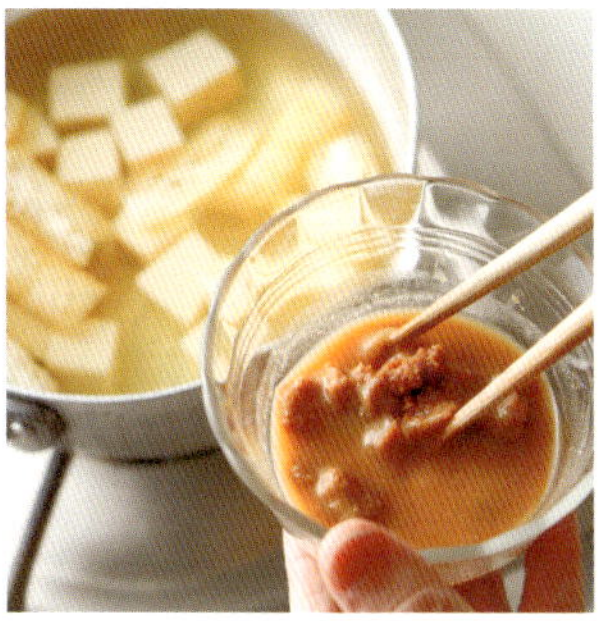

みそは多くの栄養素と、麹菌、乳酸菌や酵母も含む健康食材。塩分管理をしながら上手に使いたい。

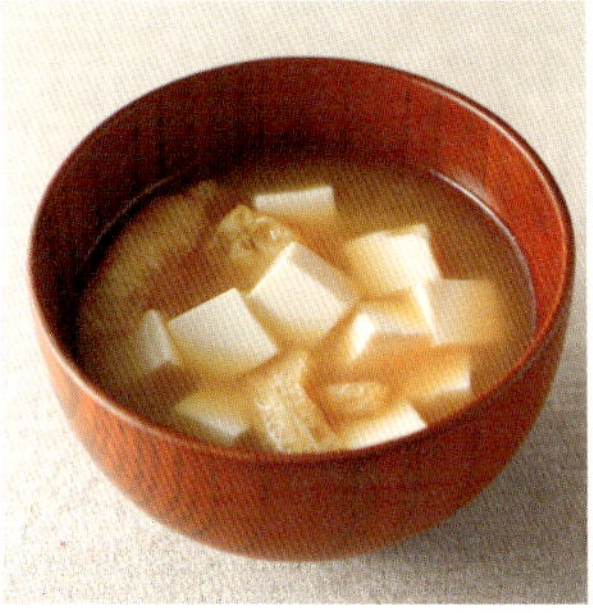

みそ汁は、とうふ・油揚げ・みそと、大豆製品をとりやすい料理。

大豆製品のコツ 2

いろいろな大豆製品。冷蔵品はまとめて置きます。

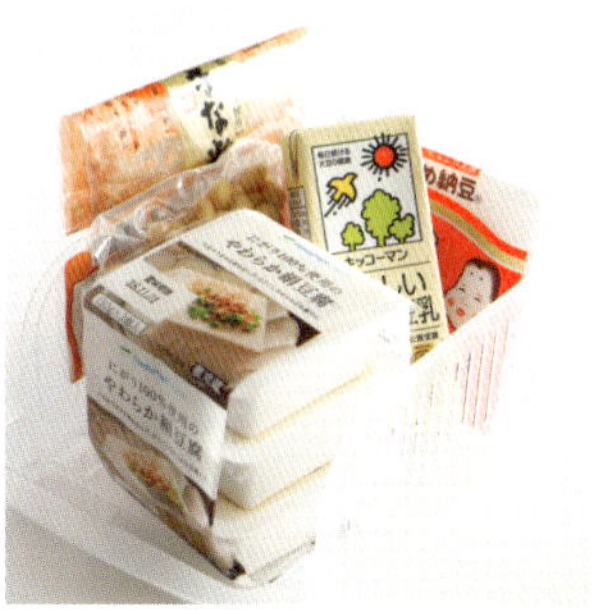

冷蔵庫内の大豆製品は、ひとまとめにしておくと、過不足を確認しやすい。

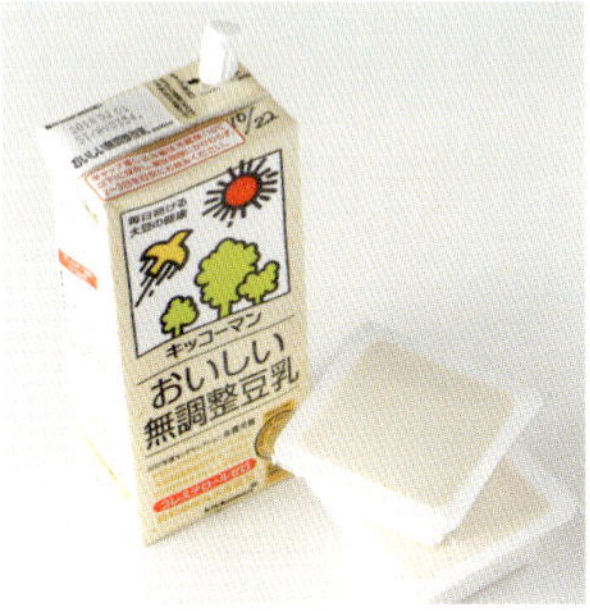

買物しづらいなら、購入時に日もちのチェックを。製造方法の違いで数日長めにもつとうふも。豆乳は賞味期限が長め。

大豆製品のコツ 3

製品ごとの特徴をいかして利用します。

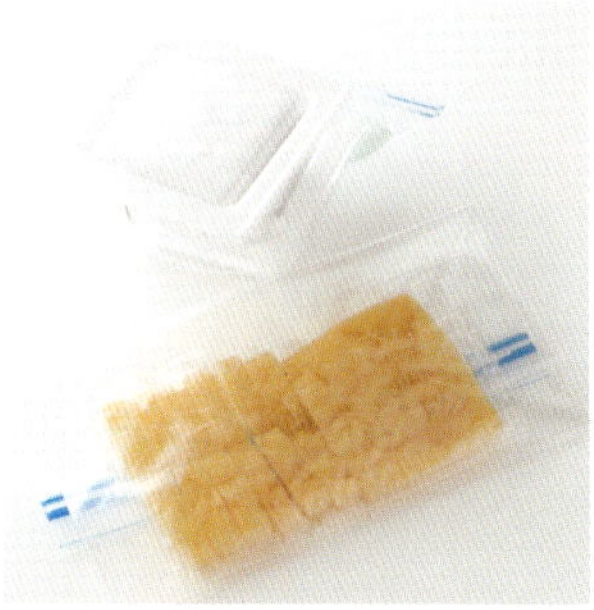

油揚げ、納豆は冷凍が便利。切った油揚げは、小分けするか、だんごにならないように並べて冷凍。

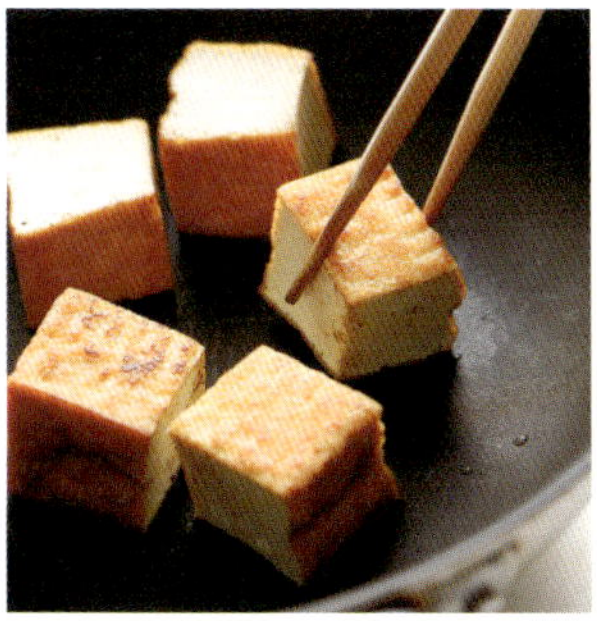

厚揚げは水きり不要で使えるとうふ（p.40）とも考えられる。おかず作りに重宝。

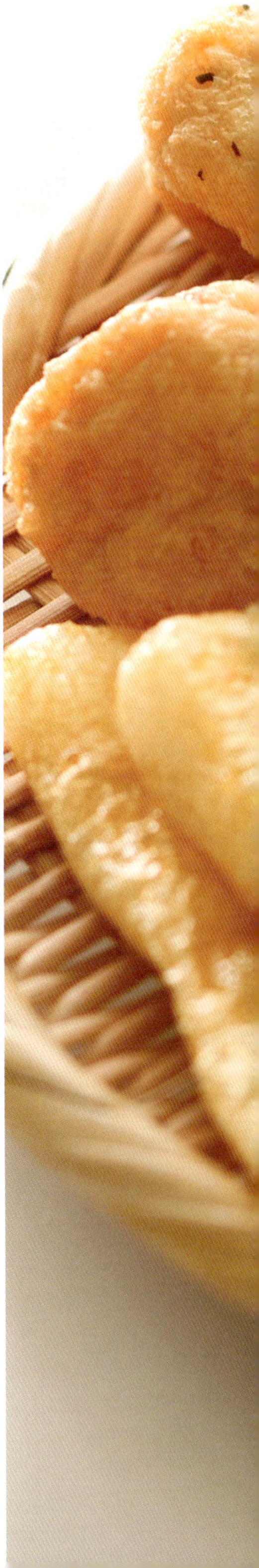

大豆製品

3. がんもとかぼちゃの煮もの

1食分223kcal　た10.8g　塩分1.1g

材料〔2食分〕

がんもどき…小4個*
かぼちゃ…150g
A
　だし…200mℓ
　砂糖…大さじ1
　みりん…大さじ1
　しょうゆ…小さじ2

＊直径約3cm大のもの。商品によって重量は異なる。

作り方〔20分〕

①かぼちゃは3cm大に切る。がんもは、熱湯をかけて油抜きする。
②鍋に**A**と①を入れ、火にかける。煮立ったら弱火にし、ふたをして約15分煮る。煮汁が少なくなったら火を止める（約2日冷蔵保存可）。

4. 煎り大豆のうま漬け

全量で255kcal　た18.1g　塩分1.3g

材料〔作りやすい分量〕

煎り大豆…50g
たまねぎ…1/4個（50g）
A
　酢…50mℓ
　砂糖…大さじ1
　しょうゆ…大さじ1

作り方〔5分（つけおく時間は除く）〕

①たまねぎは1cm角に切る。
②ポリ袋などに、**A**、大豆、たまねぎを合わせる。空気を抜いて口をしばり、30分以上おく（写真下。約5日冷蔵保存可）。

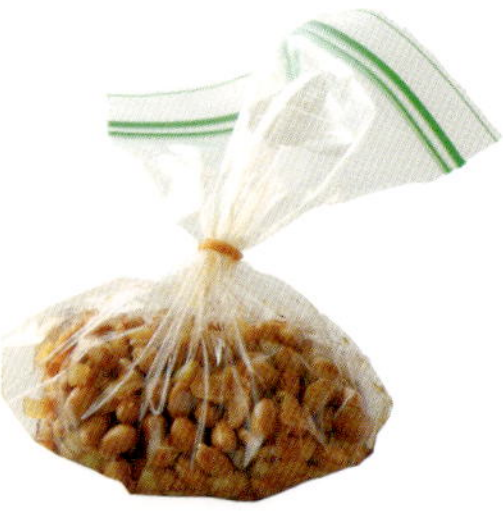

1. いきなり炒りどうふ

1食分100kcal　た7.1g　塩分1.0g

材料〔1食分〕

とうふ（もめん）…100g
にんじん…10g
砂糖・しょうゆ…各小さじ1
サラダ油…小さじ1/4

作り方〔5分〕

①にんじんはみじん切りにする。
②鍋に油を温めて、にんじんを中火で軽く炒め、とうふを加えてくずしながら炒める。調味料を加え、汁気がほぼとんだら火を止める（しだいに水気が出てくる）。

2. 厚揚げのきのこあん

1食分181kcal　た12.4g　塩分0.9g

材料〔2食分〕

厚揚げ…1個（200g）
しめじ*…1/3パック（30g）
えのきだけ*…1/2袋（50g）
ねぎ…10cm
A
　だし…100mℓ
　砂糖…大さじ1/2
　しょうゆ…小さじ2
　かたくり粉…大さじ1/2

＊きのこは生のまま冷凍しておくと便利（p.47）。

作り方〔15分〕

①しめじは小房に分け、えのきだけは長さを半分に切ってほぐす。ねぎは斜め薄切りにする。
②厚揚げは6等分に切る。**A**は合わせる。
③フライパンに厚揚げを並べて中火にかけ、両面に焼き色をつける。器に盛る。
④続いてフライパンに①を入れ、中火で炒める（油不要）。**A**を混ぜてから加え、とろみがついたら火を止める。厚揚げにかける。

大豆製品のかんたんおかず　食卓が豊かになる名脇役

1

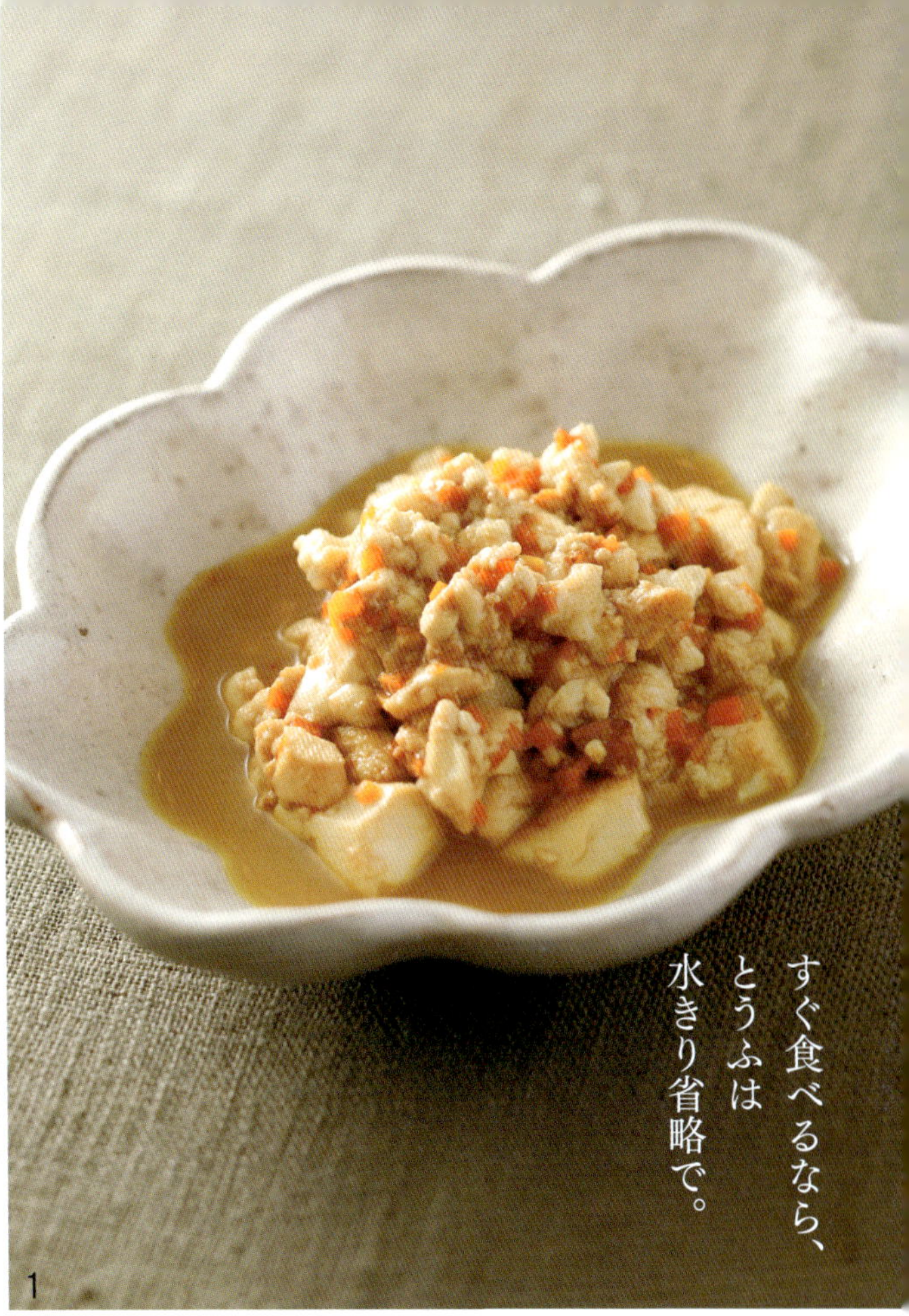

すぐ食べるなら、
とうふは
水きり省略で。

2

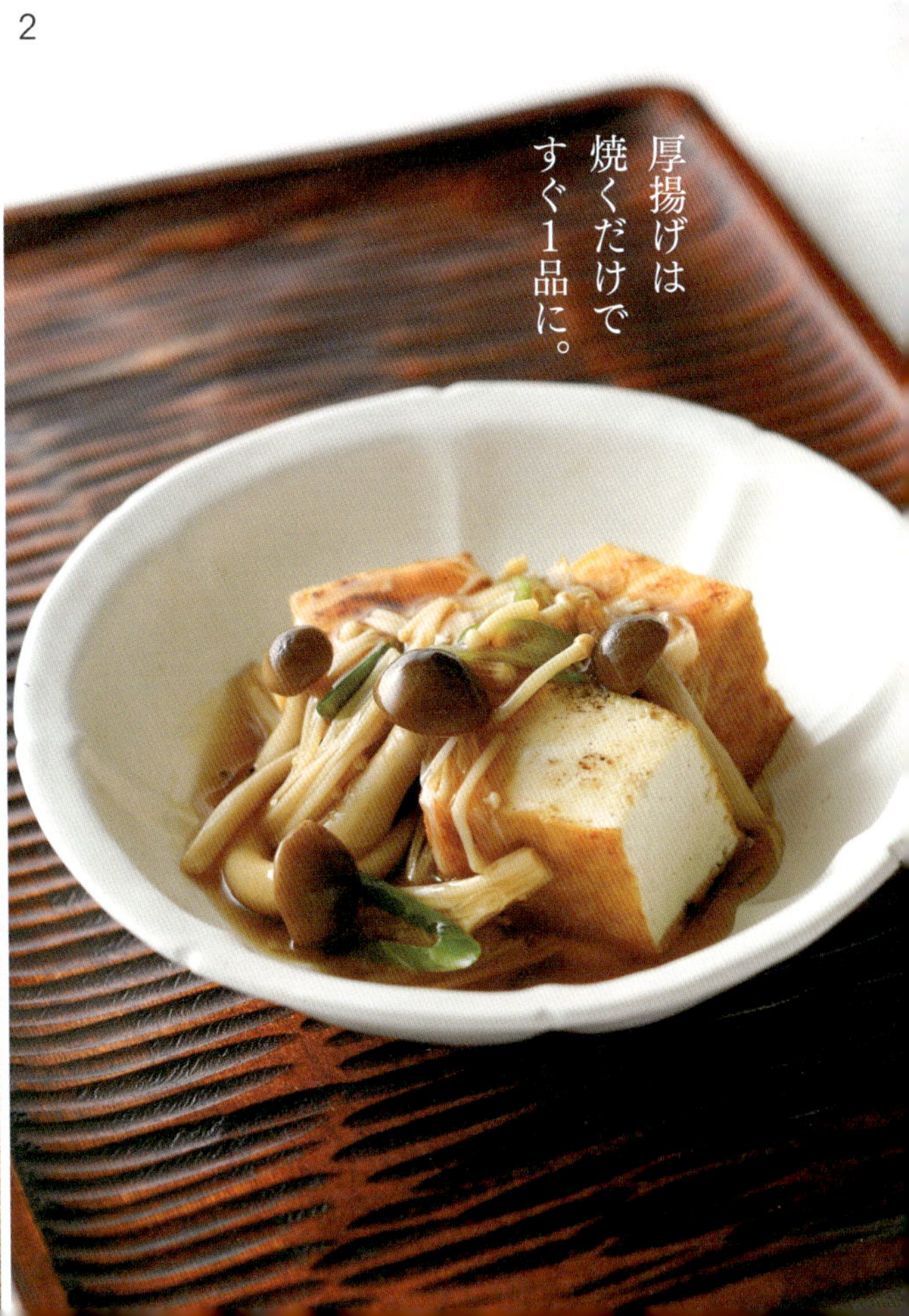

厚揚げは
焼くだけで
すぐ1品に。

3

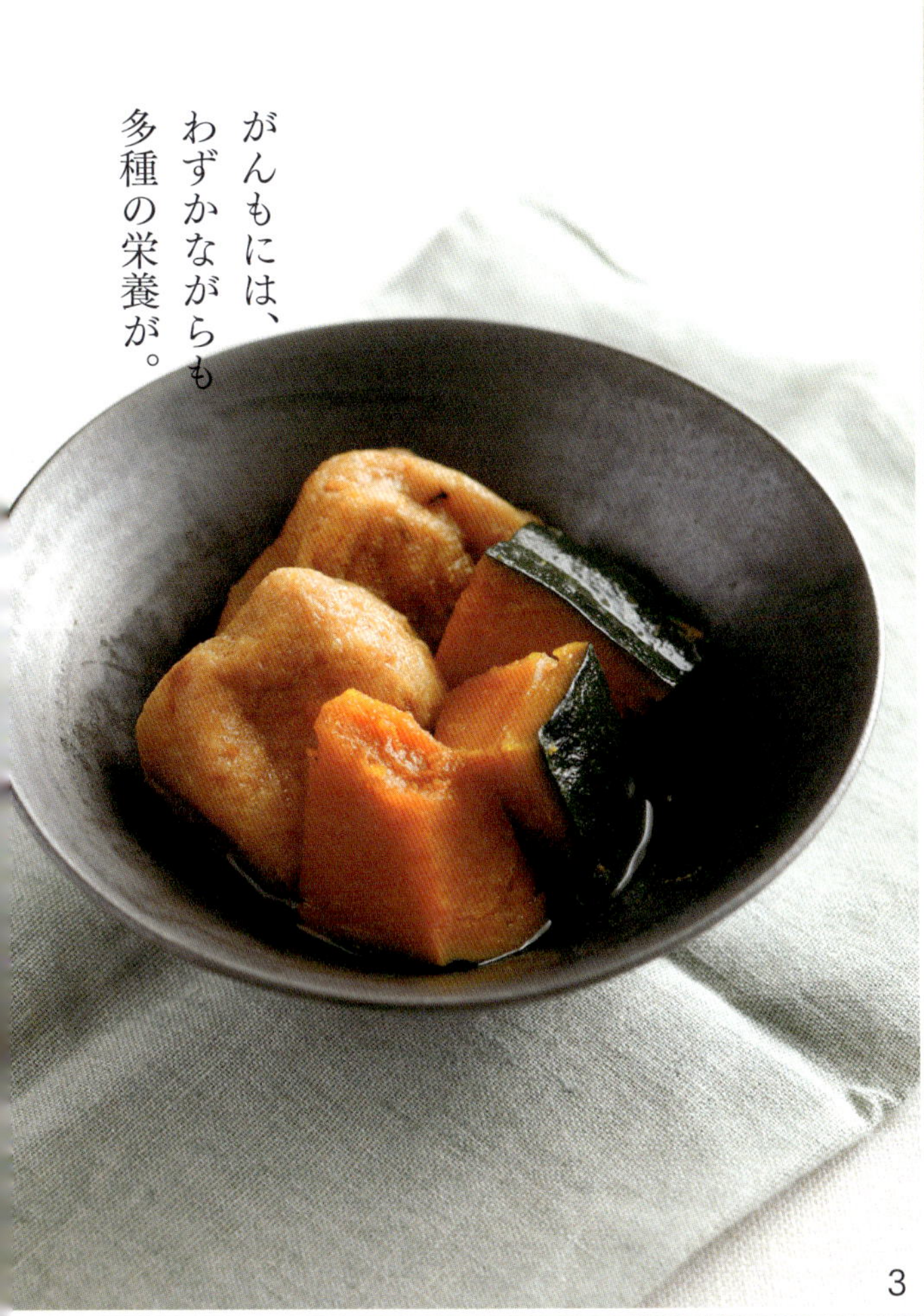

がんもには、
わずかながらも
多種の栄養が。

4

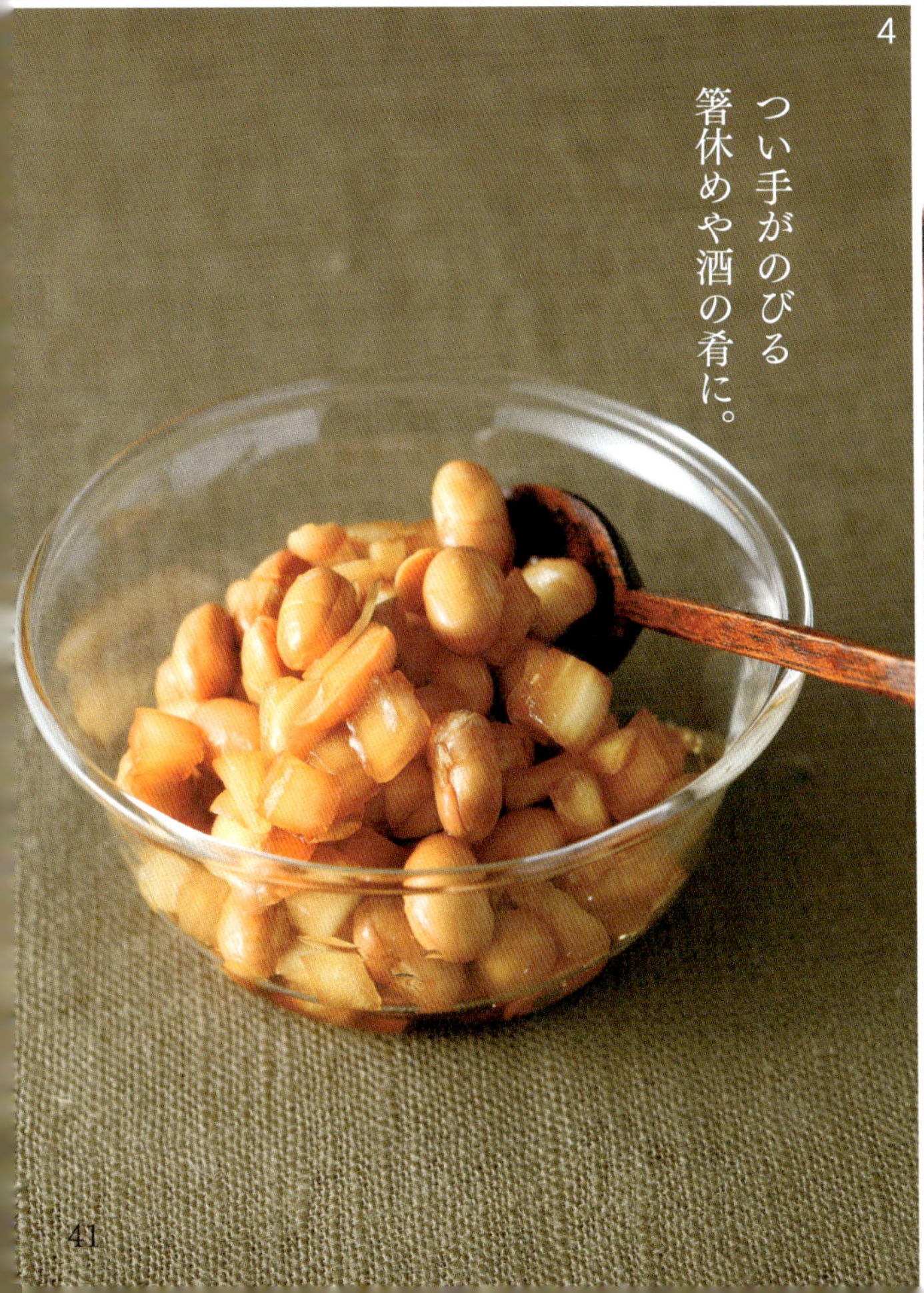

つい手がのびる
箸休めや酒の肴に。

海藻

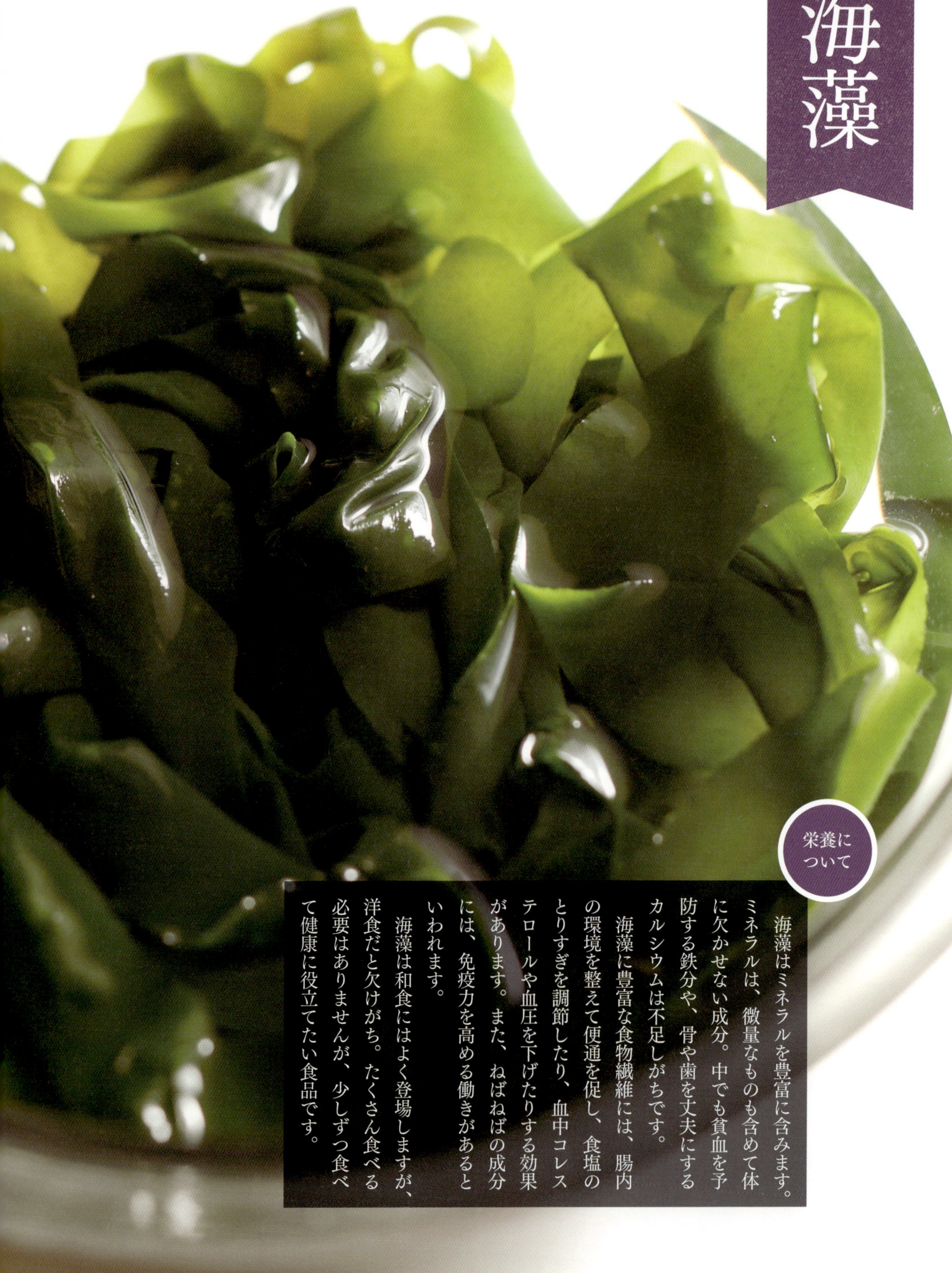

栄養について

海藻はミネラルを豊富に含みます。ミネラルは、微量なものも含めて体に欠かせない成分。中でも貧血を予防する鉄分や、骨や歯を丈夫にするカルシウムは不足しがちです。

海藻に豊富な食物繊維には、腸内の環境を整えて便通を促し、食塩のとりすぎを調節したり、血中コレステロールや血圧を下げたりする効果があります。また、ねばねばの成分には、免疫力を高める働きがあるといわれます。

海藻は和食にはよく登場しますが、洋食だと欠けがち。たくさん食べる必要はありませんが、少しずつ食べて健康に役立てたい食品です。

海藻のコツ 1

少量ずつ
コンスタントに
とります。

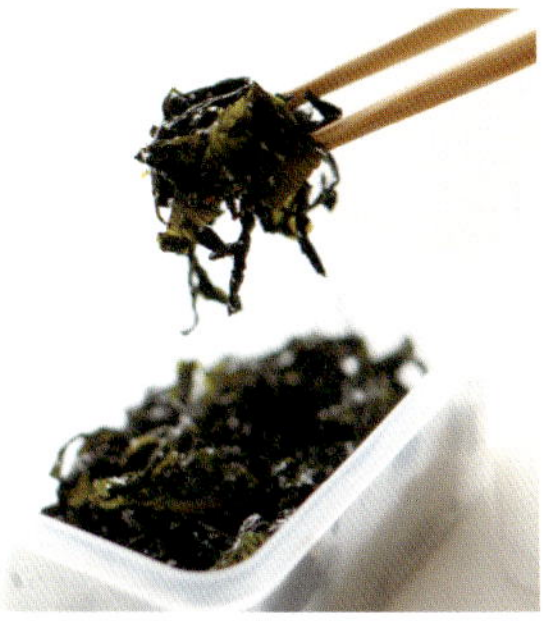

塩蔵わかめは、塩がついたまま切っておくと、少量ずつ使うときに、ひと手間ラク。洗うときはざるに入れて。

←

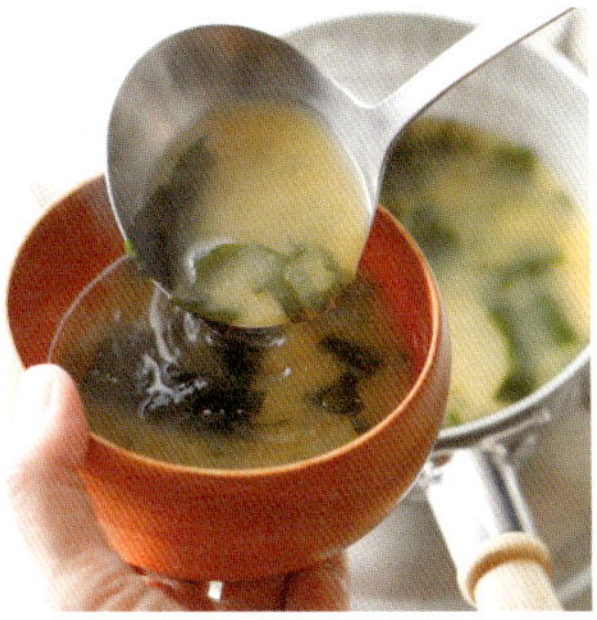

毎日の汁ものや酢のものにすぐ使える。

海藻のコツ 2

常備できる
海藻品を
上手に使います。

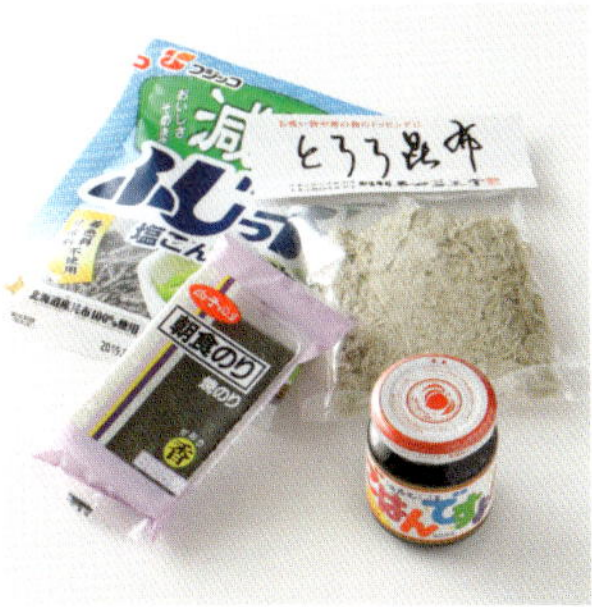

ごはんのお供になる海藻製品は、開封前なら日もちするので常備向き。塩分のとりすぎに気をつけながら利用する。

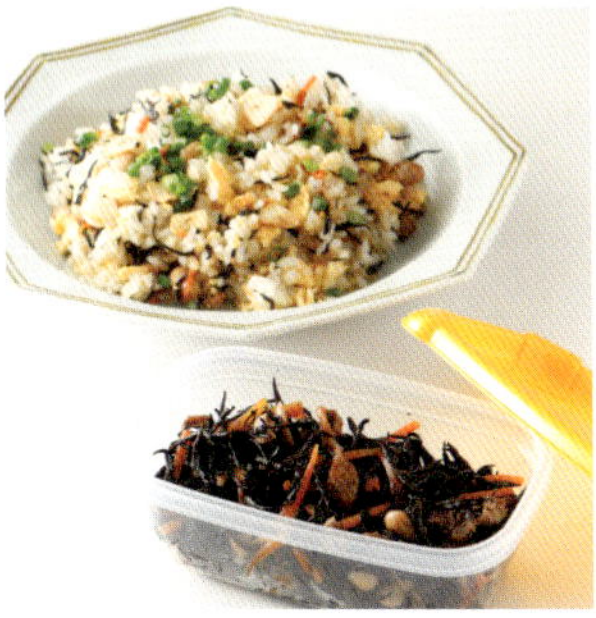

「ひじきの煮もの」を作りおいても（冷凍も可）。昼のチャーハンに加えるなど、ちょこちょこと食べられる。

海藻のコツ 3

味つけの市販品には
ほかの食材を
プラスします。

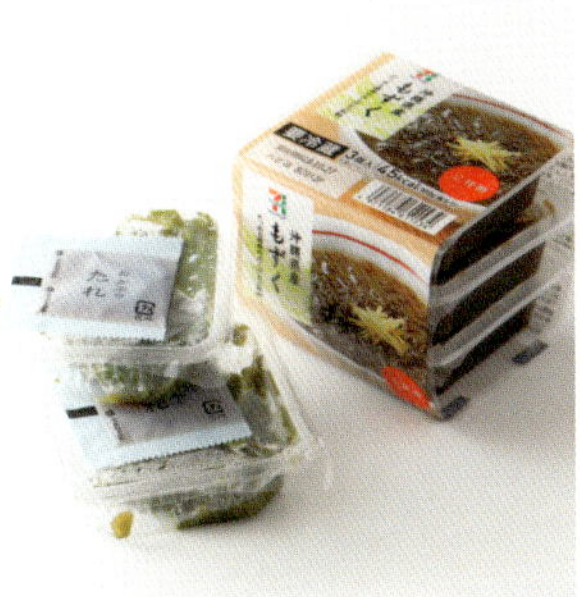

市販の味つけもずくやめかぶは、そのまま食べられて手軽。

←

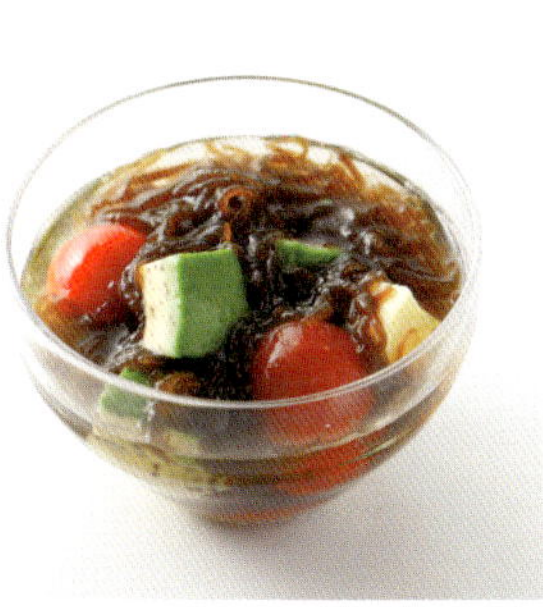

野菜をたす、とうふにかける、汁ものに加える（p.68）などもできる。味がやわらいで食品数も増える。

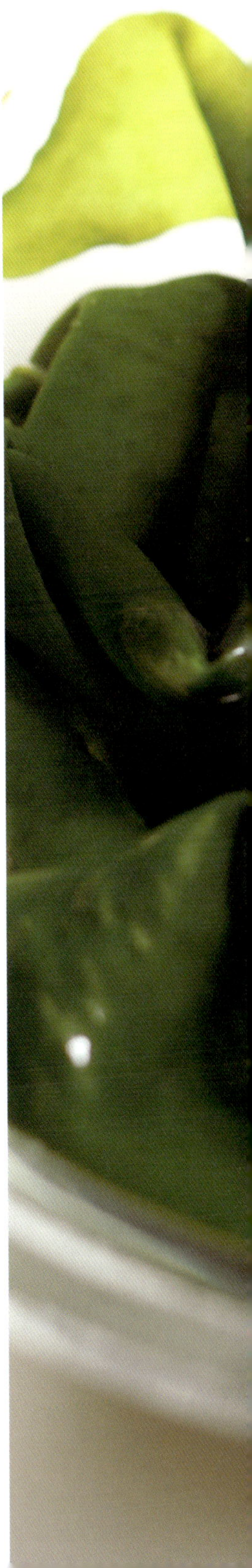

待ち受け

シンプルな味つけだから応用がきく。

しょうゆひじき

材料〔作りやすい分量〕

芽ひじき（乾燥）*…10g
サラダ油…大さじ½

A	砂糖…小さじ1 しょうゆ…小さじ2 酒…大さじ2

（好みで）カリカリ梅…4個

＊もどすと約85g。

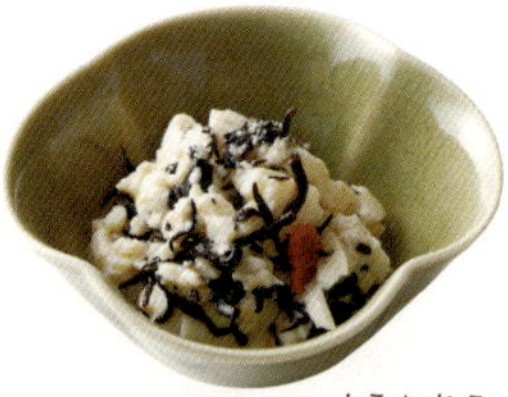

とうふあえ
（p.84）

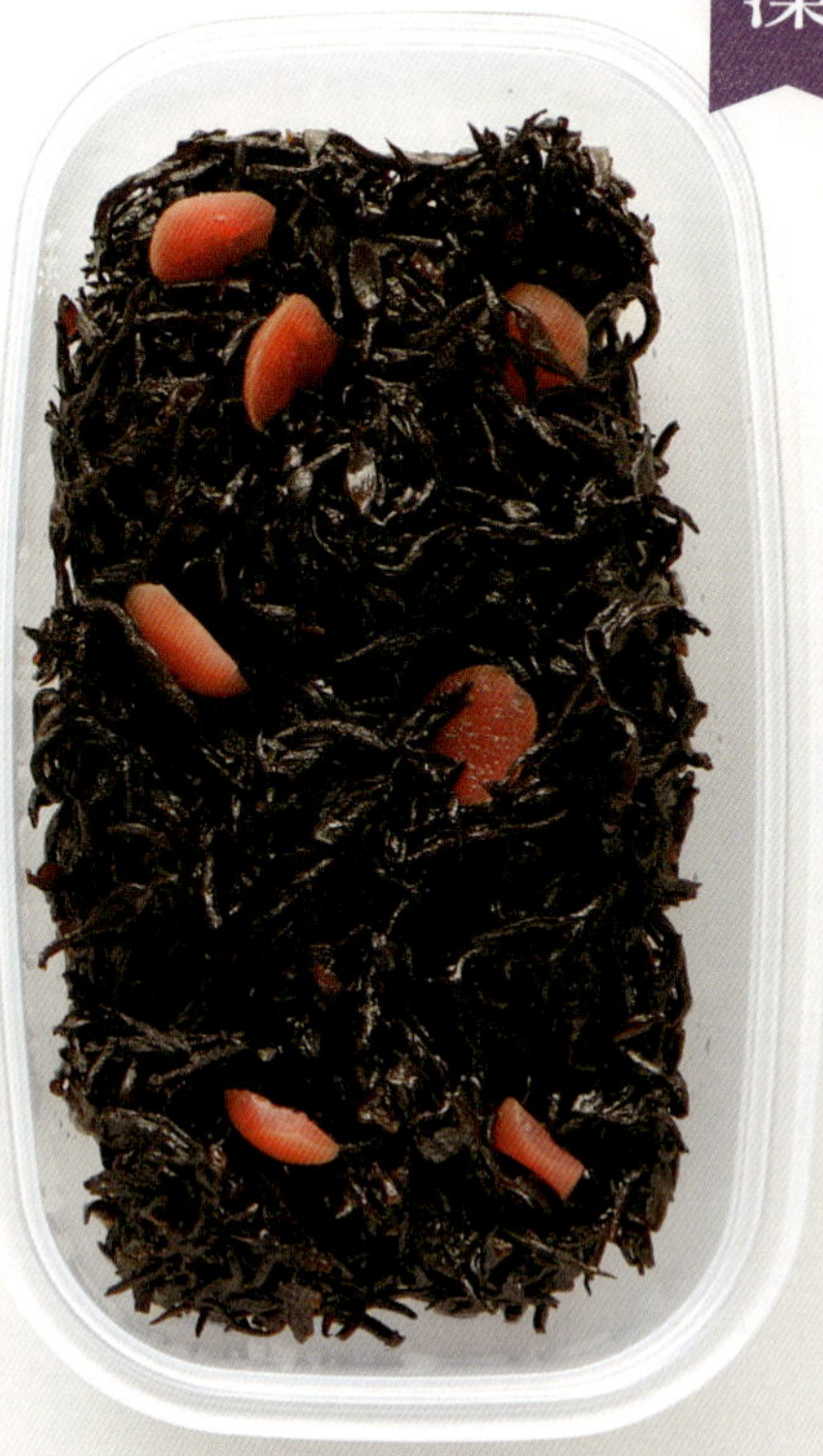

作り方

①ひじきは洗い、水に10分ほどつけてもどす。水気をきる。
②フライパンに油を温め、ひじきを中火で炒める。油がまわったら**A**を加える。5〜6分混ぜながら炒め、汁気がなくなったら火を止める。
③梅は、果肉を7〜8㎜角に切り、混ぜる。

食べ方ヒント：おにぎり／卵焼き

10分（もどす時間は除く）　全量で133kcal　た1.8g　塩分2.9g

保存めやす：冷蔵約4日　冷凍約2週間

食べ方ヒント：パスタ／サラダ／炒めごはん

10分　全量で51kcal　た1.3g　塩分1.0g

保存めやす：冷蔵約3日

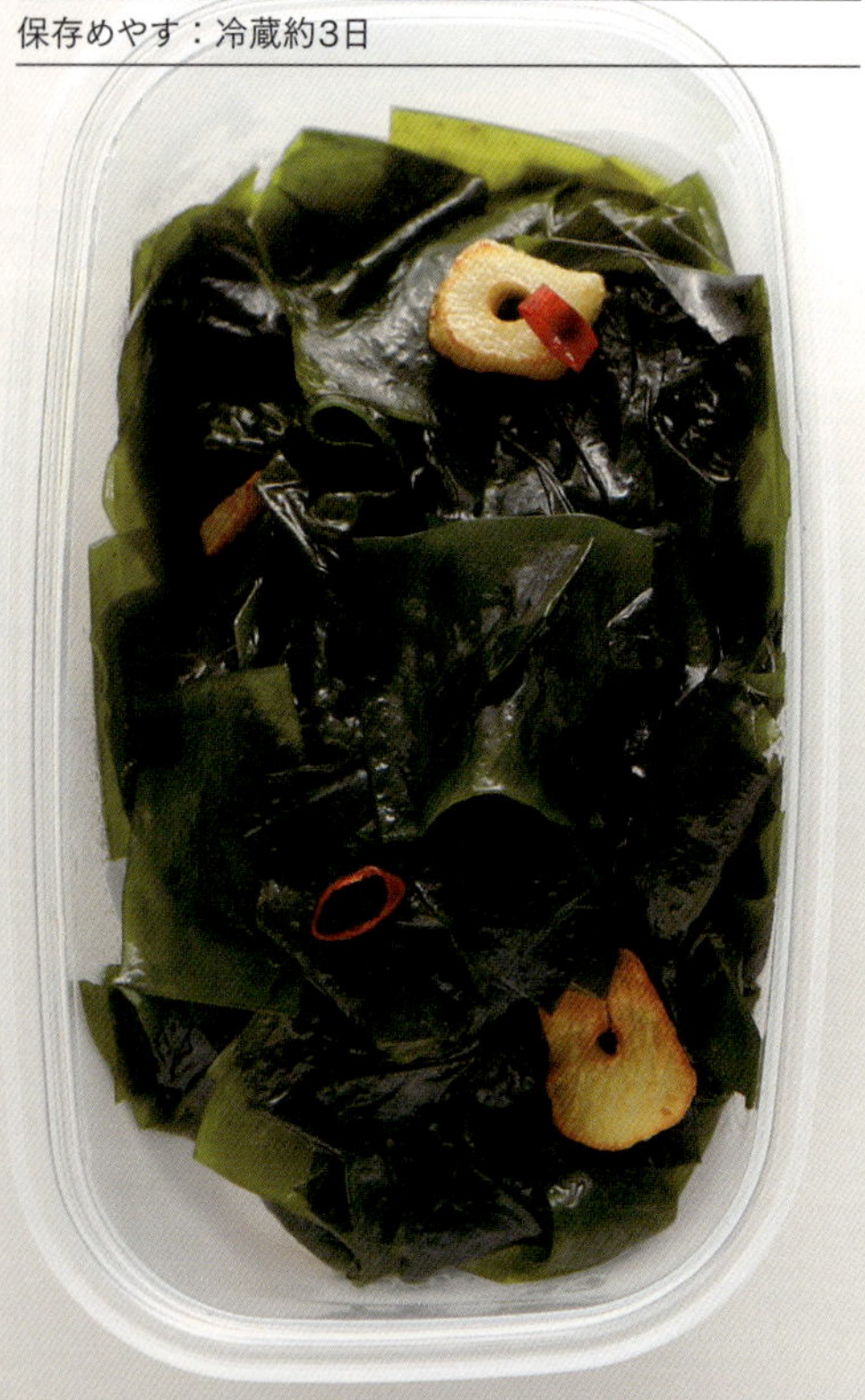

待ち受け

洋風のおかずにも使える。

わかめのペペロン

材料〔作りやすい分量〕

塩蔵わかめ…30g
にんにく…小1片（5g）
赤とうがらし…¼本
オリーブ油…小さじ1

A	酒…小さじ1 しょうゆ…小さじ½

作り方

①わかめは洗い、水に5分ほどつけてもどす。食べやすい大きさに切る。
②にんにくは薄切り、赤とうがらしは小口切りにする。
③フライパンにオリーブ油と②を入れ、弱火にかける。香りが出たら、わかめを加えて中火で炒める（油がはねるので注意）。油がまわったら、**A**を加えてひと混ぜする。

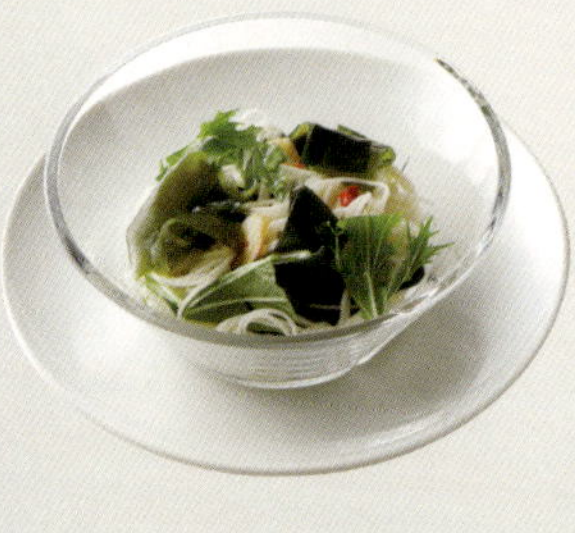

そうめんあえ

コンビニ食品・スーパーの惣菜を使って ②

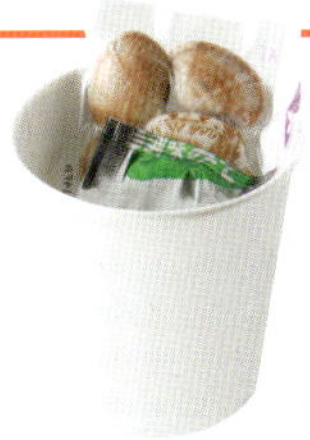

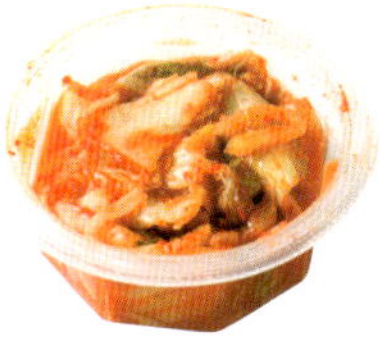

真空パックのあさりでちょうど1食。

キムチとカップみそ汁でチゲ鍋

1食分 364kcal
た 23.8 g
塩分 4.5 g

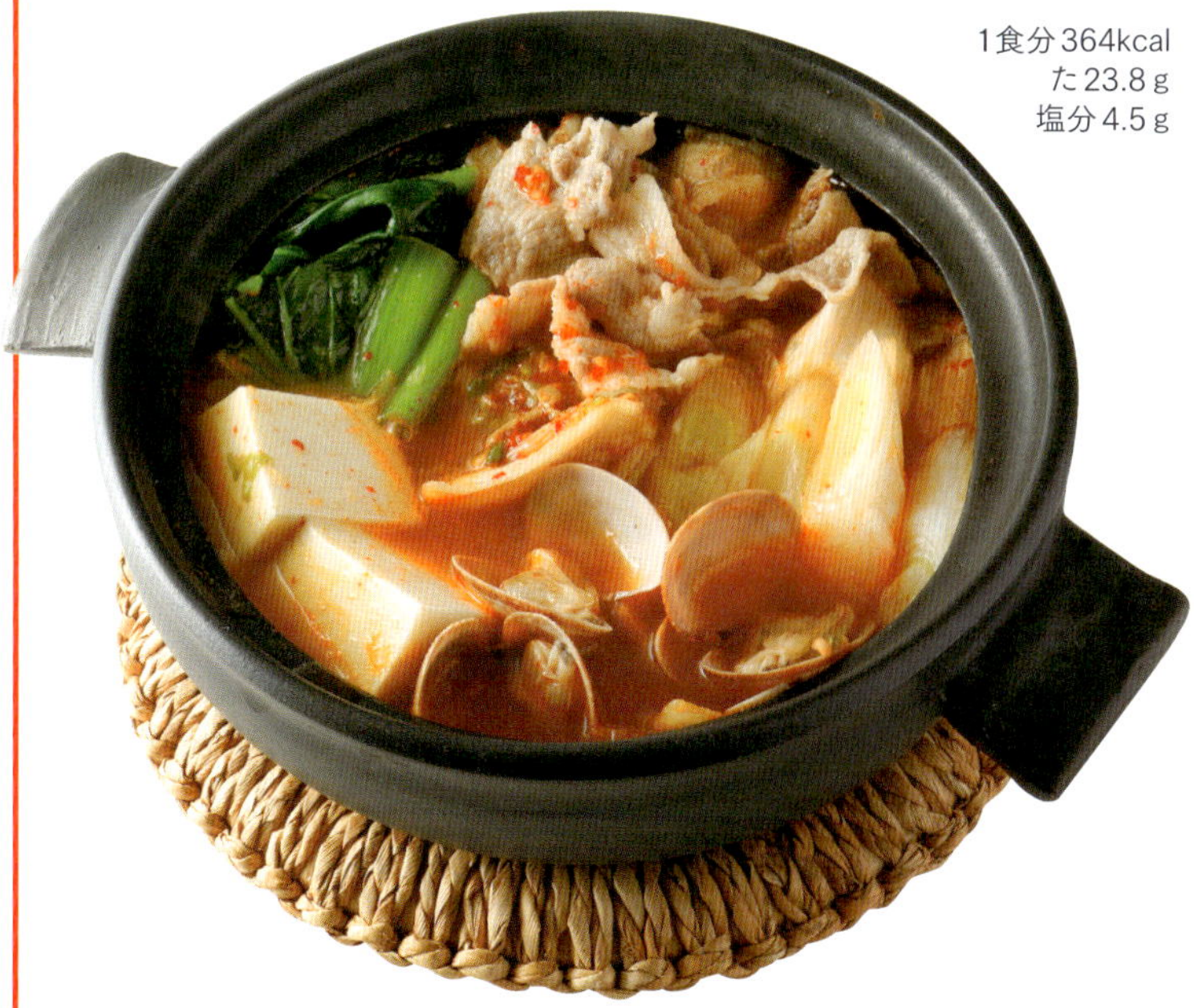

材料〔1食分〕

白菜キムチ…1パック（80g）
あさりの即席カップみそ汁…1食分
ねぎ…$\frac{1}{2}$本（50g）
小松菜…50g
とうふ（絹）…小$\frac{1}{2}$丁（75g）
豚こま切れ肉…80g
湯…200㎖
しょうゆ…少々

作り方〔10分〕

①ねぎは1㎝幅の斜め切りに、小松菜は4㎝長さに切る。とうふは2つに切り、大きな肉はひと口大に切る。
②鍋に分量の湯を沸かす。肉をほぐし入れ、色が変わったら、ねぎと小松菜、キムチ、あさりのみそ汁（貝と調味みそ）を加えて煮る。
③味をみてしょうゆを加え、とうふを加えてひと煮する。

組み合わせの知恵で豪華に多彩に。

マカロニサラダと枝豆とゆで卵でボリュームサラダ

1食分 299kcal　た 12.9 g　塩分 1.7 g

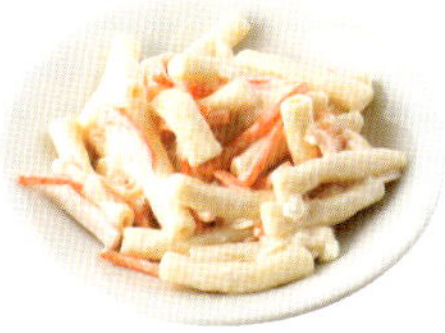

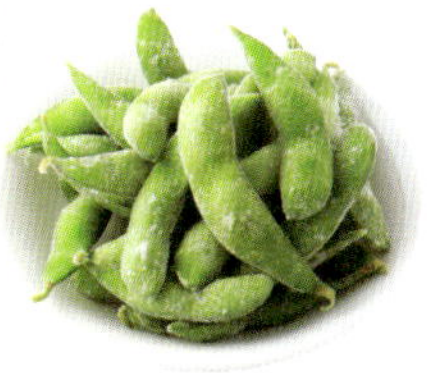

材料〔1食分〕

マカロニサラダ…1パック（100g）
レタス…30g
冷凍枝豆…40g
ゆで卵…1個
A｜レモン汁…小さじ1
　｜塩…少々

作り方〔5分〕

①レタスはひと口大にちぎる。枝豆は解凍し、さやから豆をとり出す。ゆで卵は粗く切る。
②ボールに、マカロニサラダ、レタス、枝豆を合わせてあえ、味をみてAをふる。
③器に盛り、ゆで卵をのせる。

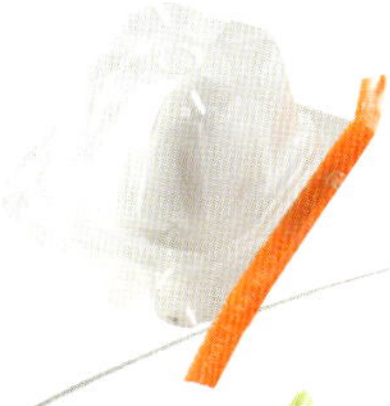

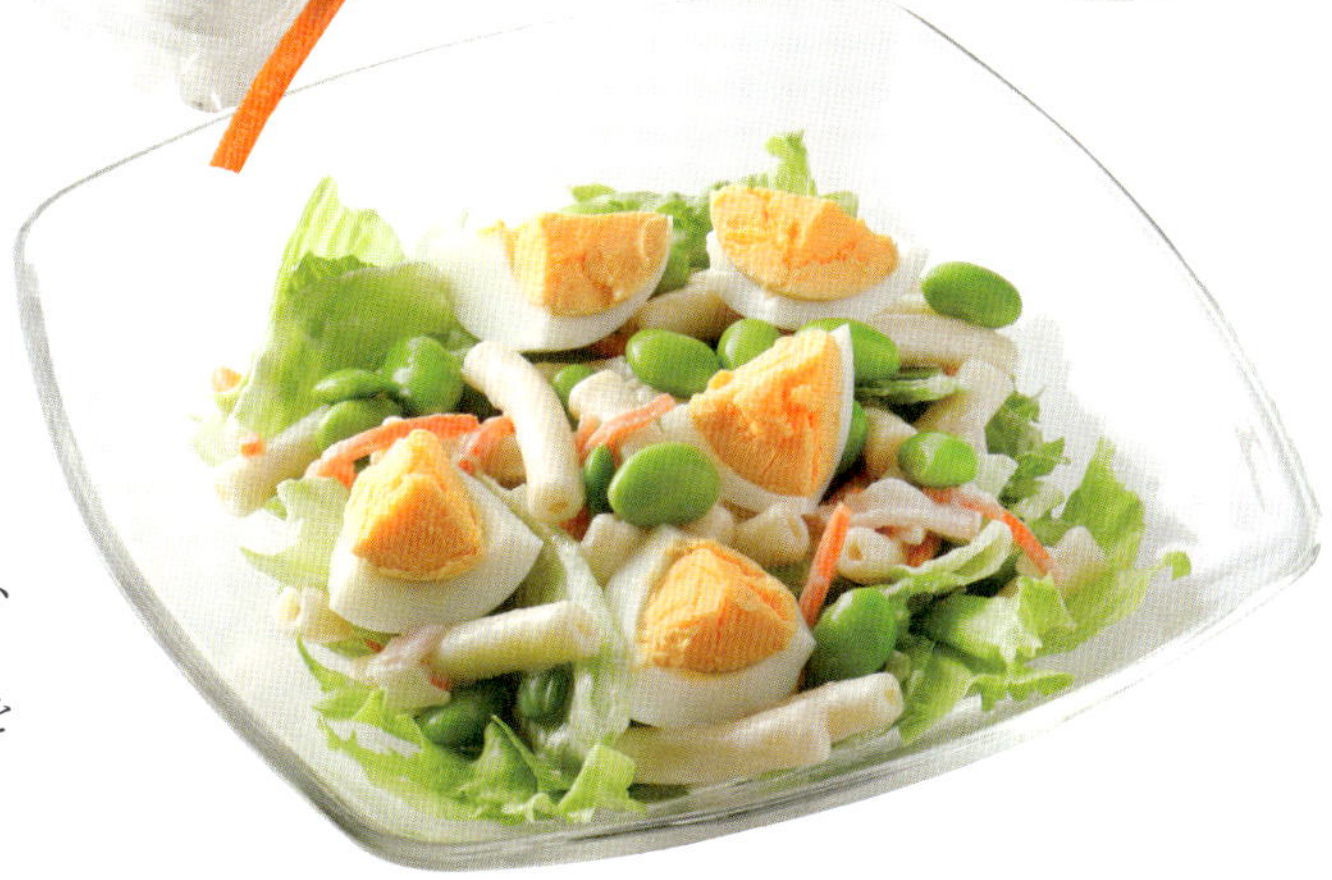

野菜

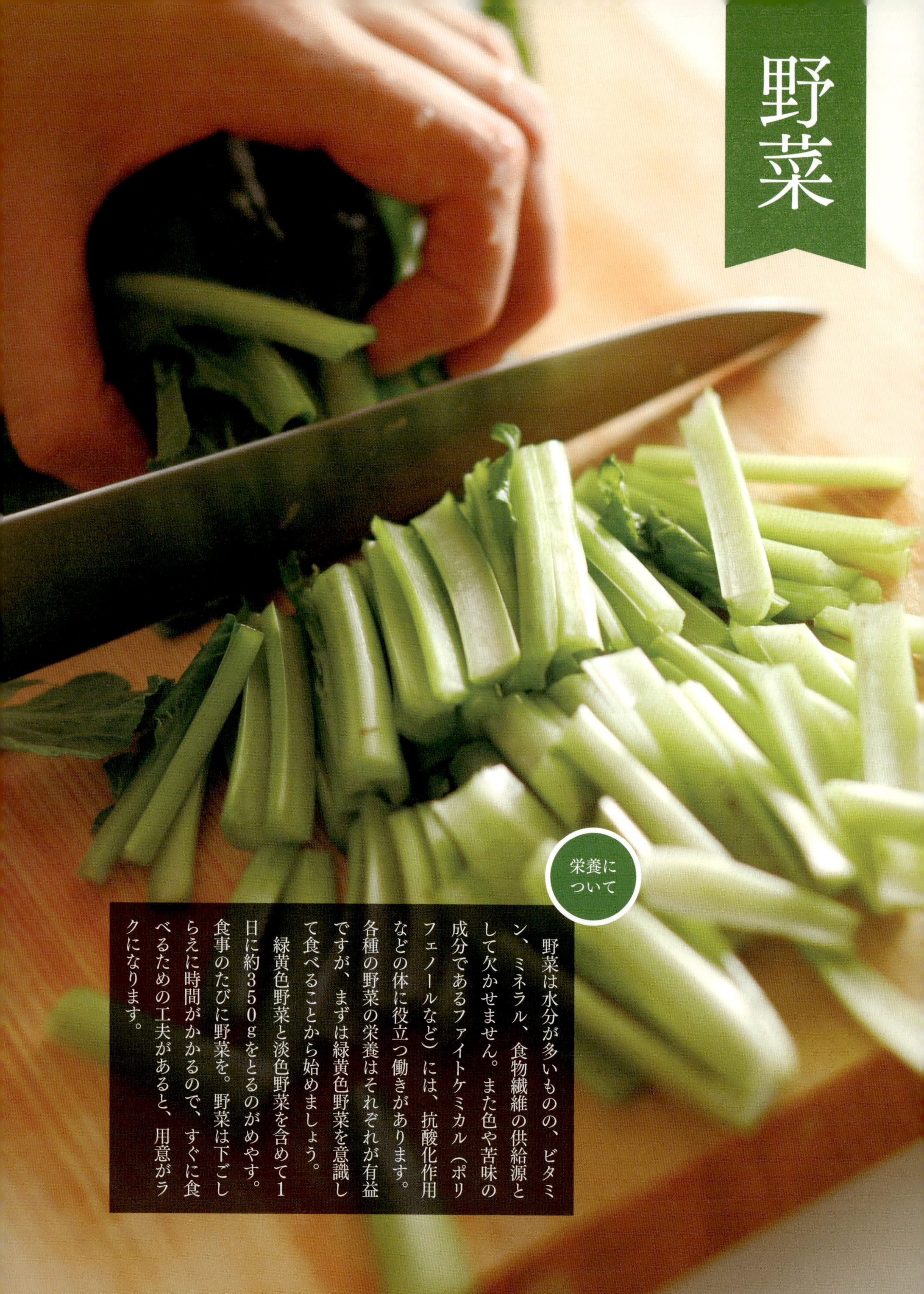

栄養について

野菜は水分が多いものの、ビタミン、ミネラル、食物繊維の供給源として欠かせません。また色や苦味の成分であるファイトケミカル（ポリフェノールなど）には、抗酸化作用などの体に役立つ働きがあります。各種の野菜の栄養はそれぞれが有益ですが、まずは緑黄色野菜を意識して食べることから始めましょう。

緑黄色野菜と淡色野菜を含めて１日に約３５０ｇをとるのがめやす。食事のたびに野菜を。野菜は下ごしらえに時間がかかるので、すぐに食べるための工夫があると、用意がラクになります。

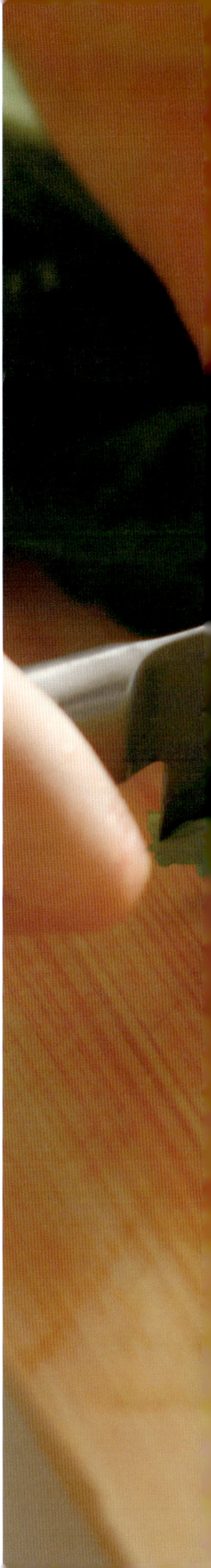

野菜のコツ 1

野菜は カラフルに そろえます。

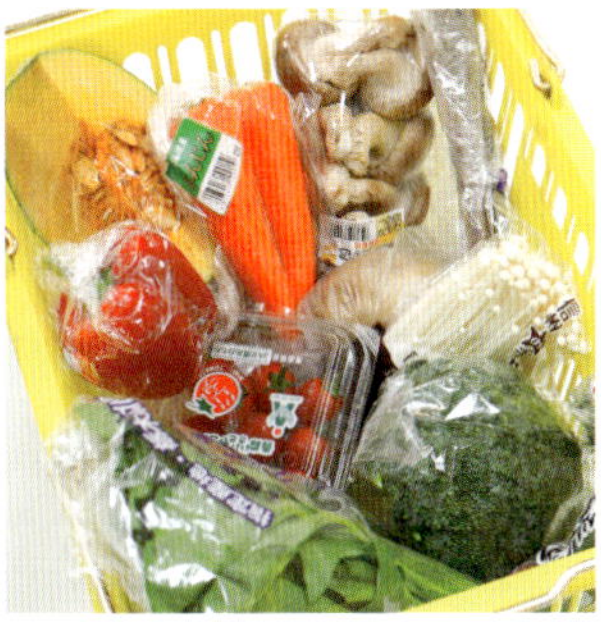

緑黄色野菜を中心に各種の野菜をとりたい。買物のとき、緑・黄赤・白茶と、かごの中を分けてみる。

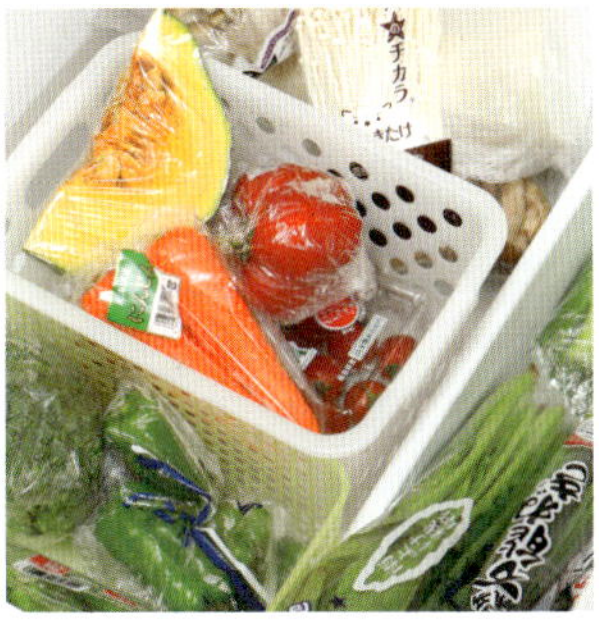

冷蔵庫の野菜室内の保管も、緑・黄赤・白茶と、色分けしてみる。各色使えば、まんべんなく食べられる。

野菜のコツ 2

ゆで野菜や カット野菜で 調理を待ち受けます。

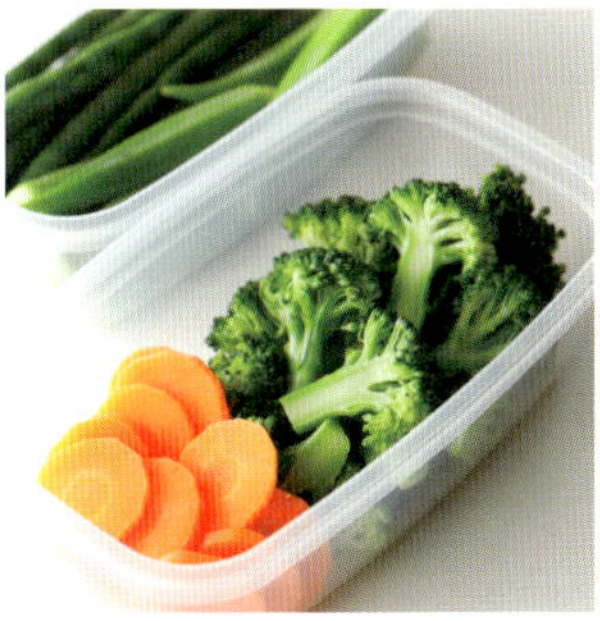

冷蔵庫にゆで野菜をストックすれば、調理をすぐに始められる。ゆで野菜は【待ち受け食材】(p.48・49)。

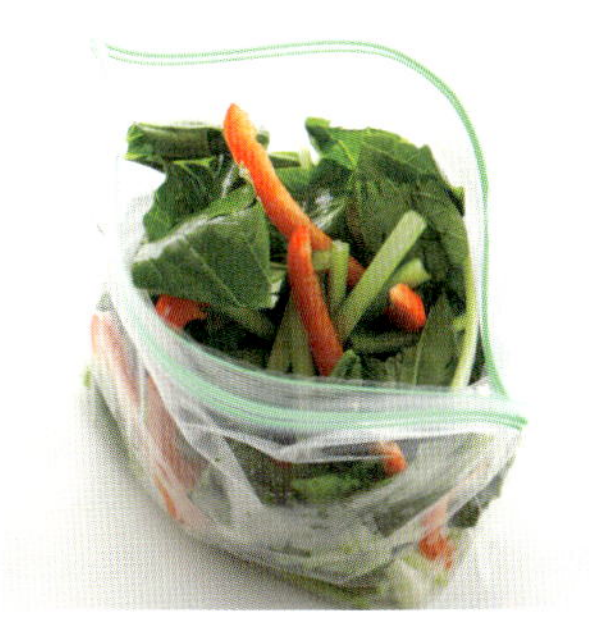

いつも食べたい野菜は、まとめてカットしておくと便利(p.49)。みそ汁、炒めものなどに“直行”で使える。

野菜のコツ 3

冷凍で ムダなく&便利に 使います。

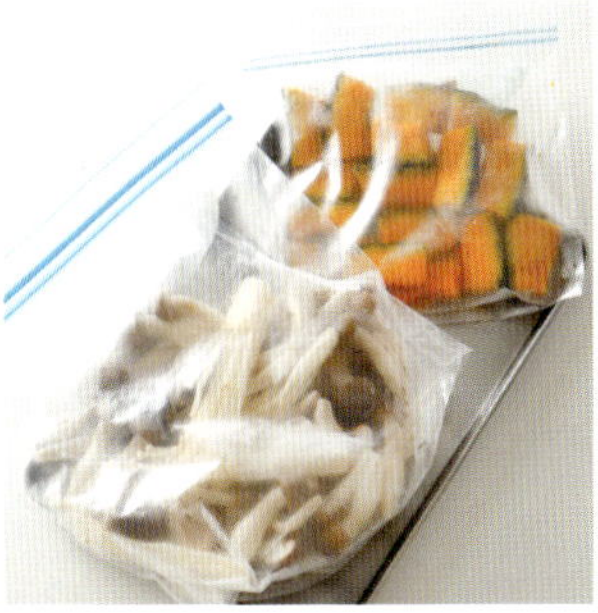

いたみやすい野菜は冷凍に。きのこは生でOK。かぼちゃは食べやすく切り、生、または軽くレンジにかけて。

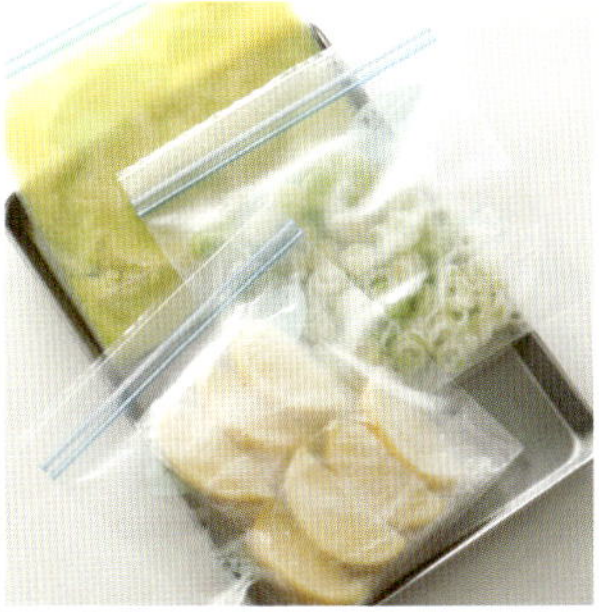

薬味類を冷凍しておくと便利。写真は、おろししょうが・小口切りねぎ(各薄く平らにして冷凍)、小分けレモン。

待ち受け

朝のおひたし、夜の汁の実と大活躍。

ゆでほうれんそう

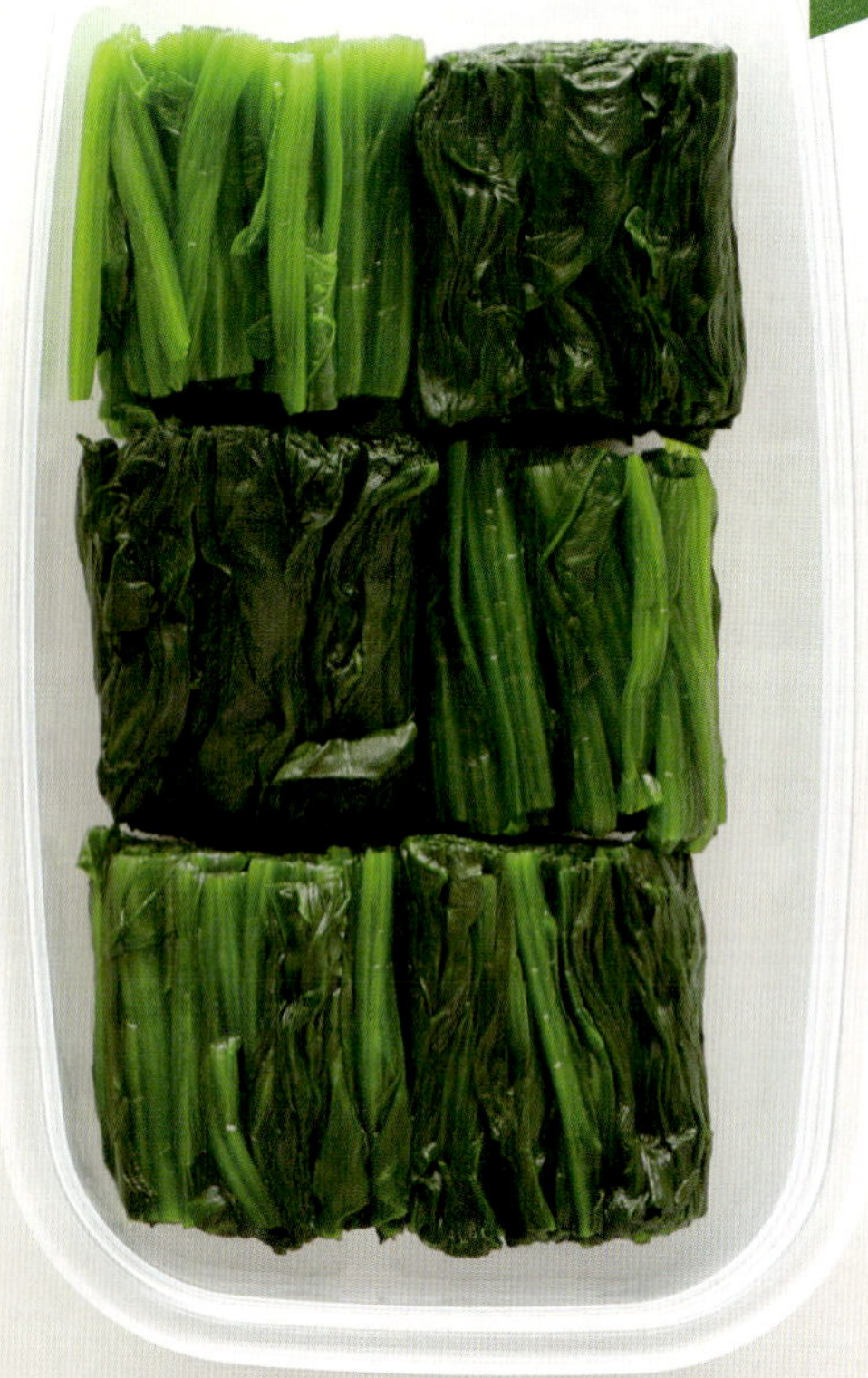

材料〔作りやすい分量〕

ほうれんそう…1束（200g）

作り方

①たっぷりの湯を沸かし、根元のほうから湯に入れ、上下を返す（ゆで時間約1分）。
②水にとる（ほうれんそうのアク、シュウ酸を逃がす）。
③水の中で根元をそろえ、水気をしぼる。切り分ける。

※小松菜、チンゲンサイも便利。アクは少ないので、ゆでたらざるに広げてさましても。
※冷凍の場合は、小分けしてラップで包み、保存袋に入れる。

食べ方ヒント：あえもの／汁の実（p.72）／炒めもの

10分　全量で36kcal　た4.0g　塩分0.0g

保存めやす：冷蔵1〜2日　冷凍約1か月

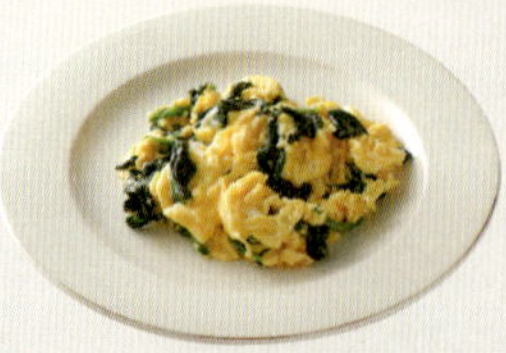

ほうれんそうと卵のバターソテー

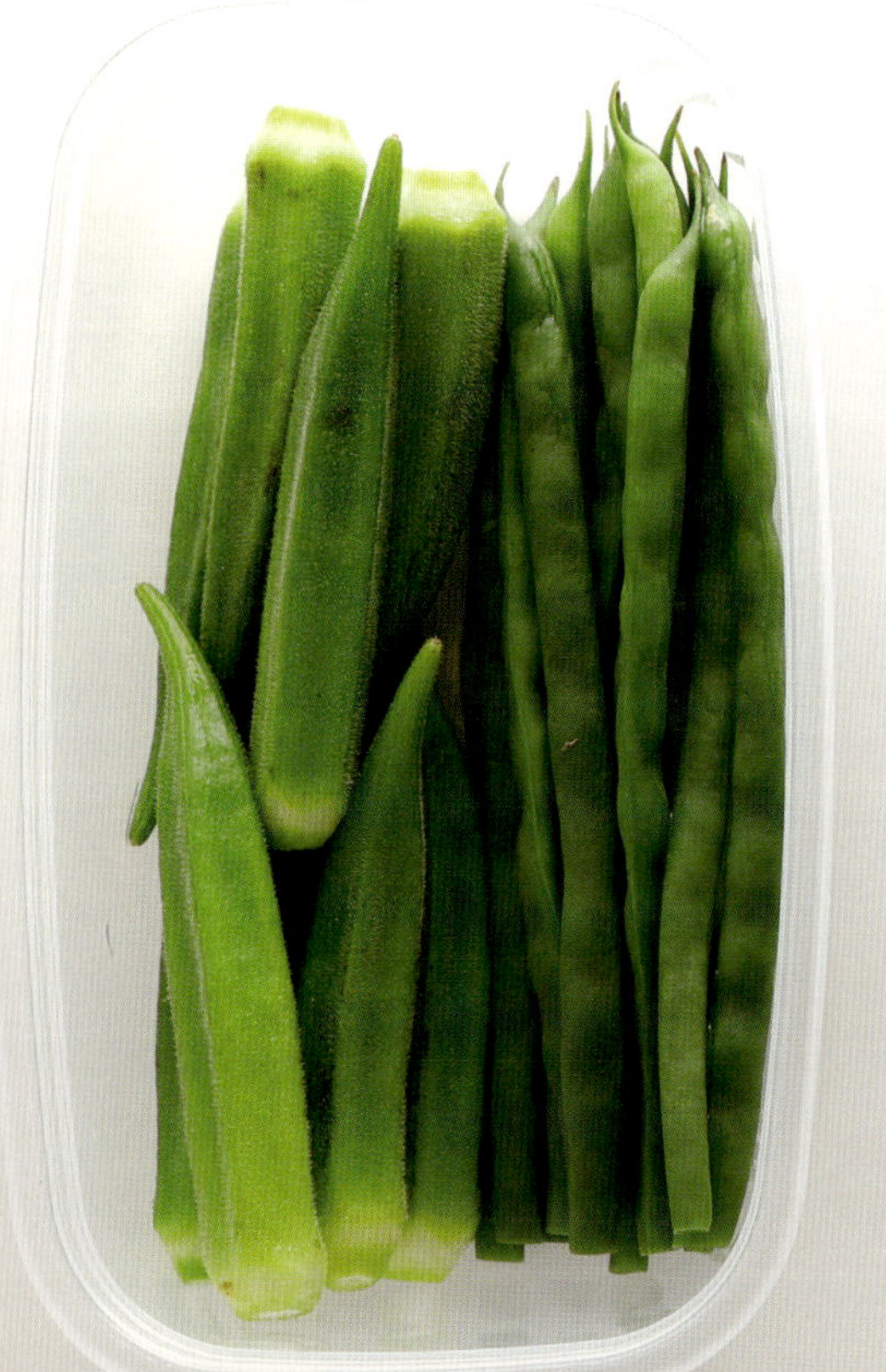

待ち受け

出盛り時期にたっぷり食べる。

ゆでいんげん&オクラ

材料〔作りやすい分量〕

さやいんげん…100g
オクラ…100g

作り方

○いんげんのゆで時間は2〜3分。ゆで加減をみるときは、ひとつとって爪をたててみる。
○生でも食べられるオクラは、鮮やかな色になったらとり出す（事前に塩でこすり、うぶ毛をとっても）。

食べ方ヒント：あえもの／煮もの／炒めもの

5分

いんげん全量で22kcal　た1.7g　塩分0.0g

オクラ全量で26kcal　た1.8g　塩分0.0g

保存めやす：冷蔵2〜3日　冷凍2〜3週間

オクラ納豆

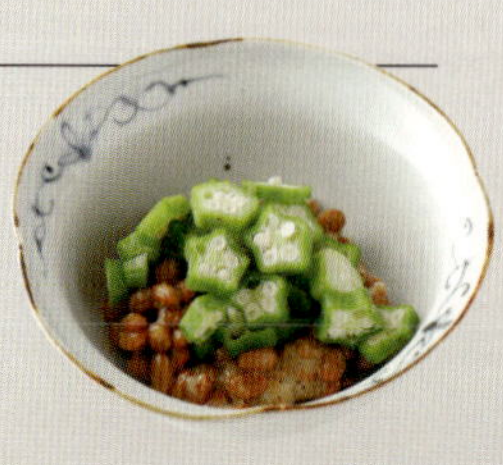

待ち受け

いつでも調理を待ち受け中。

ゆでブロッコリー＆にんじん

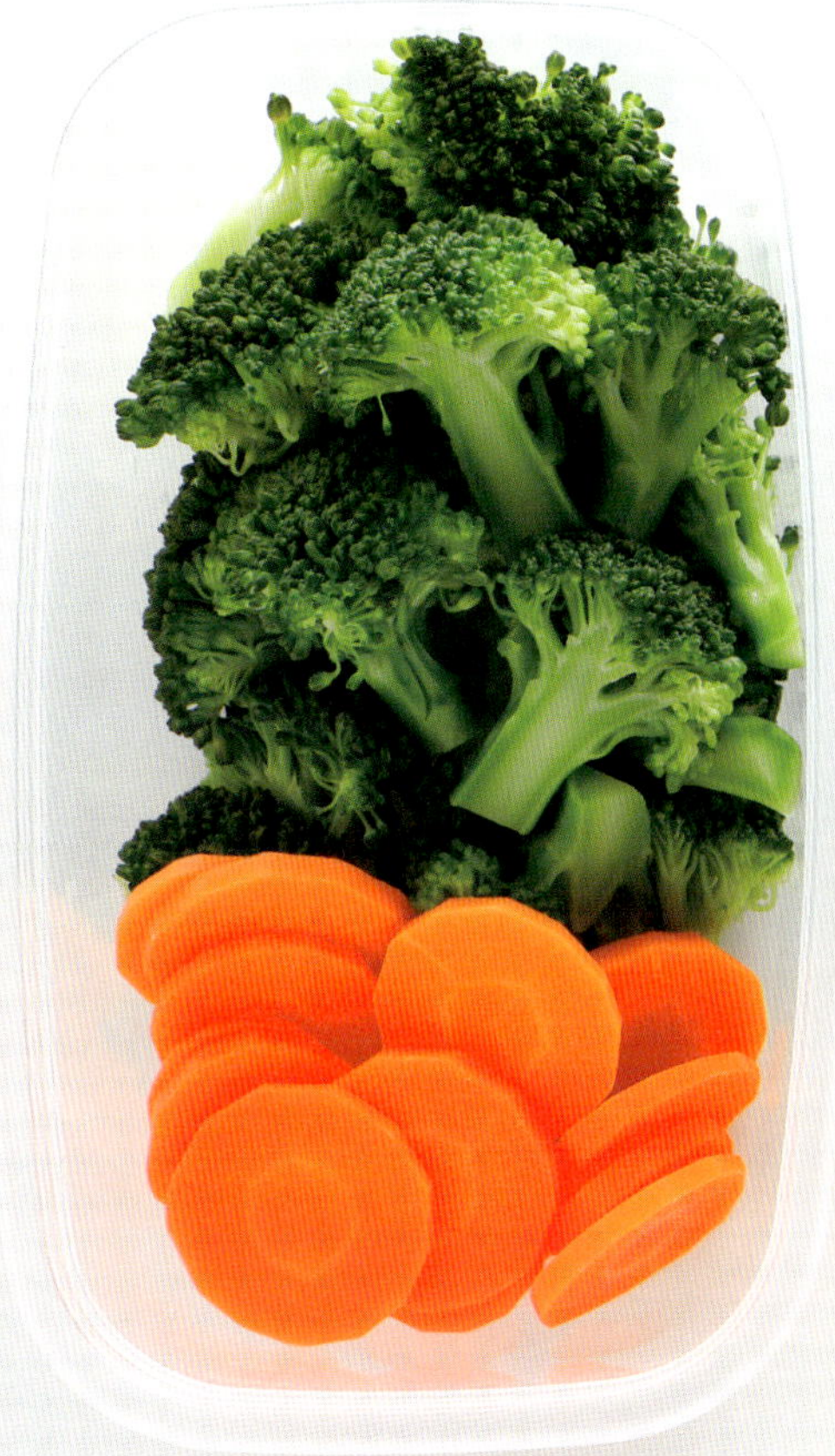

材料〔作りやすい分量〕

ブロッコリー…1個（200g）
にんじん…½本（100g）

作り方

○ブロッコリーは小房に分けてゆでる（約2分）。ざるにとってさます（余熱でさらに少し火が通る）。
○にんじんは小さめ（薄め）に切って、好みの加減にゆでる。

※複数の野菜を同じ湯でゆでるなら、アクの少ない野菜から順にゆでる。ブロッコリーとにんじんはどちらでもよい。

食べ方ヒント：サラダ／炒めもの／煮もの

10分

ブロッコリー全量で59kcal た7.7g 塩分0.2g

にんじん全量で32kcal た0.7g 塩分0.1g

保存めやす：冷蔵2〜3日 冷凍約1か月

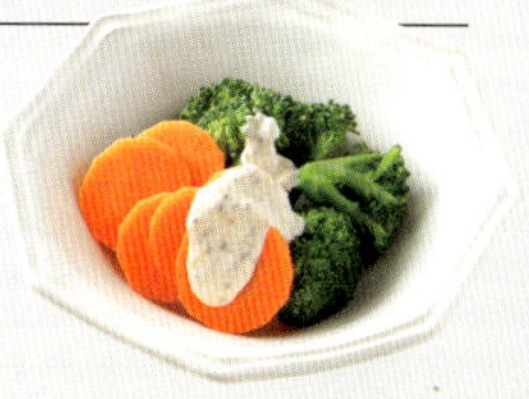

ゆで野菜サラダ
粒マスタードマヨソース

待ち受け

袋からバサッと鍋へ。

自家製 緑黄色カット野菜

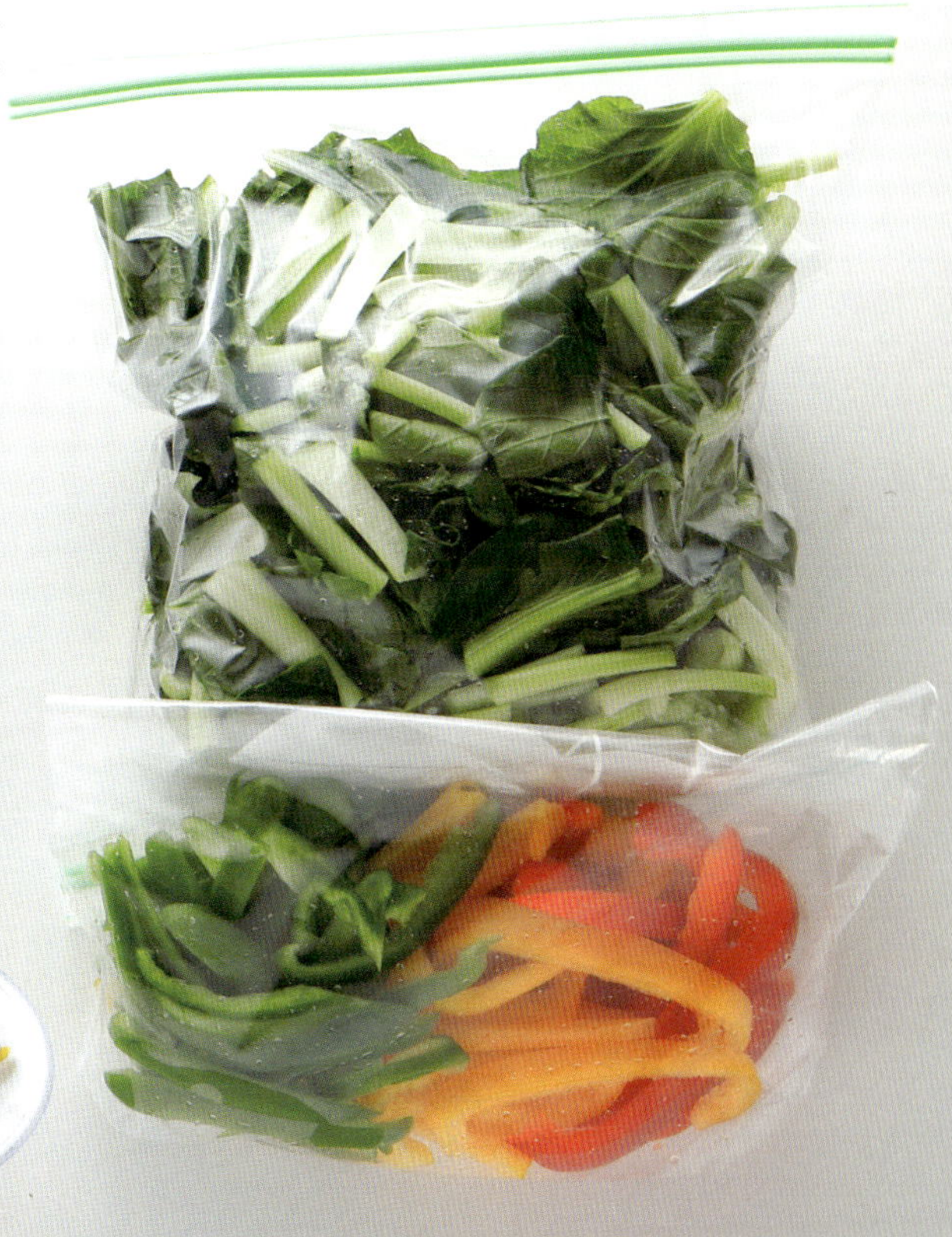

材料〔作りやすい分量〕

小松菜…1束（200g）
パプリカとピーマン…合わせて150g

作り方

いずれも清潔な保存袋に入れる。冷凍する場合は小分けする。
○小松菜はアクが少なく下ゆでが不要なため、すぐ使える。洗って水気をよくとり、使いやすい大きさに切る。
○パプリカやピーマンも小松菜と同様。

※にら、チンゲンサイも向く。万能ねぎは小口切りにしておくと便利（p.84）。

食べ方ヒント：汁の実／炒めもの／煮もの

10分

小松菜全量で24kcal た2.6g 塩分0.0g

パプリカ全量で35kcal た1.3g 塩分0.0g

保存めやす：冷蔵3〜4日 冷凍約1週間

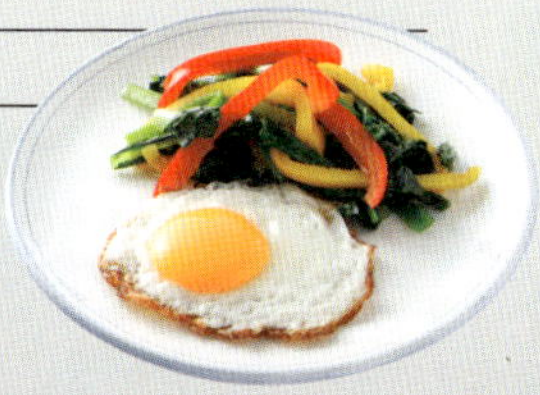

目玉焼きの野菜炒め添え

とりおき

残り野菜をスープで食べきる。

農家風スープ

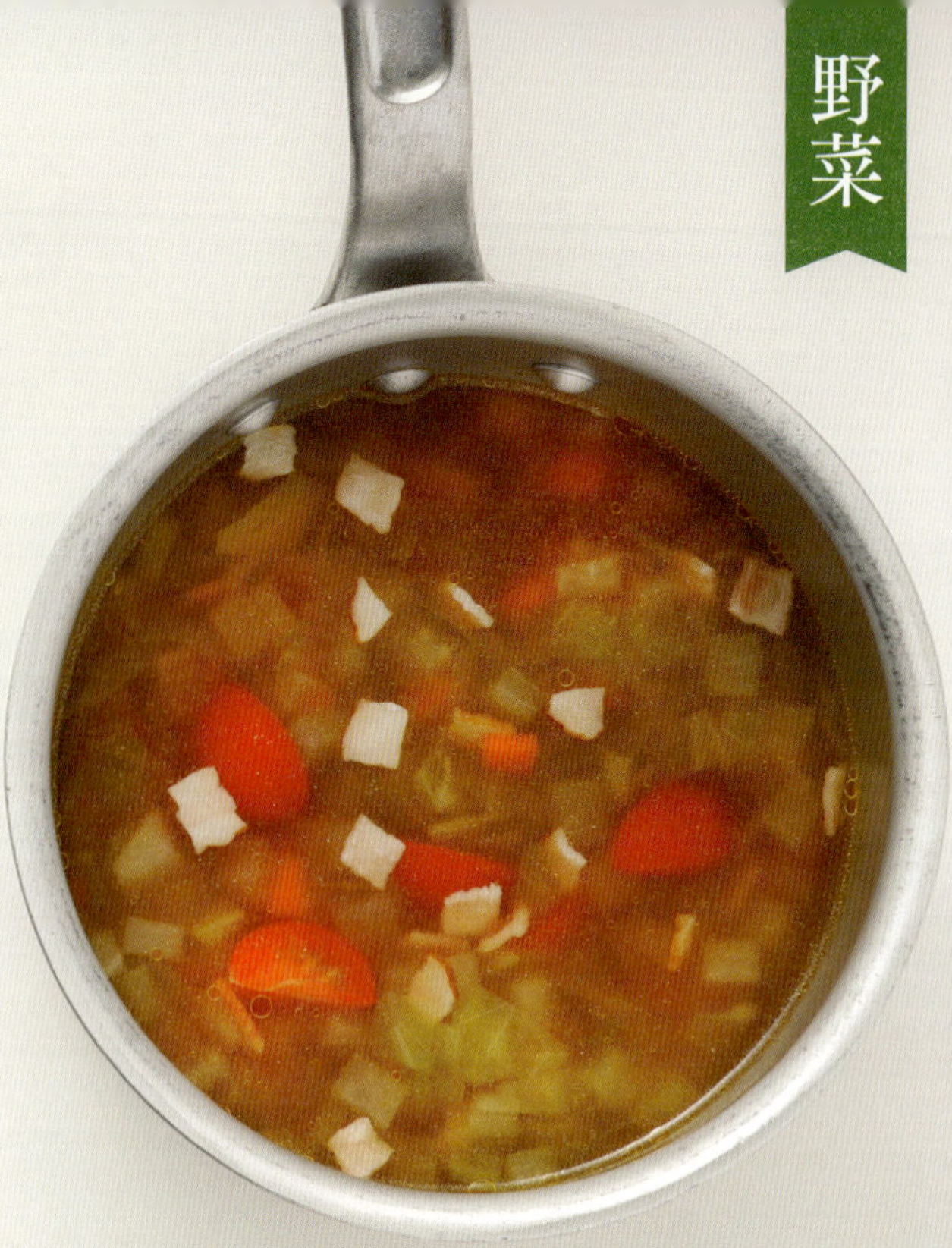

材料〔4食分〕

野菜*…合計400g
（写真は、たまねぎ・キャベツ各100g、にんじん・だいこん・しめじ・ミニトマト各50g）
ベーコン（薄切り）…40g
A ｜ 水…600㎖
　 ｜ 固形スープの素…1・½個
こしょう…少々

＊たまねぎ、キャベツと、手元にある野菜数種で。

作り方

①野菜は1㎝角大（2～3㎜厚さ）に切る。ベーコンも1㎝角に切る。
②鍋に、Aと①を入れて火にかける。煮立ったらアクをとり、弱火でふたをして10～15分煮る。
③器によそい、こしょうをふる。

25分　1食分69kcal　た2.5g　塩分0.9g

保存めやす：冷蔵約2日

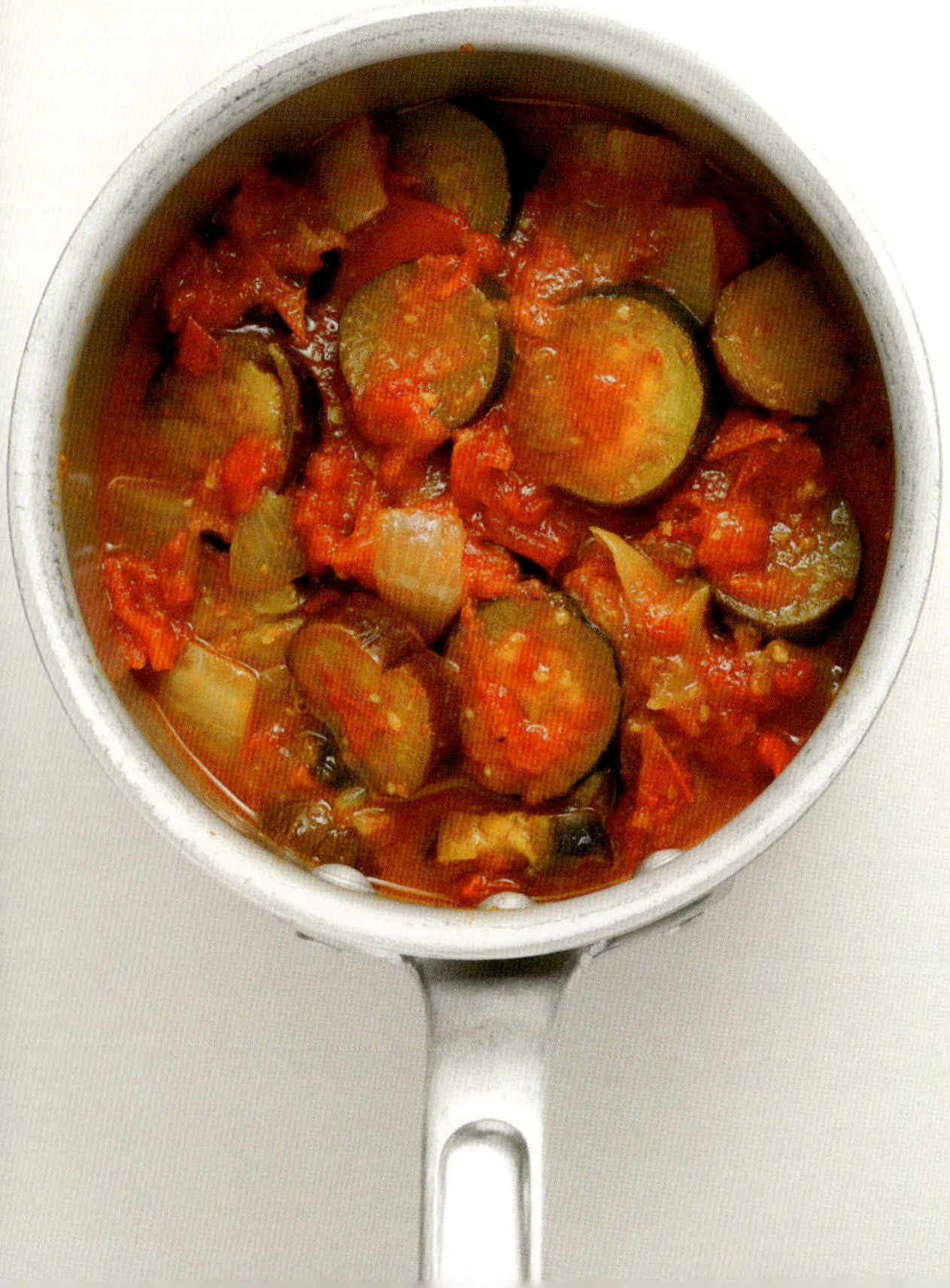

とりおき

食べやすい野菜料理。食欲増進風味で。

カレー風味のラタトゥイユ

材料〔4食分〕

なす…3個（240g）
ズッキーニ…大1本（200g）
たまねぎ…1個（200g）
トマト…大2個（400g）
にんにく…1片（10g）
オリーブ油…大さじ3
A ｜ カレー粉…小さじ2
　 ｜ 塩…小さじ½

作り方

①なす、ズッキーニは1㎝厚さの輪切りに、たまねぎ、トマトは2㎝角に切る。にんにくはみじん切りにする。
②厚手の鍋か深めのフライパンに、オリーブ油、にんにくを入れて弱火にかける。香りが出たら、たまねぎを入れて3～4分炒め、なすとズッキーニを加えてさらに5分かけ、弱火でじっくりと炒める。
③Aを加えて混ぜる。トマトを加え、ふたをして弱めの中火で15分ほど蒸し煮にする。途中で時々混ぜる。

食べ方ヒント：ソース／つけ合わせ

35分　1食分152kcal　た2.6g　塩分0.6g

保存めやす：冷蔵約4日

とり
おき

ダブルたんぱく質でコク深い。

とり肉入りけんちん汁

25分　1食分190kcal　た12.0g　塩分1.4g

保存めやす：冷蔵約2日（三つ葉は食べるときに加える）

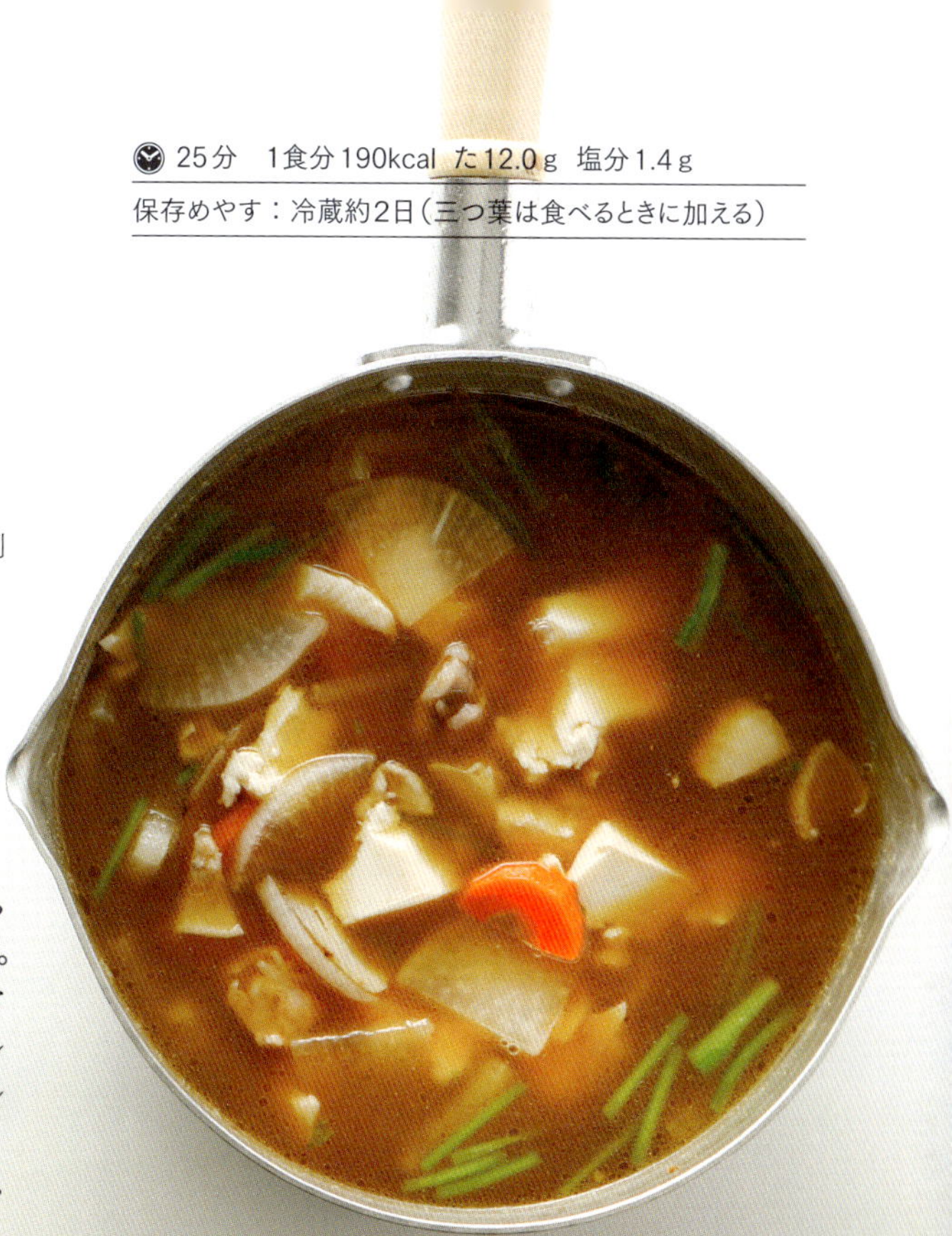

材料〔3食分〕

とうふ（もめん）…150g
とりもも肉…120g
　塩・酒…各少々
根菜…合計210g
（写真は、だいこん120g、にんじん30g、ごぼう60g）
ごま油…大さじ1
しょうゆ…大さじ1
だし…600mℓ
三つ葉…30g

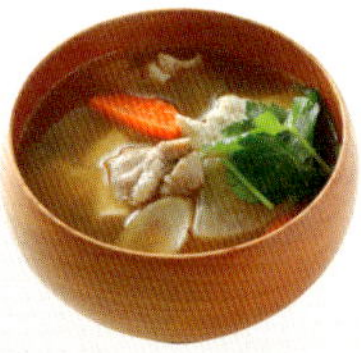

盛りつけ例

作り方

①とり肉は1.5cm角に切り、塩、酒をふる。
②根菜は薄めに切る（だいこん、にんじんは5mm厚さのいちょう切り、ごぼうは斜め薄切り）。三つ葉は3cm長さに切る。
③鍋にごま油を温め、肉を炒める。色が変わったら、根菜を加えて約2分炒め、しょうゆを加えてひと混ぜする。だしを加え、煮立ったらアクをとる。弱めの中火にし、ふたをして約10分煮る。
④とうふをくずしながら加え、温まったら三つ葉を加えて、火を止める。

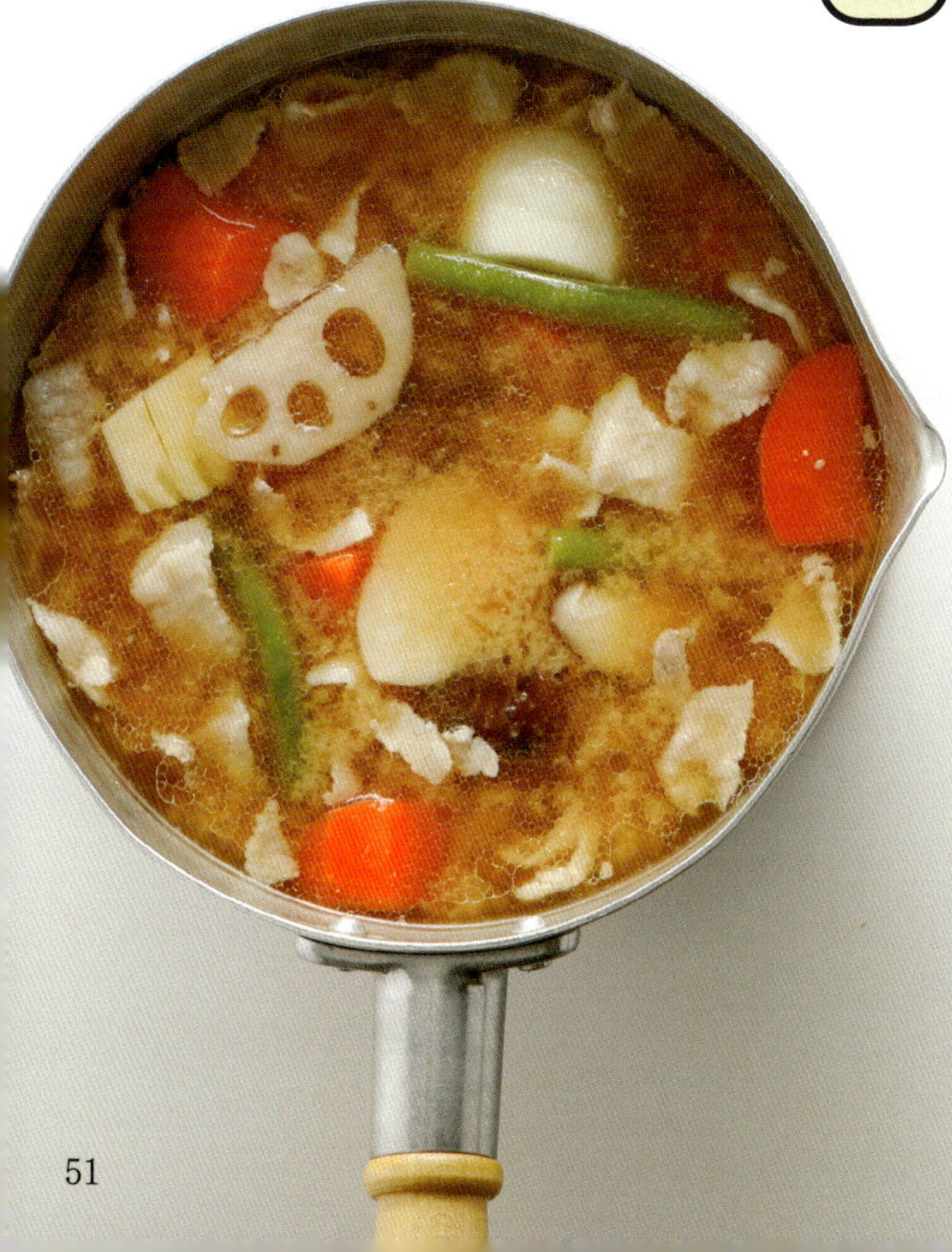

とり
おき

手がかけられないなら便利食材を活用。

スピード豚汁

材料〔3食分〕

豚切り落とし肉…150g
冷凍和野菜ミックス*…1袋（300g）
だし…600mℓ
みそ…大さじ2
七味とうがらし…少々

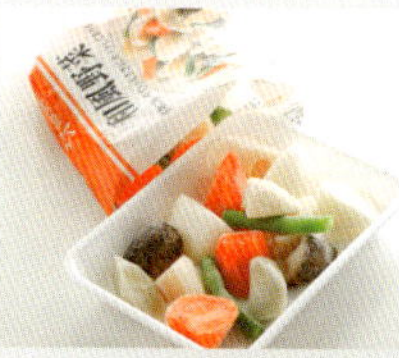

*根菜やさといもなどが入っているものを使用（写真右）。
※生野菜から作る場合は合計約300gを使用し、だしを700mℓに増やして（肉と）野菜をやわらかく煮てから、みそを加える。

作り方

①鍋にだしと、和野菜を凍ったまま入れて火にかける。煮立ったら弱火にし、豚肉を加えてほぐす。ふたをして5分煮る。
②みそをとき入れて、火を止める。椀に盛りつけ、七味をふる。

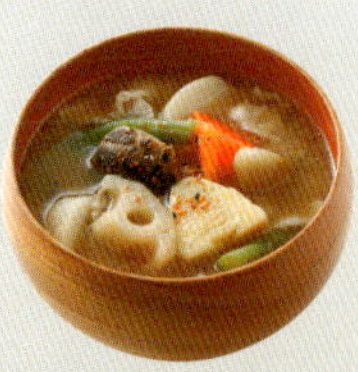

盛りつけ例

10分　1食分274kcal　た9.5g　塩分1.6g

保存めやす：冷蔵約2日

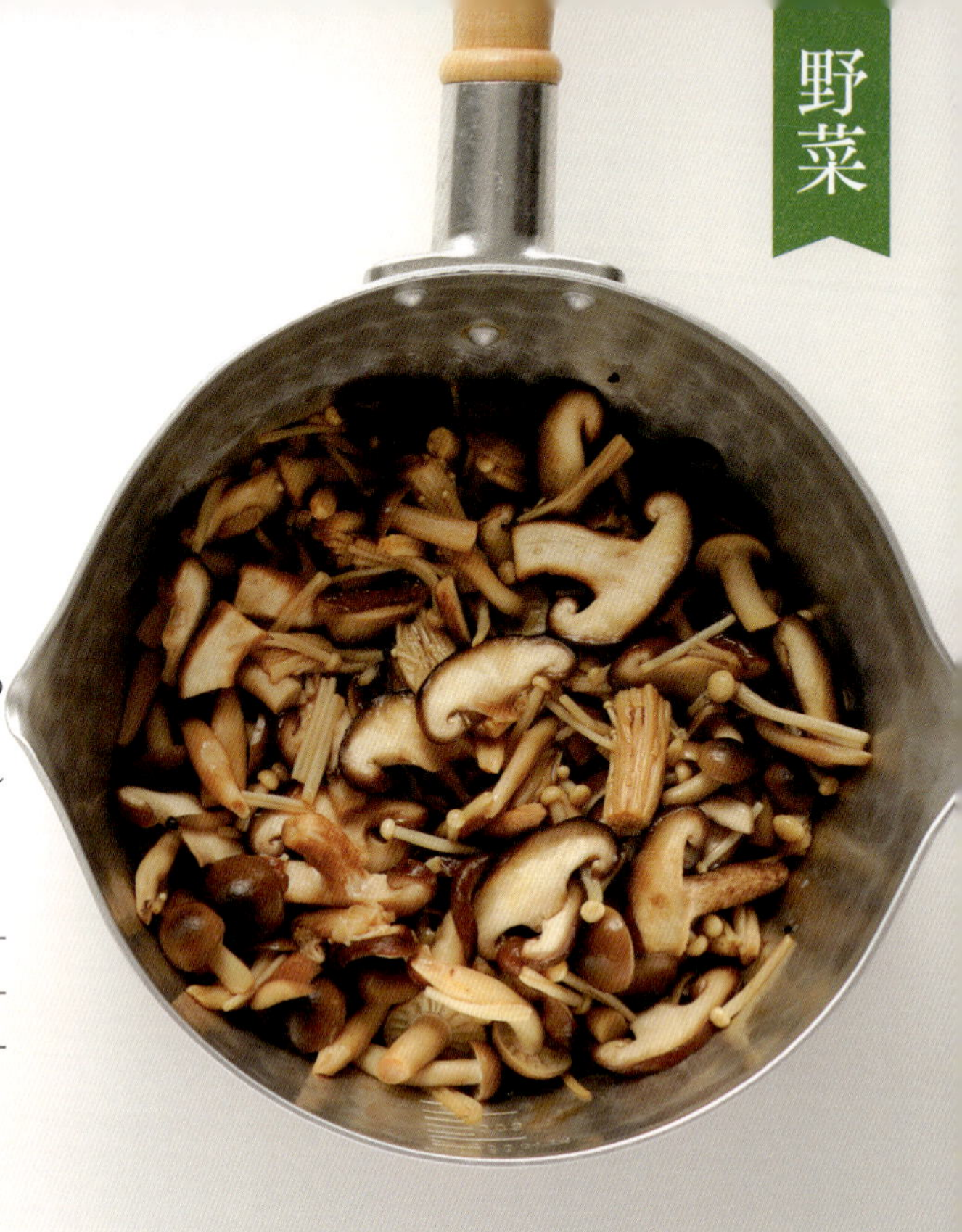

とりおき

さっと作れるきのこファイバーおかず。

あっさり きのこなめたけ

材料〔作りやすい分量〕

きのこ*…合計300g
（写真は、しいたけ・しめじ・えのきだけ各100g）
みりん・しょうゆ…各小さじ2

＊まいたけ、エリンギなどお好みで。

作り方

①しいたけは薄切りに、しめじは2～3㎝長さに切り、えのきは半分に切ってほぐす。
②鍋に、きのこ、みりん、しょうゆを入れて混ぜ、中火で3～4分いり煮にする。

食べ方ヒント：冷奴／サラダ／そばつゆ

10分　全量で83kcal　た8.1g　塩分1.7g

保存めやす：冷蔵約3日

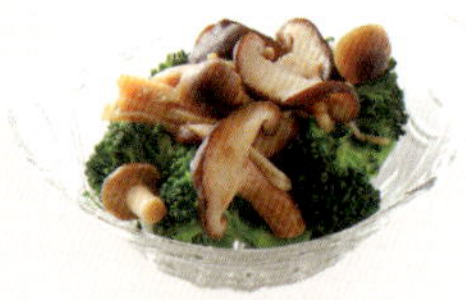

ブロッコリーの
なめたけのせ
（p.84）

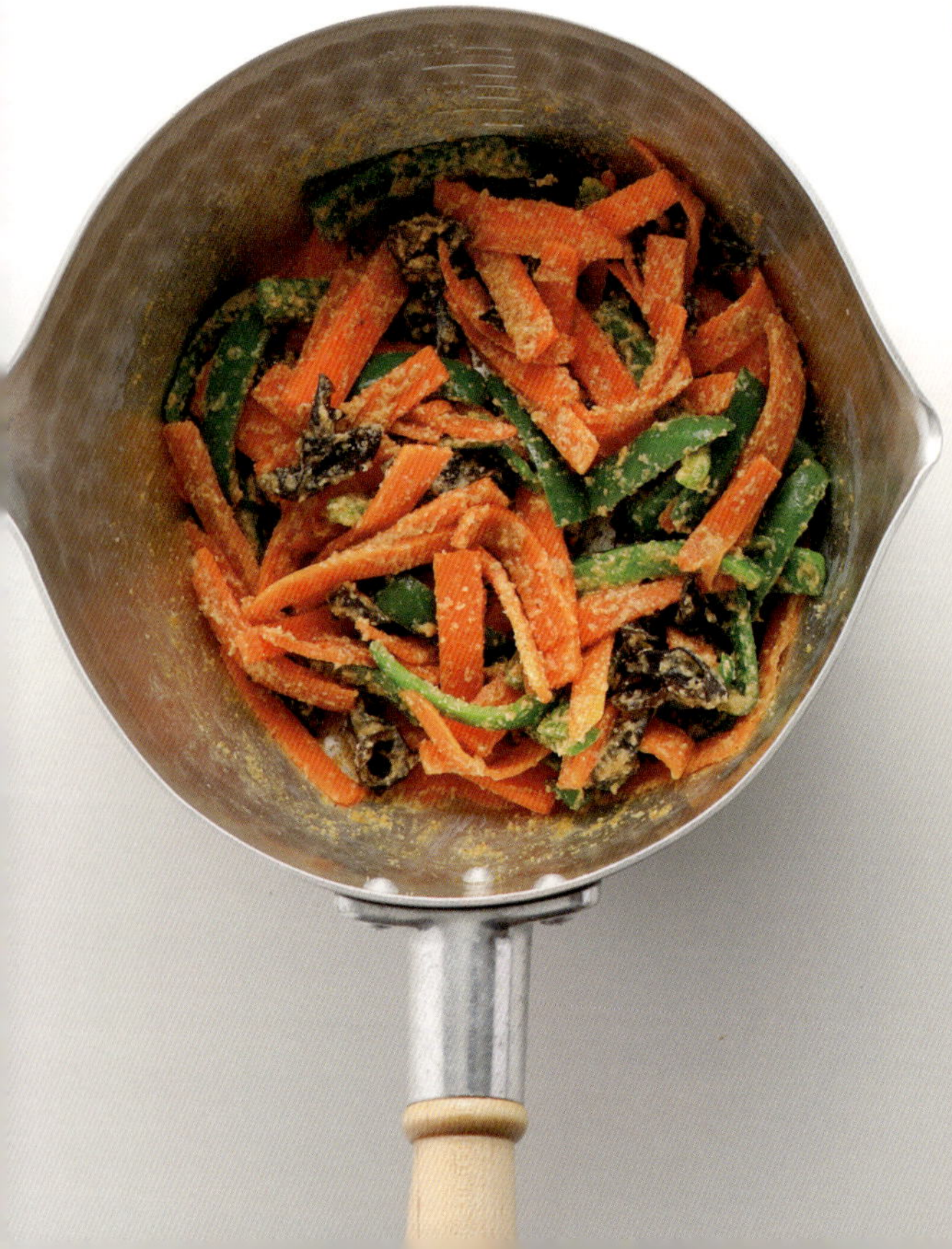

とりおき

野菜室の常連で。野菜の甘味を生かして。

緑黄色のみそきんぴら

材料〔3食分〕

にんじん…½本（100g）
ピーマン…2個（80g）
きくらげ（乾燥）…3～4個（2g）
A｜みそ…大さじ1
　｜酒…大さじ1・½
サラダ油…大さじ½
すりごま（白）…大さじ2

作り方

①きくらげは水につけてもどし、2～3つに切る。にんじんは5㎝長さ1㎝幅のたんざく切りにする。ピーマンも同じくらいに切る。**A**は合わせておく。
②鍋に油を温め、にんじんを炒める。油がまわったらピーマンときくらげを加え、しんなりするまで炒める。**A**を加えて炒め煮にし、汁気がなくなったら火を止める。すりごまを混ぜる。

10分（もどす時間は除く）　1食分69kcal　た1.9g　塩分0.7g

保存めやす：冷蔵約3日

とりおき

少なめの油でOK。大豆製品もプラス。

とりどり野菜の揚げびたし

材料〔作りやすい分量〕

油揚げ…1枚
かぼちゃ…100g
ごぼう…50g
なす…2個
ししとうがらし…8本
揚げ油…適量

〈つけつゆ〉
だし…200㎖
砂糖・酢…各大さじ1
しょうゆ…大さじ2

作り方

①油揚げは6つに切る。野菜はそれぞれ食べやすい大きさに切る（なすは皮側に切りこみを入れる。ししとうは切り目を1本入れる）。
②大きめのボールなどに、つゆの材料を合わせる。
③深めのフライパンに油揚げを並べ、中火で焼く。カリッとして焼き色がついたらつゆにひたす。
④続いて、揚げ油を約1㎝深さ入れ、低温（約150℃）に熱して、かぼちゃ、ごぼうを順に揚げる。それぞれ竹串がすっと通ればよい。
⑤油の温度を170℃に上げ、なす、ししとうを色よく揚げる。④と一緒につゆにひたす。

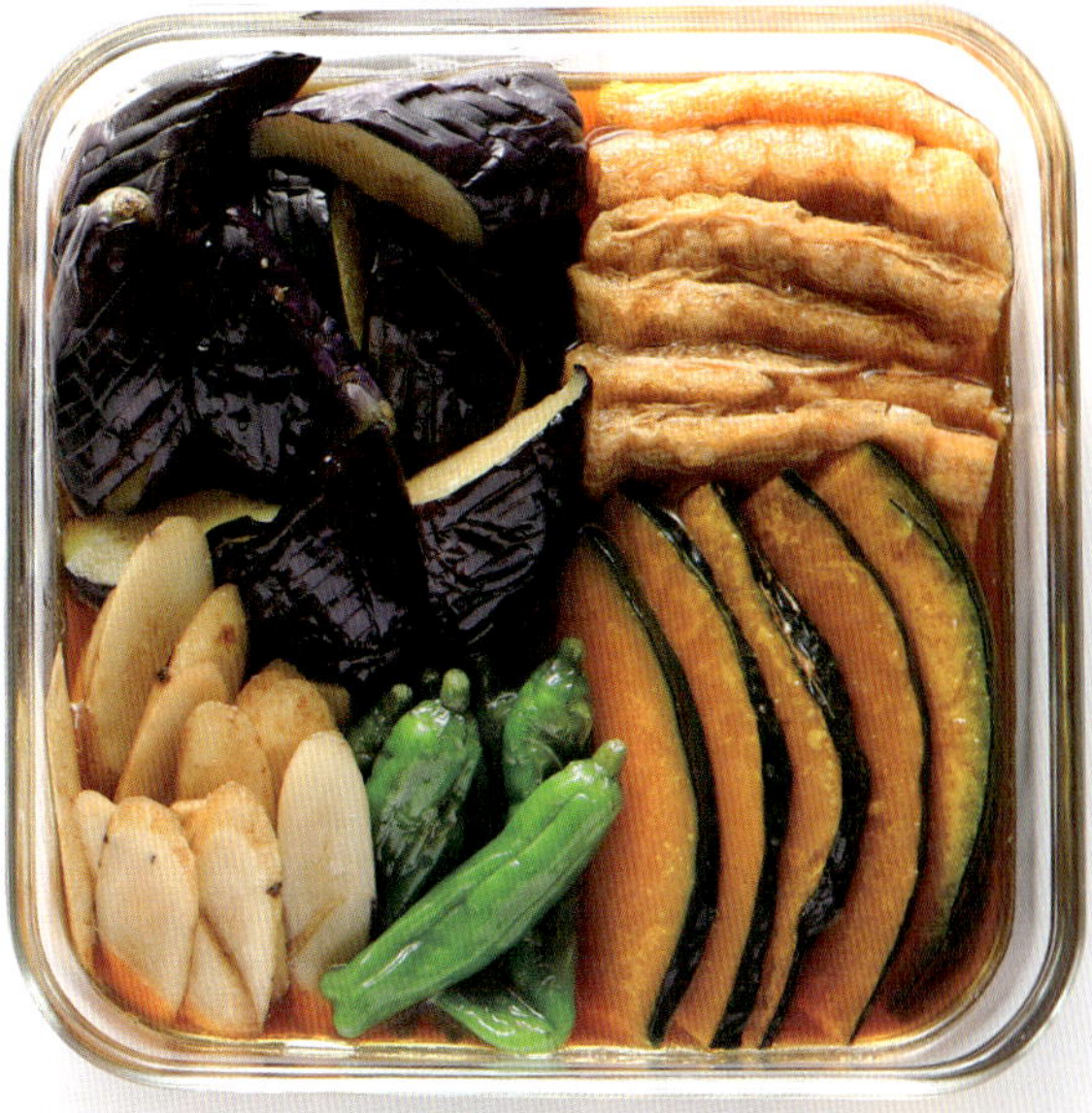

25分　全量で436kcal　た12.6g　塩分3.2g

保存めやす：冷蔵約3日

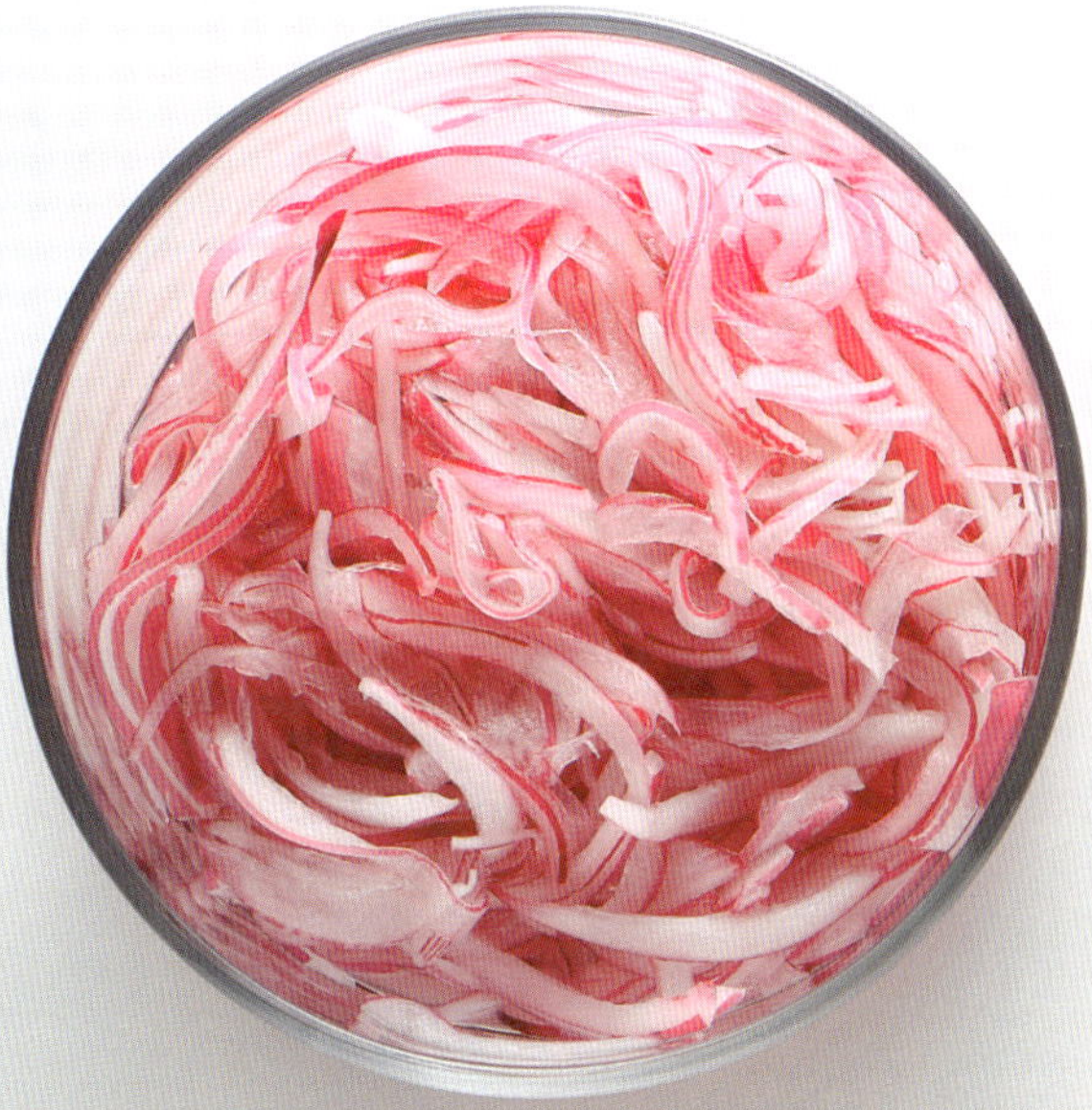

とりおき

たまねぎの辛味にも健康効果の期待。

酢たまねぎ

材料〔作りやすい分量〕

紫たまねぎ*…1個（200g）

A
酢…大さじ2
塩…小さじ$\frac{1}{4}$
砂糖…小さじ$\frac{1}{4}$

*ふつうのたまねぎでもよい。

作り方

①たまねぎは薄切りにする。［塩小さじ$\frac{1}{3}$（材料外）］をふって混ぜ、約10分おく。水でさっと流し、水気をよくきる。
②ポリ袋にAを入れ、たまねぎを加えてもむ。30分以上おく。

食べ方ヒント：サラダ／サンドイッチ／つけ合わせ

10分（おく時間は除く）　全量で81kcal　た1.7g　塩分2.1g

保存めやす：冷蔵約1週間

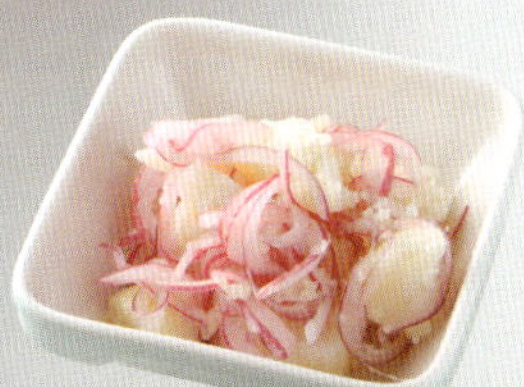

ポテトサラダ

1. かぼちゃのハニーレモン

全量で207kcal　た2.7g　塩分2.0g

材料〔作りやすい分量〕

かぼちゃ…150g

A
- 水…50㎖
- レモン汁…大さじ2*
- はちみつ…大さじ1・½（33g）
- 塩…小さじ½

＊レモン約1個分のしぼり汁。レモンは、少量使いなら冷凍しておくと便利(p.47)。

作り方〔10分〕

①かぼちゃは5㎜厚さの食べやすい大きさに切る。

②耐熱容器に**A**、かぼちゃを入れ、ラップをして電子レンジで2分(500W)加熱する。上下を返してさらに約2分加熱し、くずれない程度に火を通す。汁ごと保存する(約3日冷蔵保存可)。

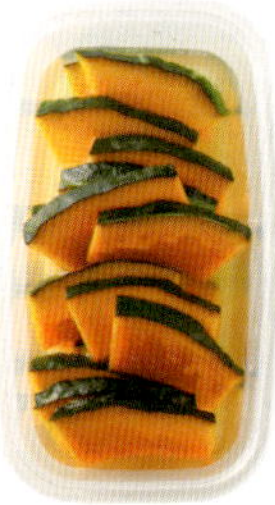

2. ゴーヤのさっぱり漬け

全量で62kcal　た2.9g　塩分2.0g

材料〔作りやすい分量〕

ゴーヤ…1本(240g)

A
- 酢…大さじ2
- レモン汁…大さじ1
- うすくちしょうゆ…大さじ1
- 酒…大さじ1
- 砂糖…少々

作り方〔8分(漬けおく時間は除く)〕

①ゴーヤは縦半分に切って種とわたを除き、5㎜幅に切る。

②ポリ袋などに**A**を合わせ、ゴーヤを漬ける。袋の空気を抜いて口をとじる。翌日くらいから食べられる(約5日冷蔵保存可)。

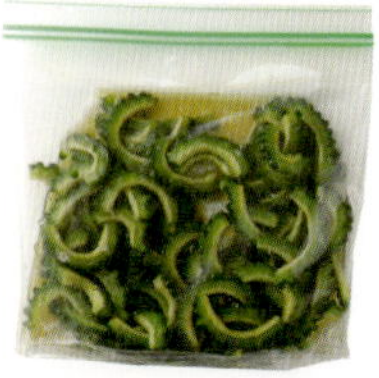

3. サワーミニトマト

全量で86kcal　た2.2g　塩分0.2g

材料〔作りやすい分量〕

ミニトマト…200g（約15粒）
調味酢*（市販のピクルス用）…50㎖

＊または［酢…大さじ2、白ワイン…大さじ2、砂糖…大さじ1、塩…少々］を合わせ、電子レンジでひと煮立ちさせ、さます。

作り方〔5分(漬けおく時間は除く)〕

①ミニトマトはへたをとり、洗う。へたの反対側の先端に浅い切り目を1つ入れる。

②ポリ袋などに調味酢とトマトを入れ、袋の空気を抜いて1時間以上漬ける(約5日冷蔵保存可)。

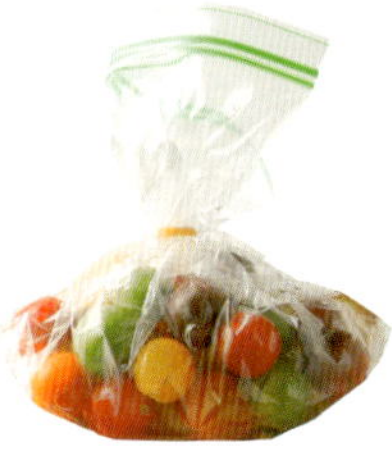

4. ポリポリ野菜

全量で150kcal　た2.1g　塩分2.6g

材料〔作りやすい分量〕

だいこん…120g
にんじん…50g
きゅうり…1本(100g)
パプリカ(黄)…30g
塩…小さじ1

A
- 酢…大さじ1・½
- オリーブ油…大さじ1
- こしょう…少々

作り方〔10分(漬けおく時間は除く)〕

①だいこんとにんじんは皮をむき、きゅうりとパプリカとともに、4㎝長さ×1㎝太さの棒状に切る。ボールに合わせ、塩をふって混ぜ、約20分おく。ざるにあけて水気をきる。

②ポリ袋などに**A**を合わせ、①の野菜を入れる。袋の空気を抜いて漬ける。冷蔵庫に半日以上おく(約4日冷蔵保存可)。

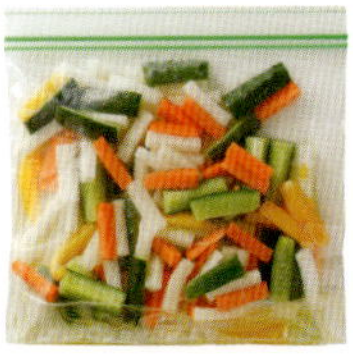

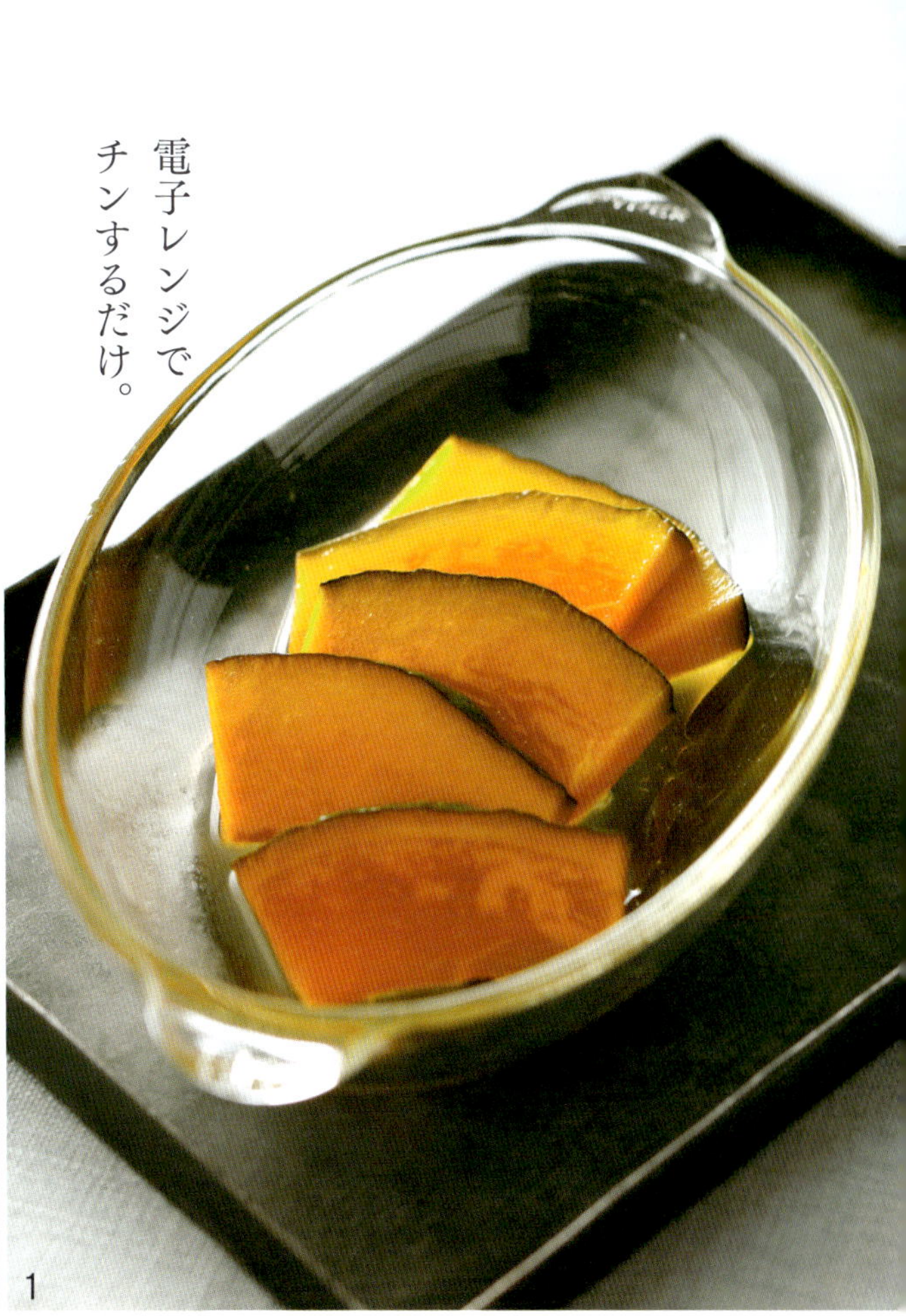

1

電子レンジで
チンするだけ。

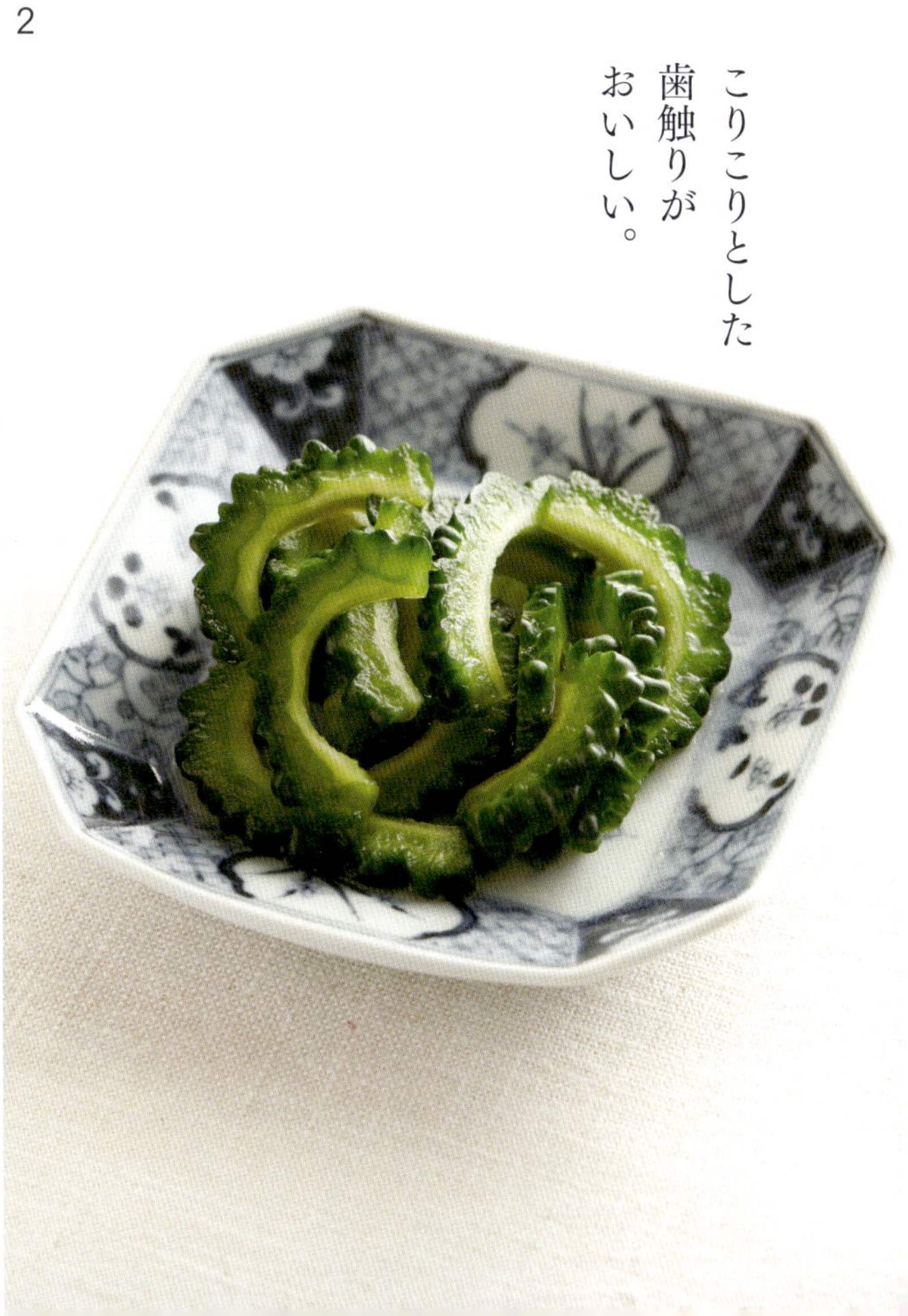

2

こりこりとした
歯触りが
おいしい。

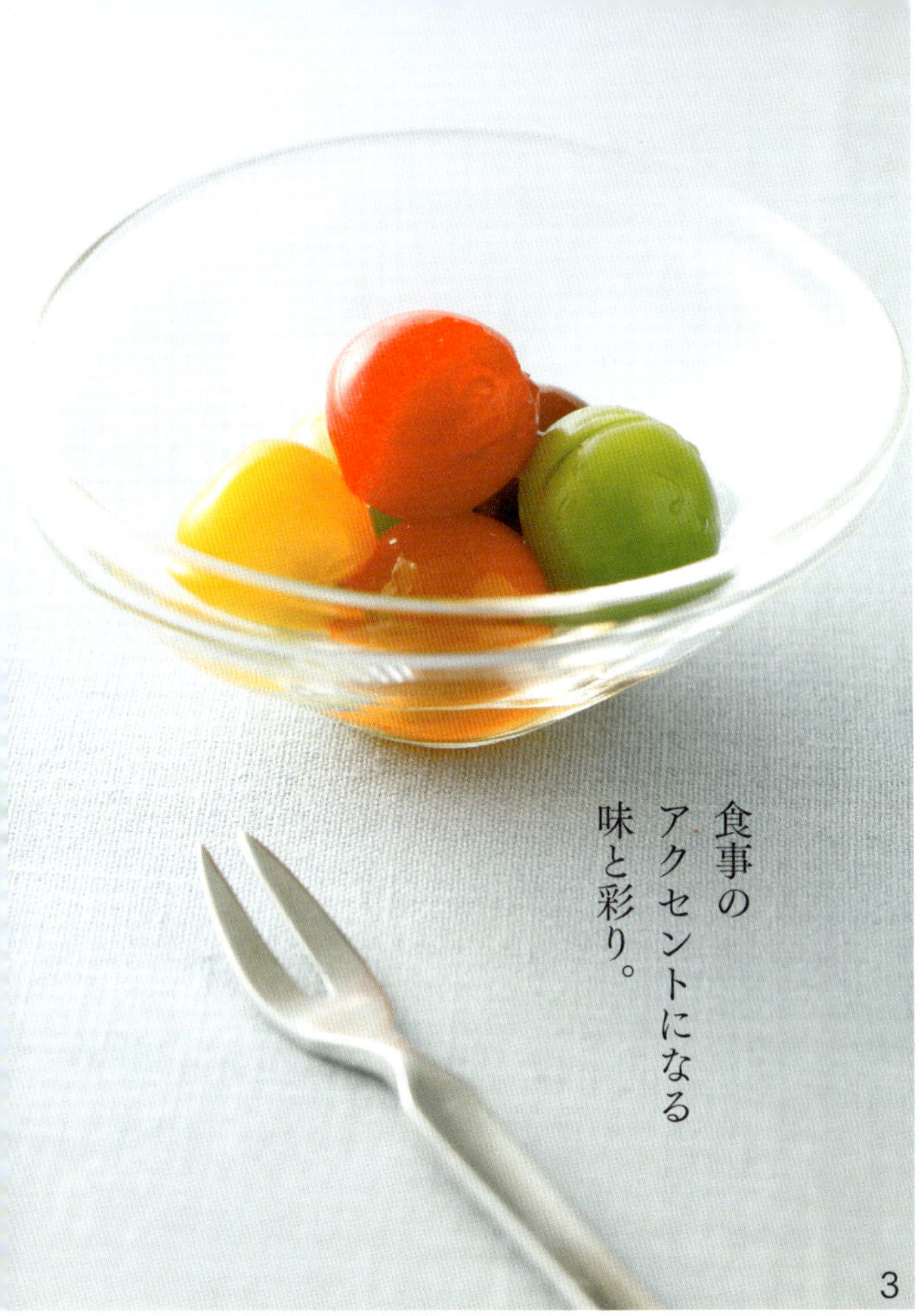

3

食事の
アクセントになる
味と彩り。

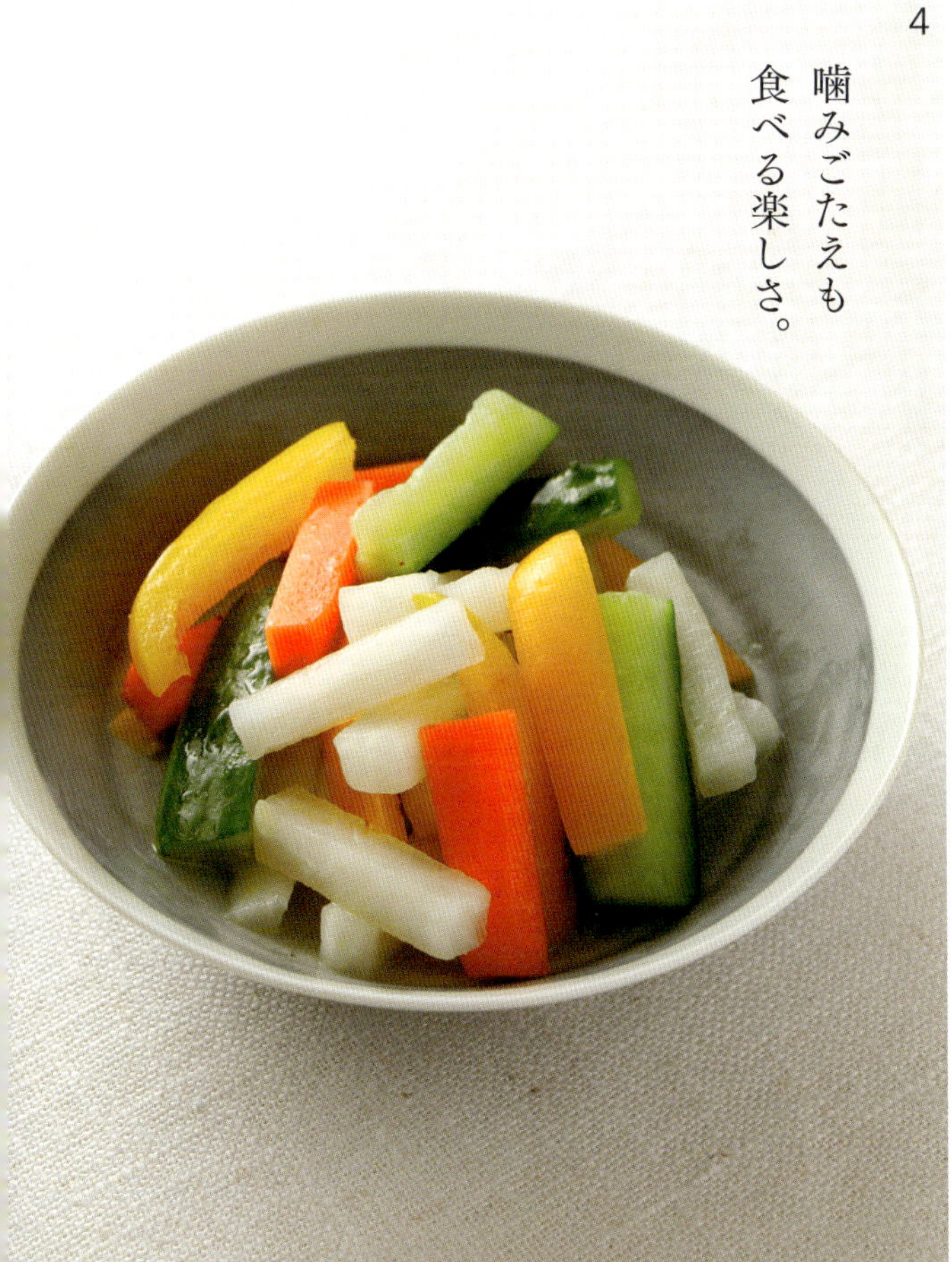

4

噛みごたえも
食べる楽しさ。

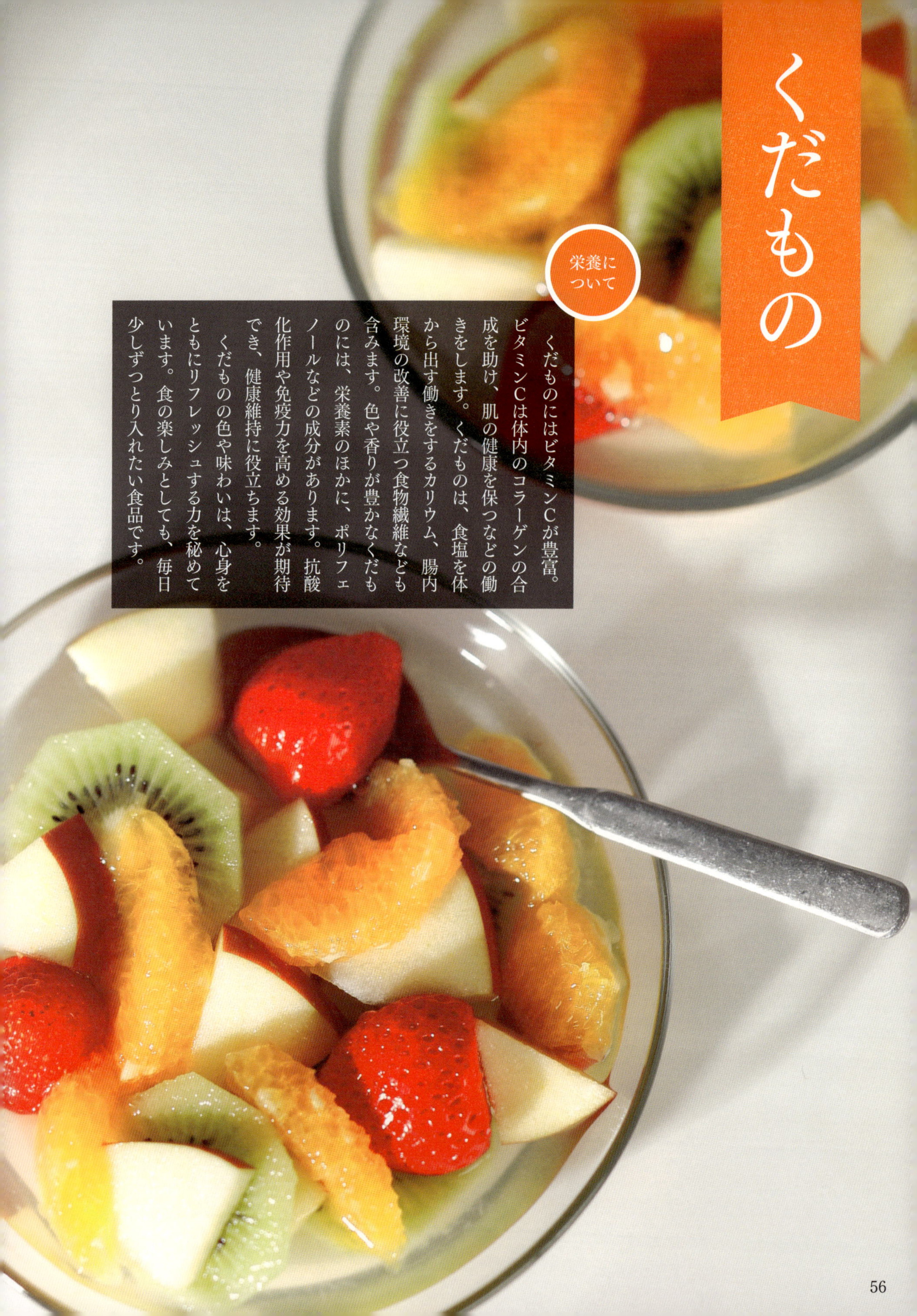

くだもの

栄養について

くだものにはビタミンCが豊富。ビタミンCは体内のコラーゲンの合成を助け、肌の健康を保つなどの働きをします。くだものは、食塩を体から出す働きをするカリウム、腸内環境の改善に役立つ食物繊維なども含みます。色や香りが豊かなくだものには、栄養素のほかに、ポリフェノールなどの成分があります。抗酸化作用や免疫力を高める効果が期待でき、健康維持に役立ちます。

くだものの色や味わいは、心身をともにリフレッシュする力を秘めています。食の楽しみとしても、毎日少しずつとり入れたい食品です。

くだもののコツ 1

朝のヨーグルトに、などと習慣にします。

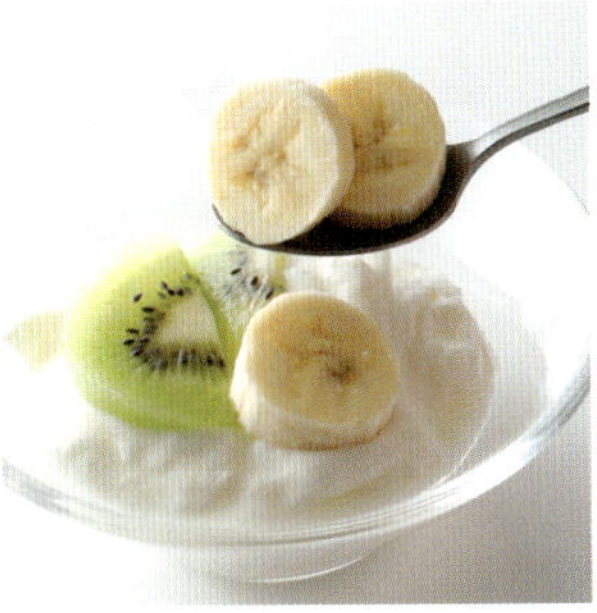

くだものを朝食べると、含まれる果糖やブドウ糖が脳のエネルギーとなって、脳が始動。

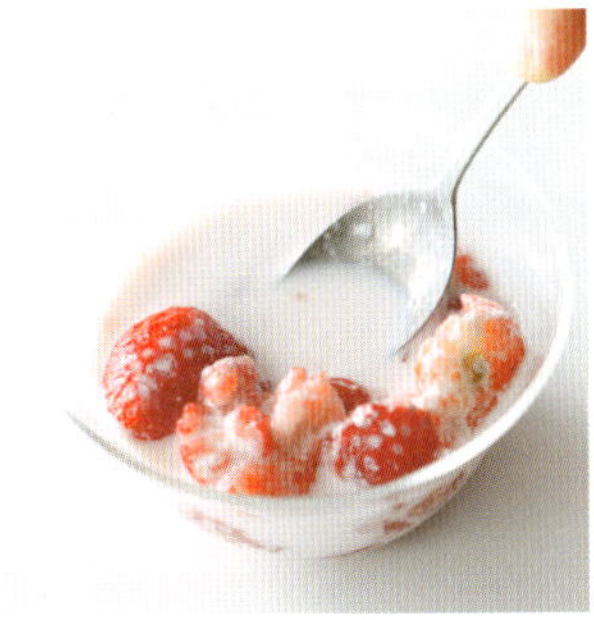

おやつにも。おやつは「補食」とも呼ばれるように、たりない栄養の補給と考える。写真はミルクいちご。

くだもののコツ 2

「食べやすくする」「冷凍する」でムダなく食べます。

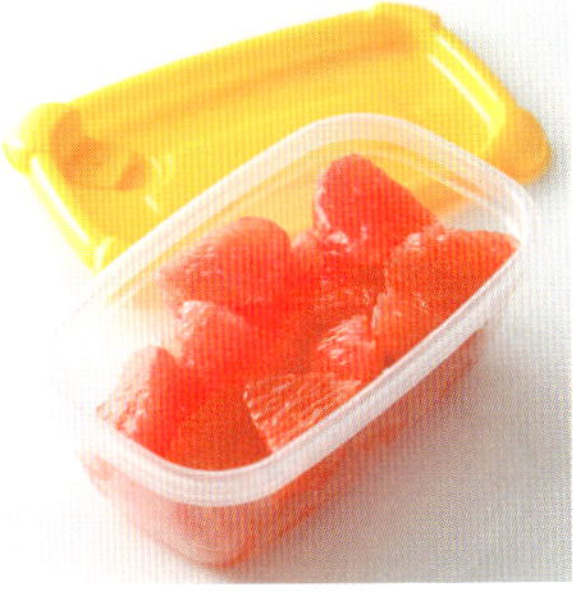

皮をむくくだものは、カットしたり、むいたりしておけば、手をのばしやすい。

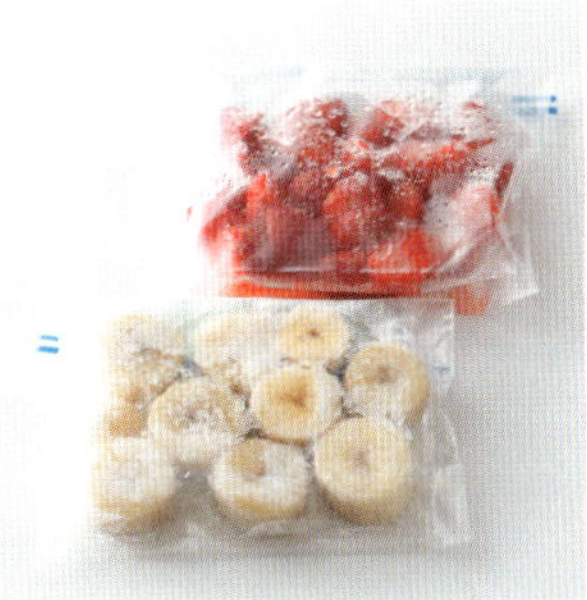

切って冷凍し、そのまま食べたり、スムージーにしたり(p.35)。甘味が強くないものは少し砂糖をまぶして冷凍すると美味。

くだもののコツ 3

ドライフルーツを買いおいて活用します。

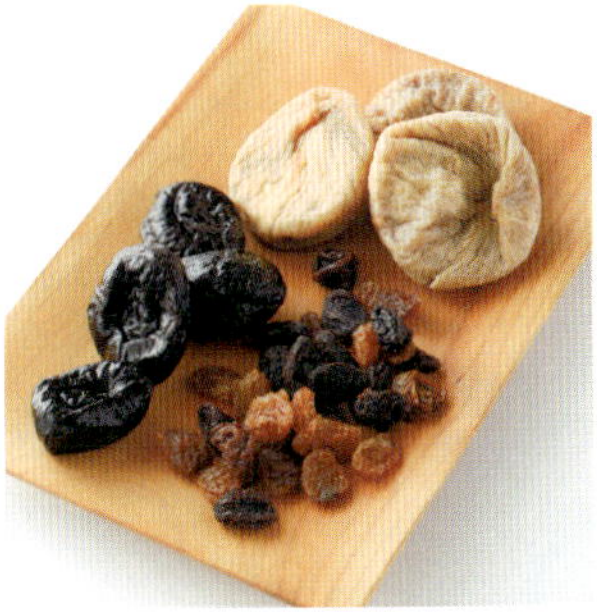

ドライフルーツは、少量でくだものの栄養がとれる。皮ごと食べるので食物繊維も豊富。食べすぎには注意。

←

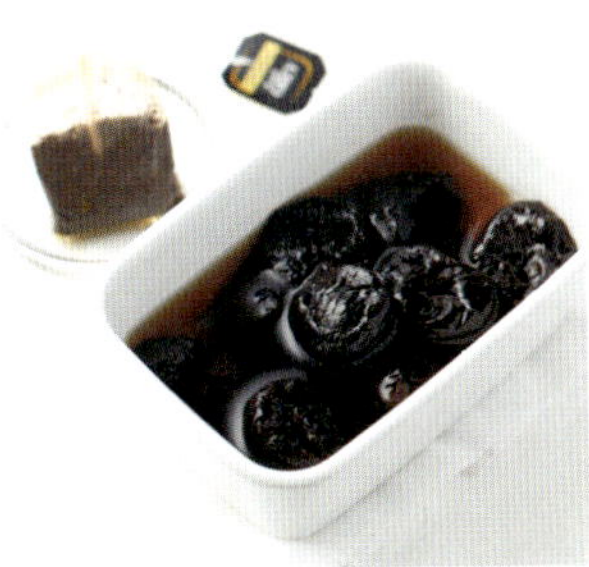

ドライフルーツは紅茶につけておくとやわらかく食べやすい(p.89)。また、朝食用ヨーグルトに、前夜つけておくとしっとり。

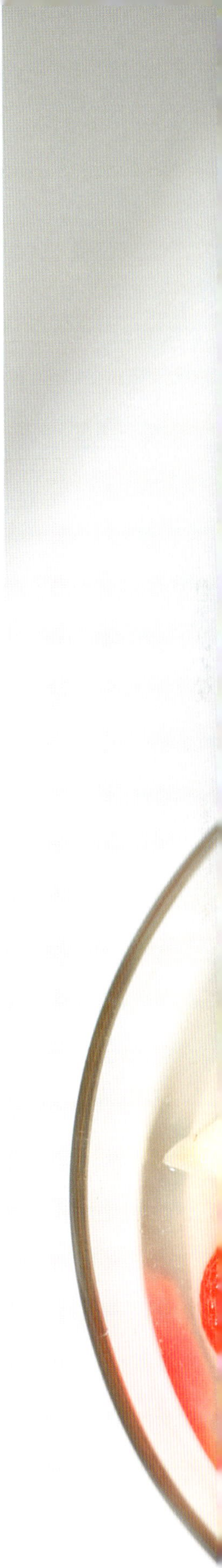

1. たいサラダ キウイソース

1食分167kcal た11.2ｇ 塩分0.6ｇ

材料〔1食分〕

たい（刺身・薄切り）…50g
紫たまねぎ…20g
〈キウイソース〉
キウイフルーツ…½個（50g）
A | 酢…大さじ½
レモン汁…大さじ½
サラダ油…大さじ½
塩・こしょう…各少々

作り方〔10分〕

①紫たまねぎは薄切りにし、水にさっとさらす。
②キウイは¾量を7～8㎜大に切る（飾り用）。
③キウイの残りは粗みじんに切る。ボールに**A**を合わせ、このキウイを混ぜる。
④たいとたまねぎを皿に盛り、②を飾り、③をかける。

2. ドライフルーツ白あえ

1食分98kcal た3.7ｇ 塩分0.5ｇ

材料〔2食分〕

ミックスドライフルーツ*…30g
クレソン（または春菊など）…25g
とうふ（絹）…小½丁（75g）
A | 砂糖…大さじ½
練りごま（白）…大さじ½
塩…小さじ⅙
くるみ（粗くきざむ）…5g

*ドライマンゴーやアプリコットなどでも。

作り方〔10分（おく時間は除く）〕

①クレソンはゆでて水にとり、水気をしぼる。1㎝長さに切る。ドライフルーツは大きければ7～8㎜角に切る。
②ボールにとうふを入れ、ゴムべらでなめらかにする。**A**を加えて混ぜる。①を加えてあえ、冷蔵庫に1時間ほどおく（とうふの水分でドライフルーツがやわらかくなる）。
③盛りつけ、くるみをのせる。

3. 焼きりんごのフレンチトースト

1食分305kcal た7.0ｇ 塩分0.8ｇ

材料〔2食分〕

りんご…1個（300g）
　砂糖…小さじ1
バター…15g
〈フレンチトースト〉
バゲット（3㎝長さ）…2切れ
A | 卵…1個
牛乳…50㎖
砂糖…小さじ1
メープルシロップ…小さじ2
粉糖…少々

作り方〔10分（つけおく時間は除く）〕

①ボールなどに**A**を合わせて混ぜる。バゲットを入れて30分からひと晩（冷蔵）ひたす。
②りんごは皮つきのまま12等分する。
③フライパンにバター5ｇを溶かし、①を入れてふたをする。中火から弱火で両面を約2分ずつ焼く。皿にとり出す。
④続いてバター10ｇを溶かし、りんごを焼く。しっとりしてきたら、砂糖小さじ1をふり入れ、からめて焼く。
⑤盛りつけ、シロップをかけ、粉糖をふる。

4. 牛乳ゼリーのミックスベリーソース

1食分191kcal た7.6ｇ 塩分0.2ｇ

材料〔2食分〕

〈牛乳ゼリー〉
牛乳…300㎖
砂糖…大さじ3
A | 顆粒ゼラチン（ふやかし不要タイプ）…1袋（5g）
水…大さじ2・½
〈ミックスベリーソース〉
冷凍ミックスベリー…50g
砂糖…大さじ1

作り方〔10分（冷やす時間は除く）〕

①器に**A**の水を入れて、ゼラチンをふり入れて混ぜ溶かす。
②鍋に牛乳と砂糖大さじ3を入れ、沸騰直前まで温める。火を止め、①を加えて混ぜる。あら熱をとる。
③器に入れ、冷蔵庫で冷やし固める（約1時間）。
④耐熱容器にミックスベリーと砂糖を入れて混ぜ、ラップをして電子レンジで約2分（500W）加熱する。さます。
⑤ゼリーを器によそい、ベリーソースをかける。

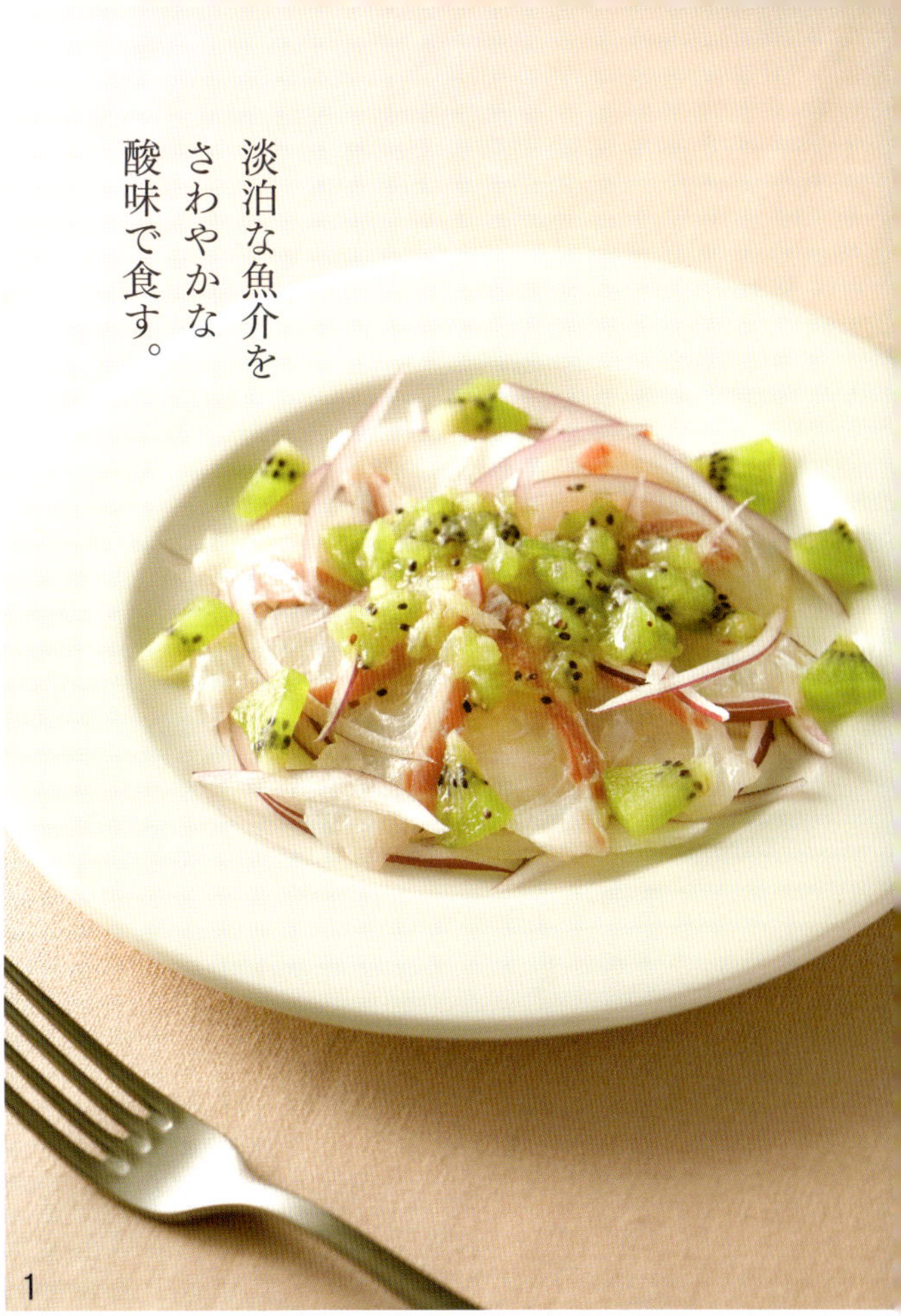

1

淡泊な魚介を
さわやかな
酸味で食す。

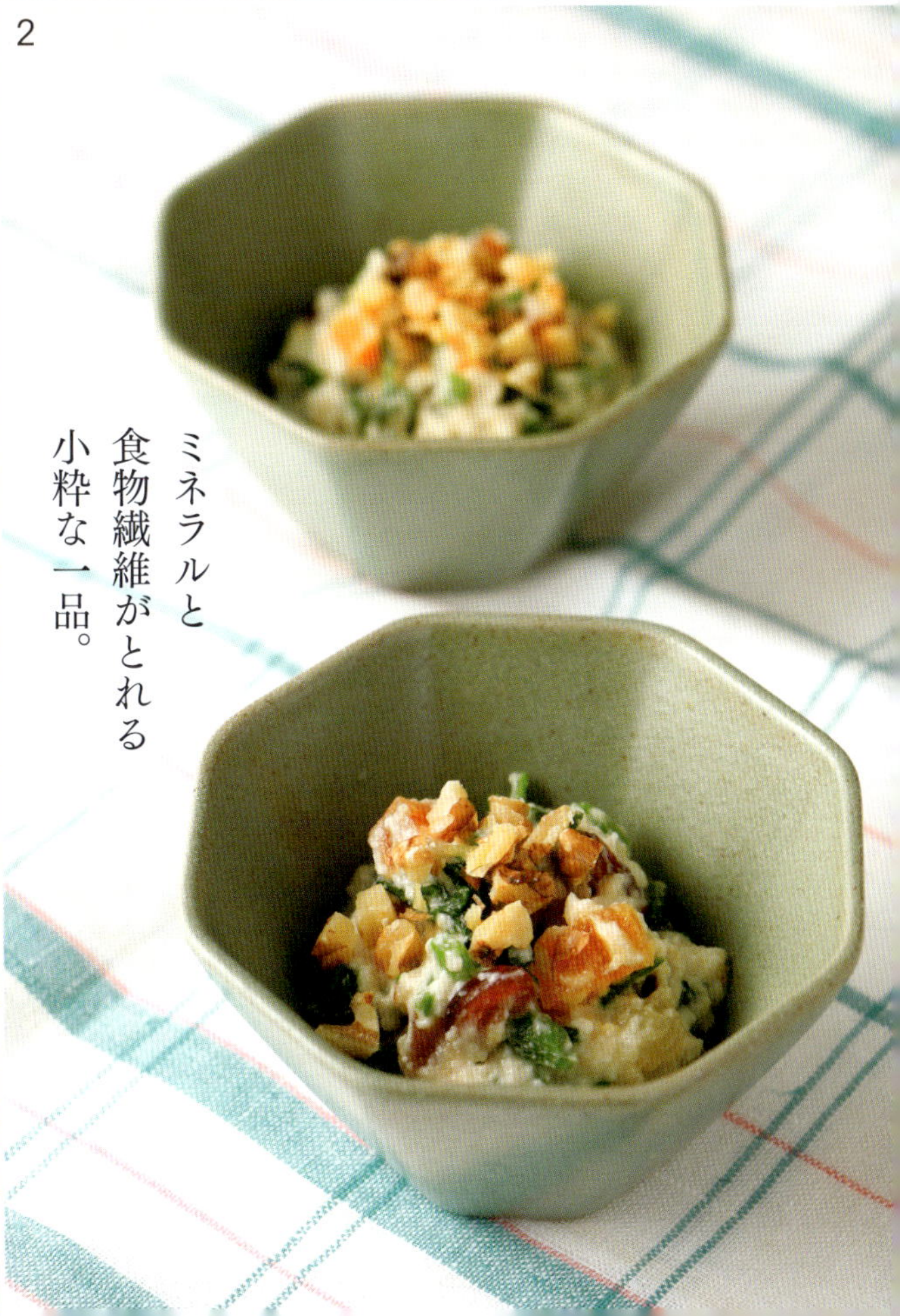

2

ミネラルと
食物繊維がとれる
小粋な一品。

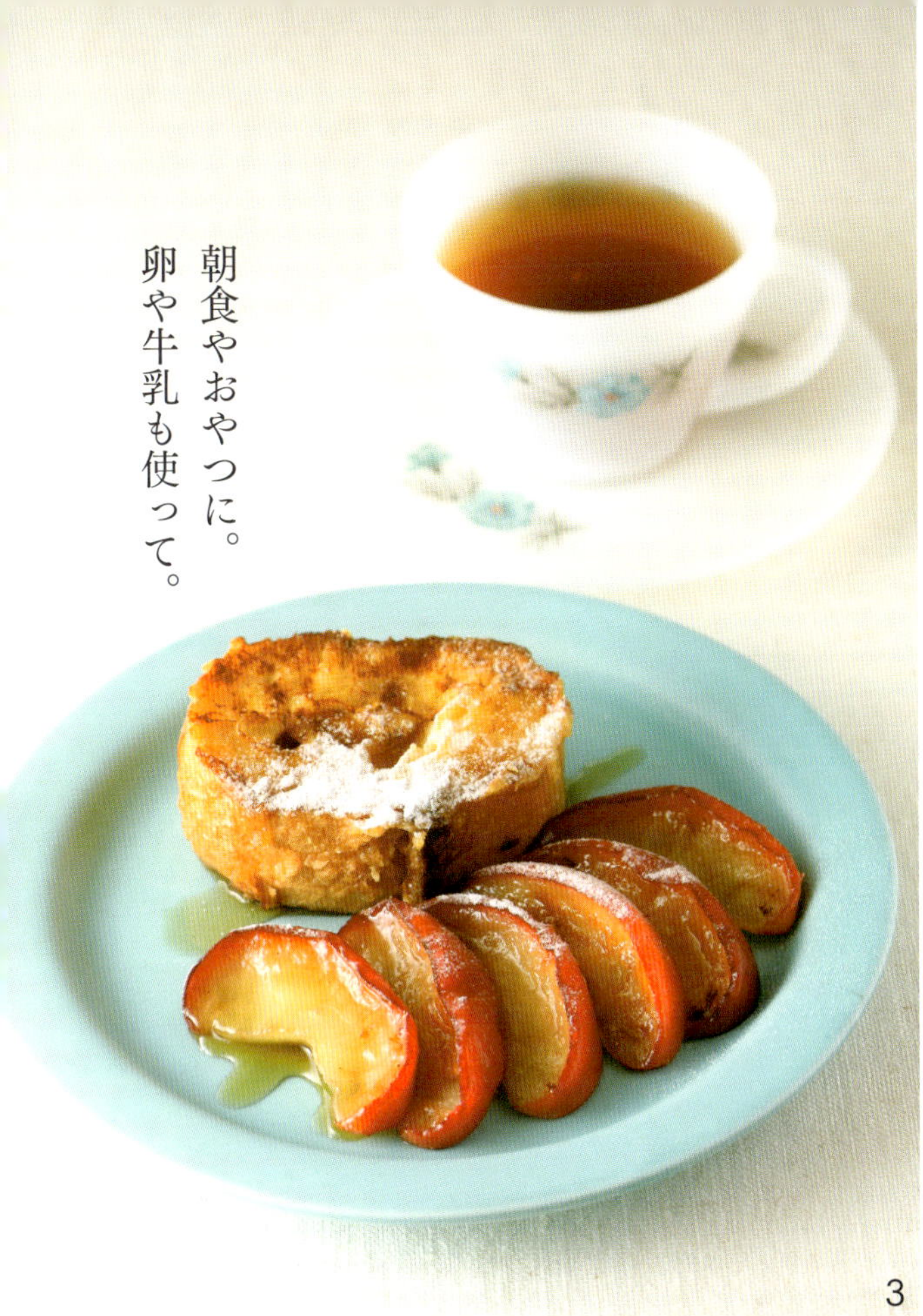

3

朝食やおやつに。
卵や牛乳も使って。

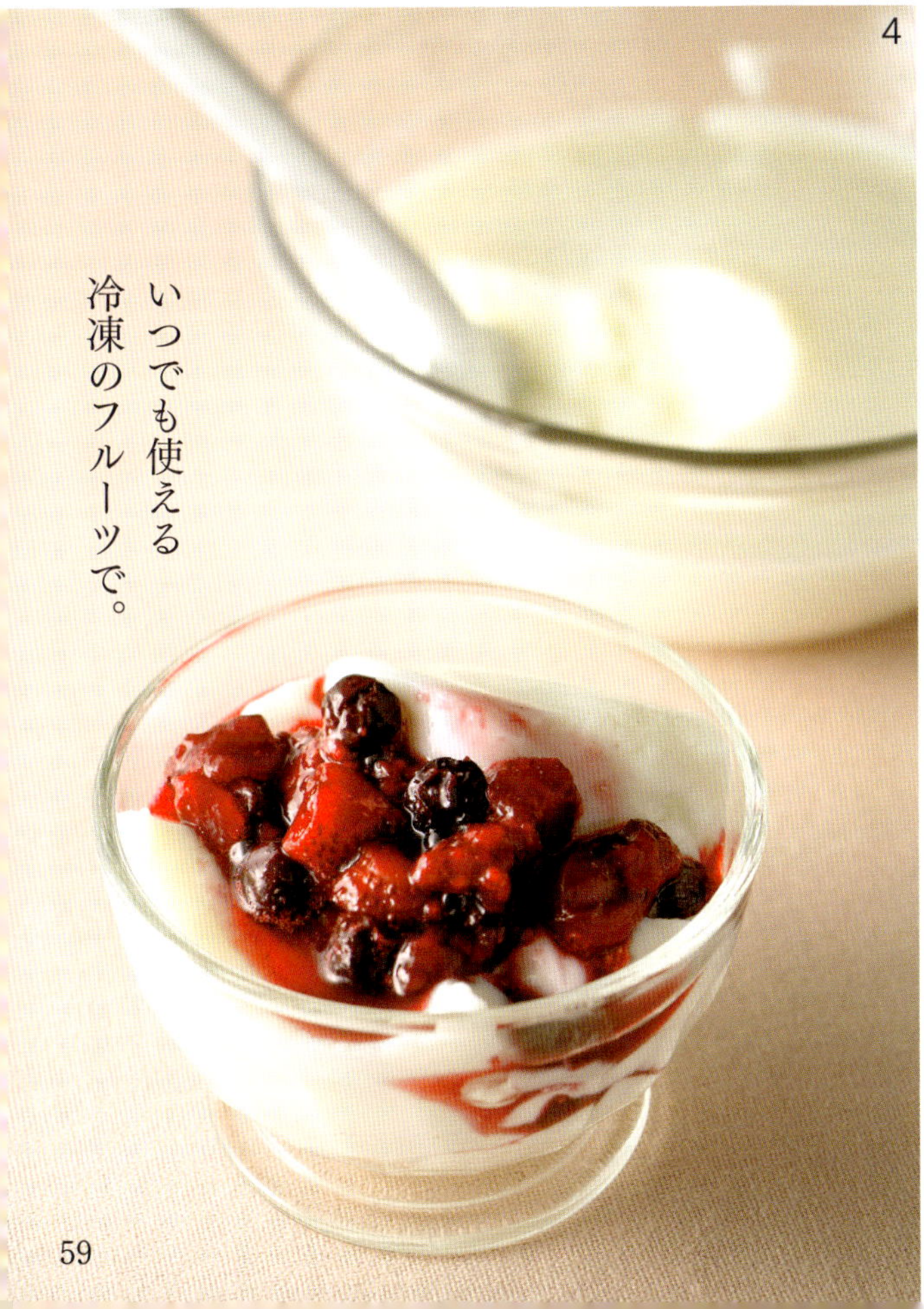

4

いつでも使える
冷凍のフルーツで。

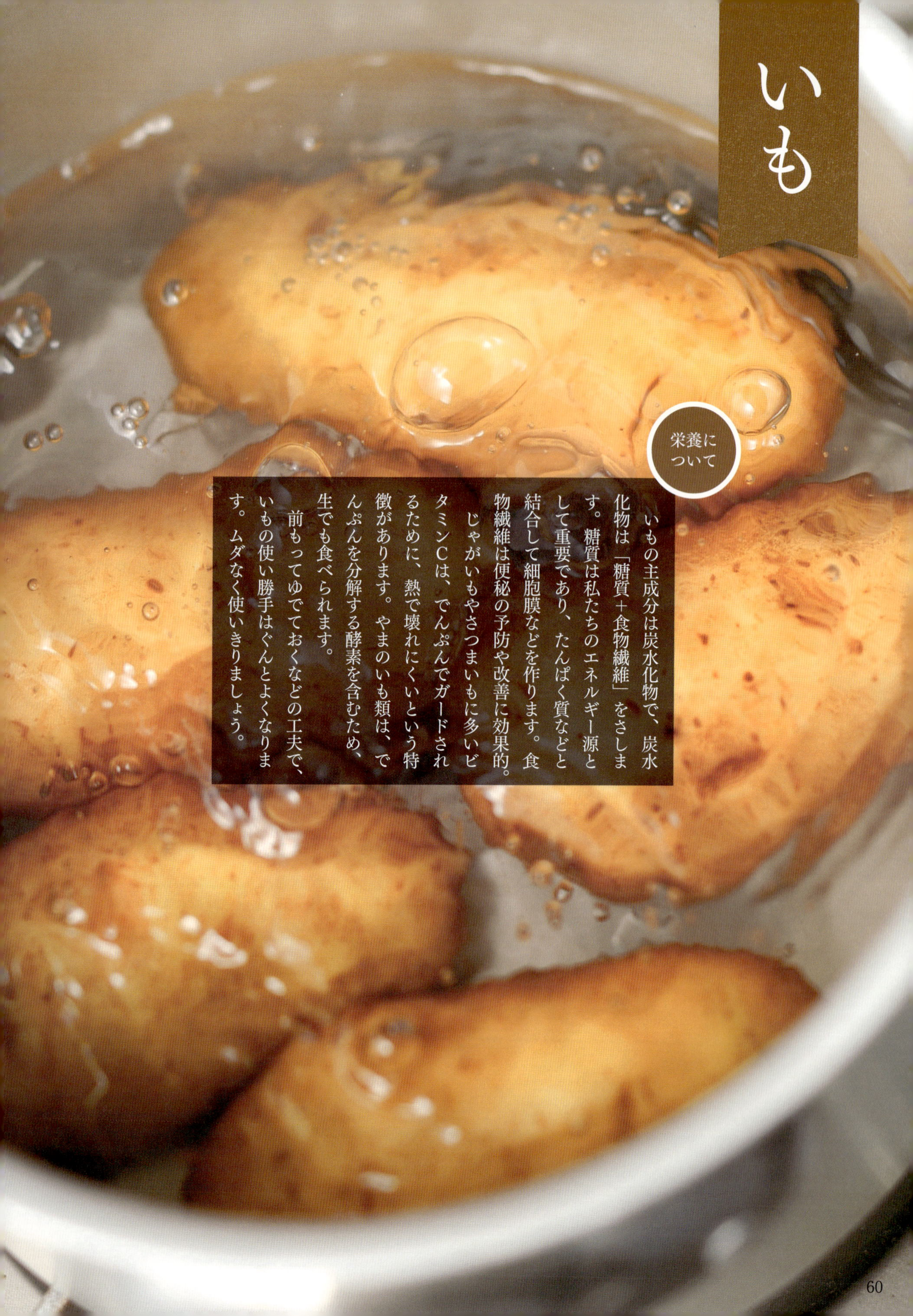

いも

栄養について

いもの主成分は炭水化物で、炭水化物は「糖質＋食物繊維」をさします。糖質は私たちのエネルギー源として重要であり、たんぱく質などと結合して細胞膜などを作ります。食物繊維は便秘の予防や改善に効果的。じゃがいもやさつまいもに多いビタミンCは、でんぷんでガードされるために、熱で壊れにくいという特徴があります。やまのいも類は、でんぷんを分解する酵素を含むため、生でも食べられます。

前もってゆでておくなどの工夫で、いもの使い勝手はぐんとよくなります。ムダなく使いきりましょう。

いものコツ 1

汁ものやレンジの調理で、手軽に使います。

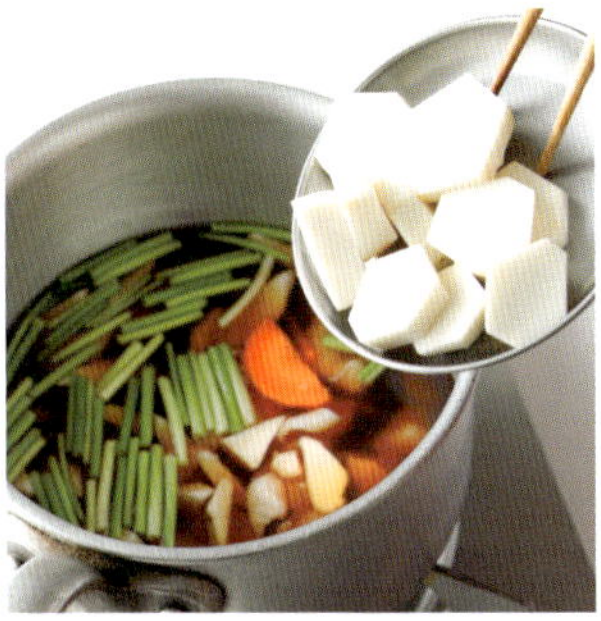

いもは、汁に入れて煮る料理がいちばん手間なし。急ぐときは、薄く小さく切る。

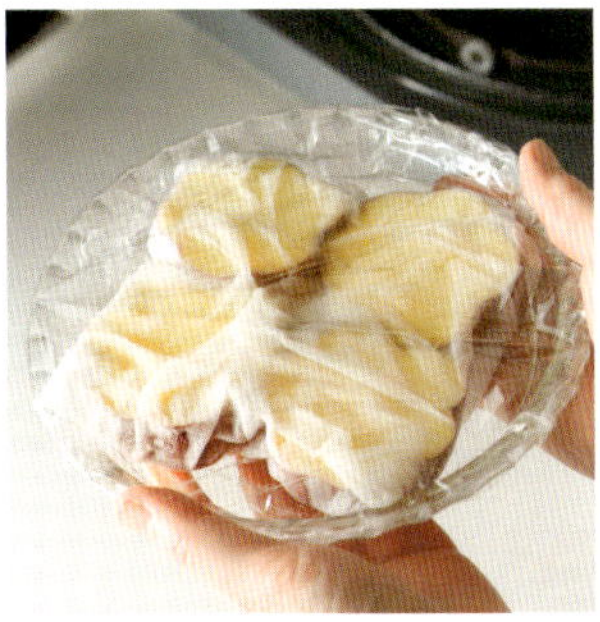

下ごしらえや少量の加熱なら電子レンジで。しめらせたペーパータオルとラップで2重に包むとしっとり。

いものコツ 2

じゃがいもは丸ごと皮つきでゆでておきます。

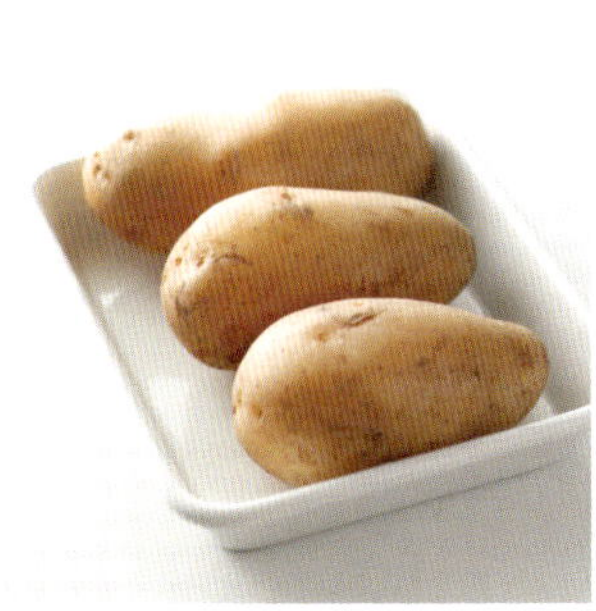

じゃがいもは丸ごとゆでて冷蔵しておくと重宝（ゆで時間は約30分）。保存は皮つきのままでラップ不要（約4日）。

←

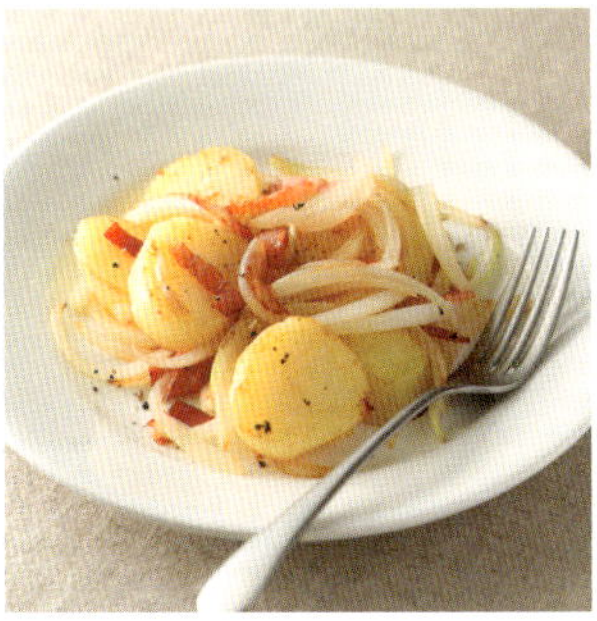

ゆでじゃががあれば、ポテト料理が手軽に。写真は、たまねぎ、ベーコンと炒めた「ジャーマンポテト」。

いものコツ 3

使える分を買い、きちんと保存してムダなく使います。

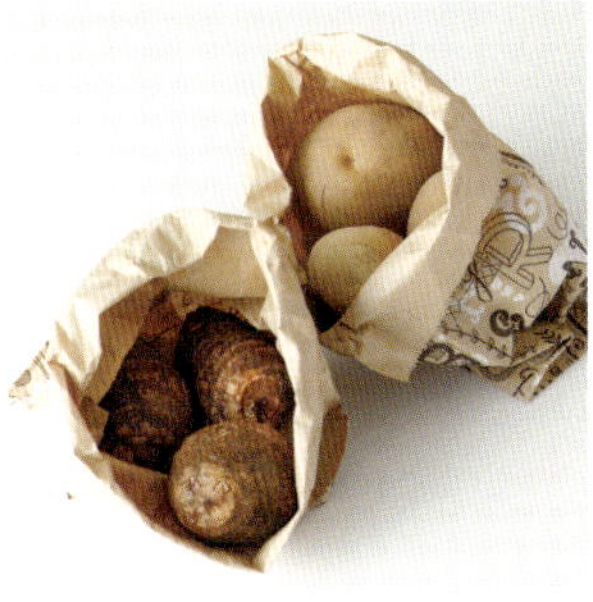

いもは紙袋や麻袋などに入れて冷暗所で保管。芽が出やすいので、ムダにしないように必要以上は買わない。

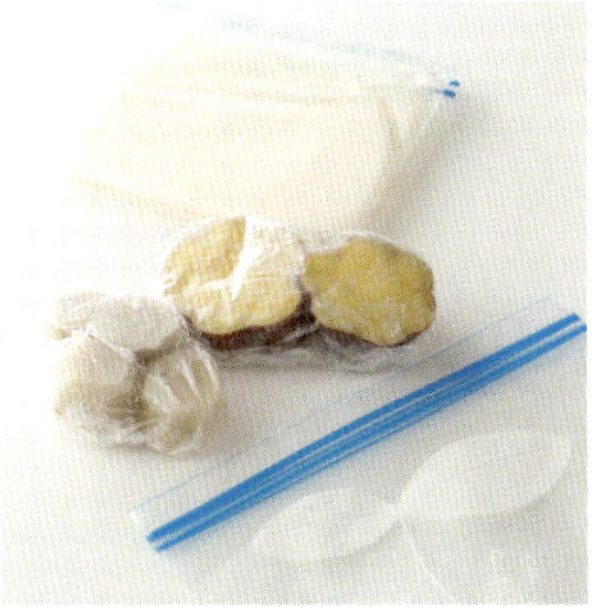

粘質なため、さといもやさつまいもはゆでて冷凍OK。やまのいも類は生で冷凍可（せん切りやすりおろしで）。

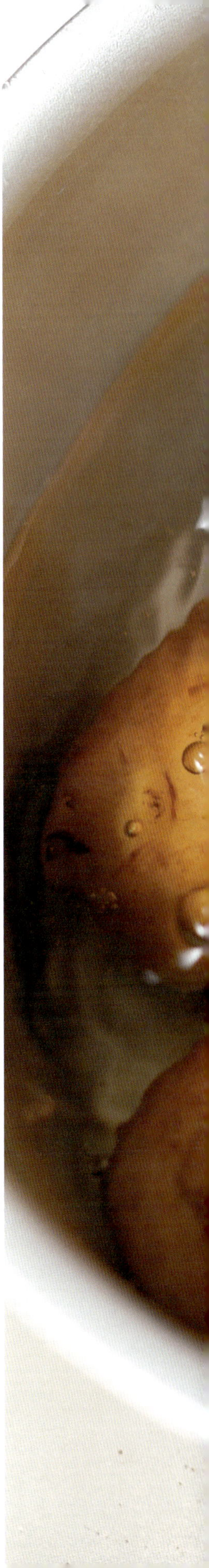

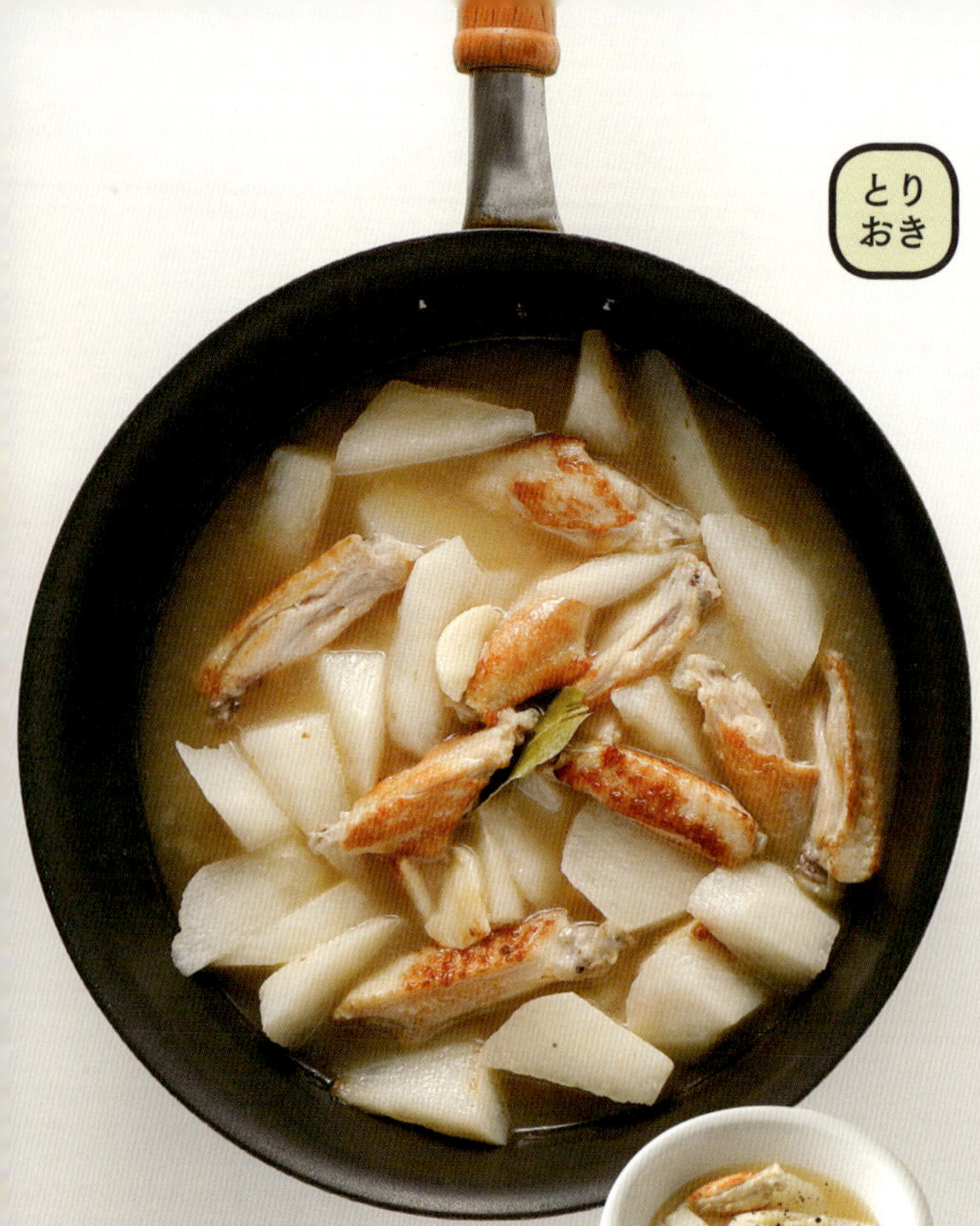

とりおき

和食にも洋食にも合う副菜。

長いもと手羽のシンプル煮

材料〔作りやすい分量〕

長いも…300g
とり手羽中半割り（スペアリブ）
…9本（200g）
A ［塩…少々、酒…小さじ1］

B
水…300㎖
酒…大さじ2
うすくちしょうゆ
…大さじ1
にんにく
…1片（10g）
ローリエ…1枚

サラダ油…小さじ1

作り方

①長いもは皮をむき、ひと口大に切る。水で洗い、ぬめりをざっととる。にんにくはつぶす。
②手羽中に**A**をもみこむ。
③深めのフライパンに油を温め、手羽中を中火で焼く。両面に焼き色がついたら、長いも、**B**を加える。ふたをして中火で約10分煮る。
④盛りつける。好みで粗びきこしょうをふっても。

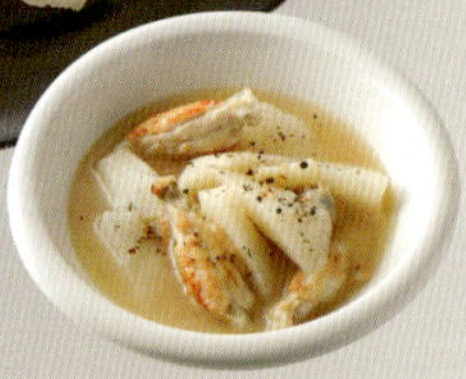

盛りつけ例

20分　全量で466kcal　た26.4g　塩分2.7g

保存めやす：冷蔵約3日

とりおき

献立に少しあるとうれしい味と色。

さつまいものジャム煮

材料〔4食分〕

さつまいも…200g
オレンジマーマレード（ジャム*）
…大さじ3（60g）

*ジャムは、りんご、あんずなどでも。

作り方

①さつまいもは皮つきのまま6～7㎜厚さの輪切り、または半月切りにし、水にさらす。ざるにあげて水気をきる。
②鍋にいもと、[かぶるくらいの水（材料外）]、ジャムを入れ、火にかける。煮立ったら、落としぶたと鍋のふたをし、弱火で15～20分煮る。竹串がすっと通れば火を止め、煮汁につけたままさます。

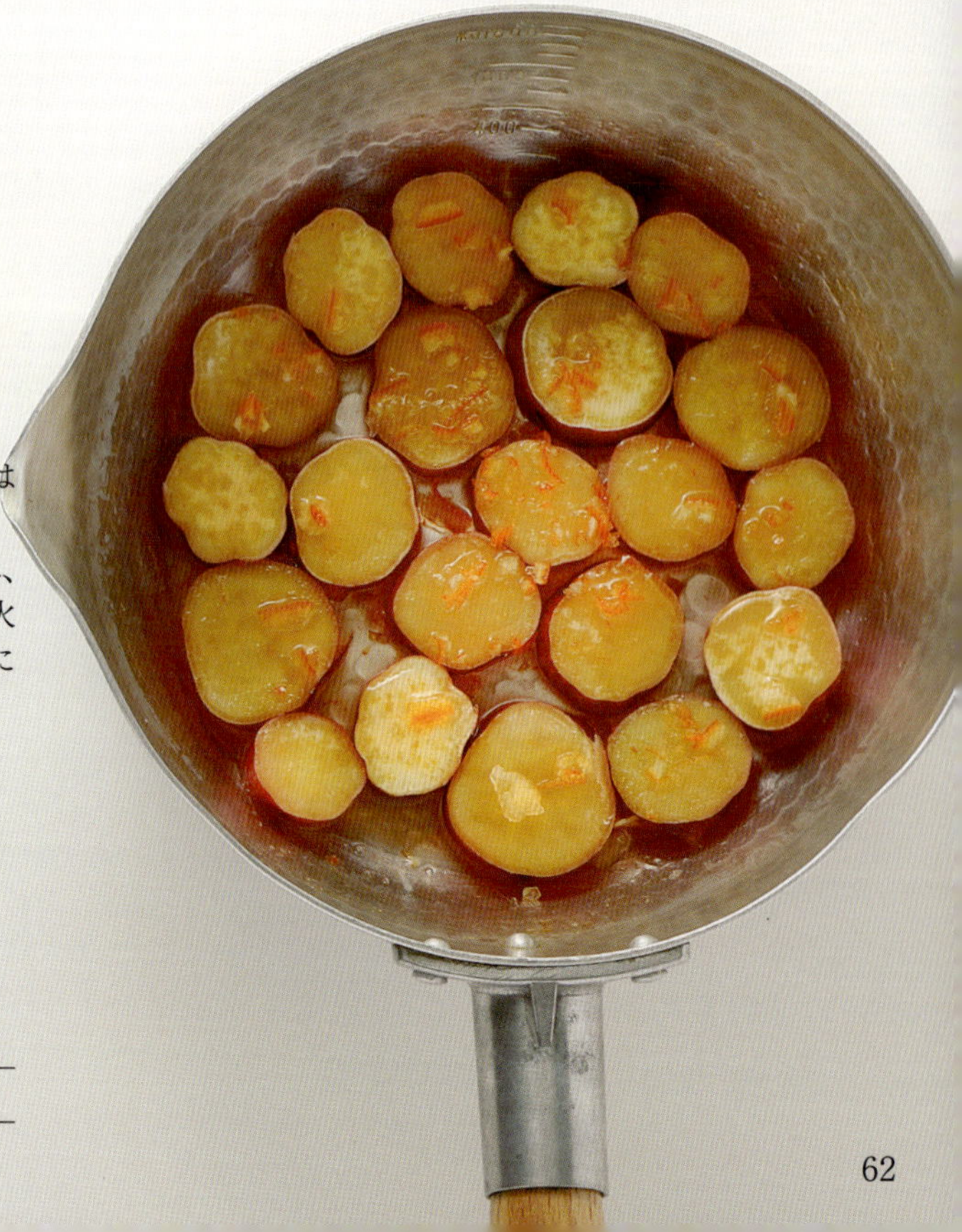

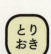

25分　1食分92kcal　た0.5g　塩分0.1g

保存めやす：冷蔵約3日　冷凍約1か月

とり おき

「水気をさけ、下味に酢」で日もちよく。

もつポテサラ

食べ方ヒント：チーズのせ焼き／オムレツの具

30分（ポテトベース）　5分（食べるとき）

できあがり1食分 189kcal　た3.9g　塩分0.5g

保存めやす：冷蔵約3日

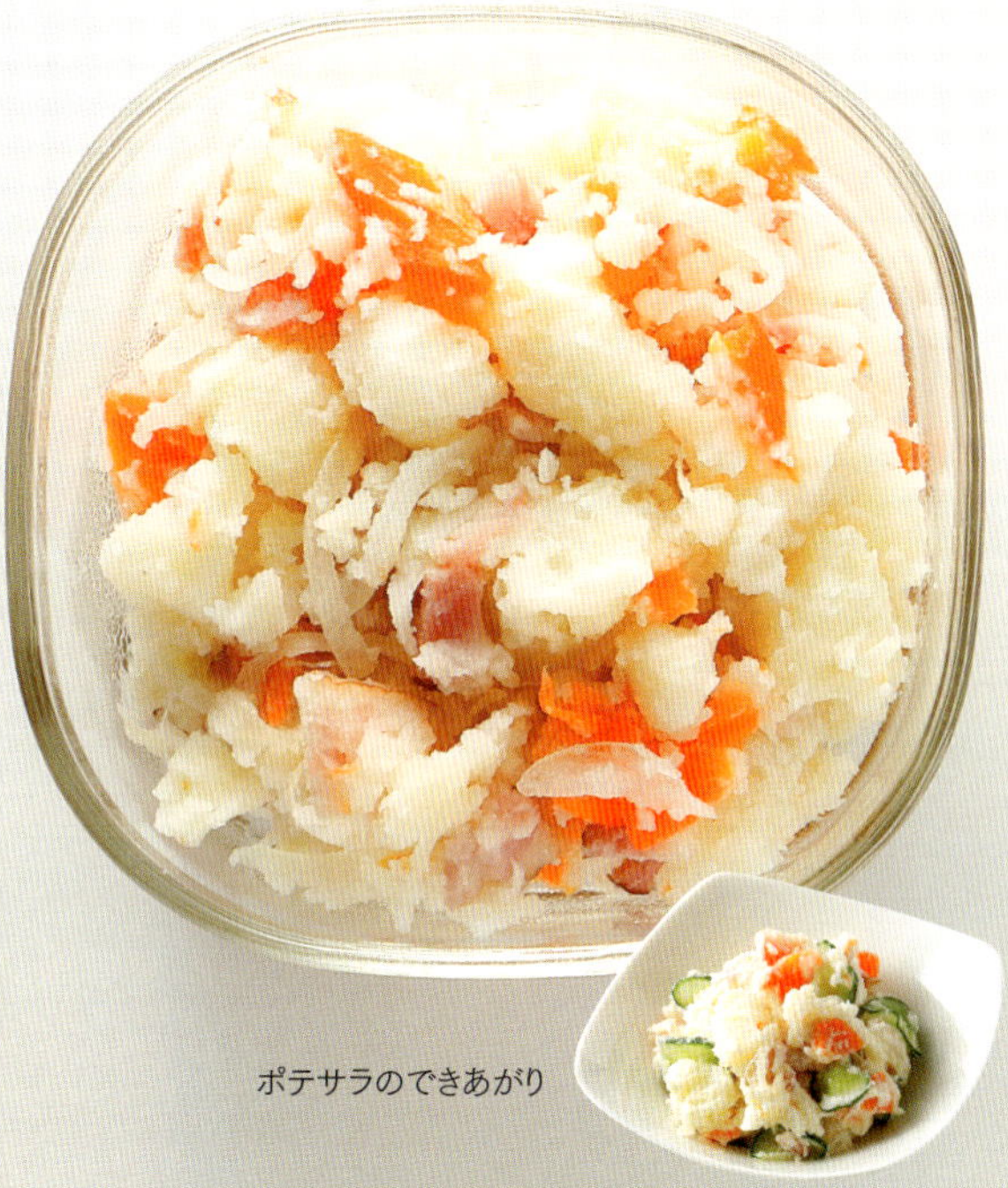

ポテサラのできあがり

材料〔3食分〕

〈ポテトベース〉
じゃがいも…2個（300g）
にんじん…50g
　酢…小さじ1
たまねぎ…30g
ベーコン…2枚

〈食べるとき・1食分〉
左記のポテトベース
　…$\frac{1}{3}$量
きゅうり…$\frac{1}{3}$本
マヨネーズ…大さじ$\frac{2}{3}$

作り方

①じゃがいもは3㎝大に、にんじんは5㎜厚さのいちょう切りにする。鍋に入れ、いもの頭が見えるくらいの水を加えて火にかける。煮立ったら中火にし、ふたをして約15分ゆでる。

②（ゆでている間に）たまねぎは薄切りに、ベーコンは1.5㎝幅に切る。フライパンに一緒に入れ、たまねぎがしんなりする程度に炒める（油不要）。

③①の湯を捨て、鍋を火に戻して、ゆすりながら強火で水分をよく蒸発させる。火を止め、酢をふって混ぜる。

④②と③がさめたら、混ぜる（冷蔵保存はこの状態で）。

〈食べるとき〉

⑤きゅうりは薄切りにして［塩少々（材料外）］をふり、水気が出たらしぼる。④の$\frac{1}{3}$量と合わせ、マヨネーズであえる。

とり おき

電子レンジで下ゆで。ごはんによく合う。

さといものみそ煮

材料〔3食分〕

さといも…300g
豚こま切れ肉…100g
万能ねぎ…5本
サラダ油…大さじ$\frac{1}{2}$

A
砂糖…大さじ1
みそ…大さじ1・$\frac{1}{2}$
水…50㎖

作り方

①さといもは皮をむき、ひと口大に切る。耐熱皿に並べてラップをし、電子レンジで7～8分（500W）加熱する。竹串がすっと通ればよい*。

②万能ねぎは3～4㎝長さに切る。**A**は合わせる。

③深めのフライパンに油を温め、豚肉を強めの中火で炒める。色が変わったら①を加えて炒める。油がまわったら中火にし、**A**を加えて炒め煮にする。ねぎを加え、汁気がなくなったら火を止める。

＊この状態で冷凍できる（p.61）。

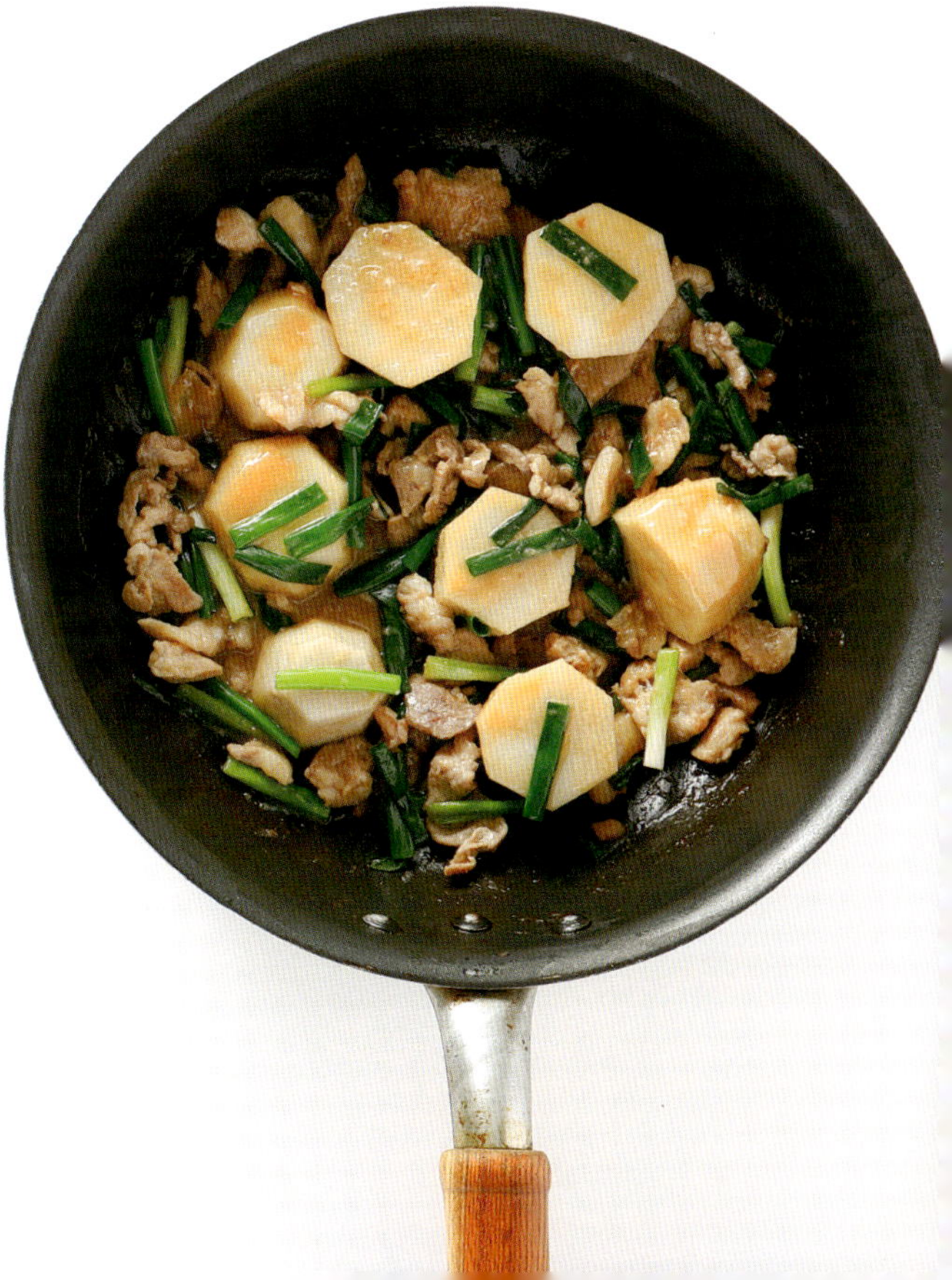

20分　1食分194kcal　た8.2g　塩分1.1g

保存めやす：冷蔵約3日　冷凍約2週間

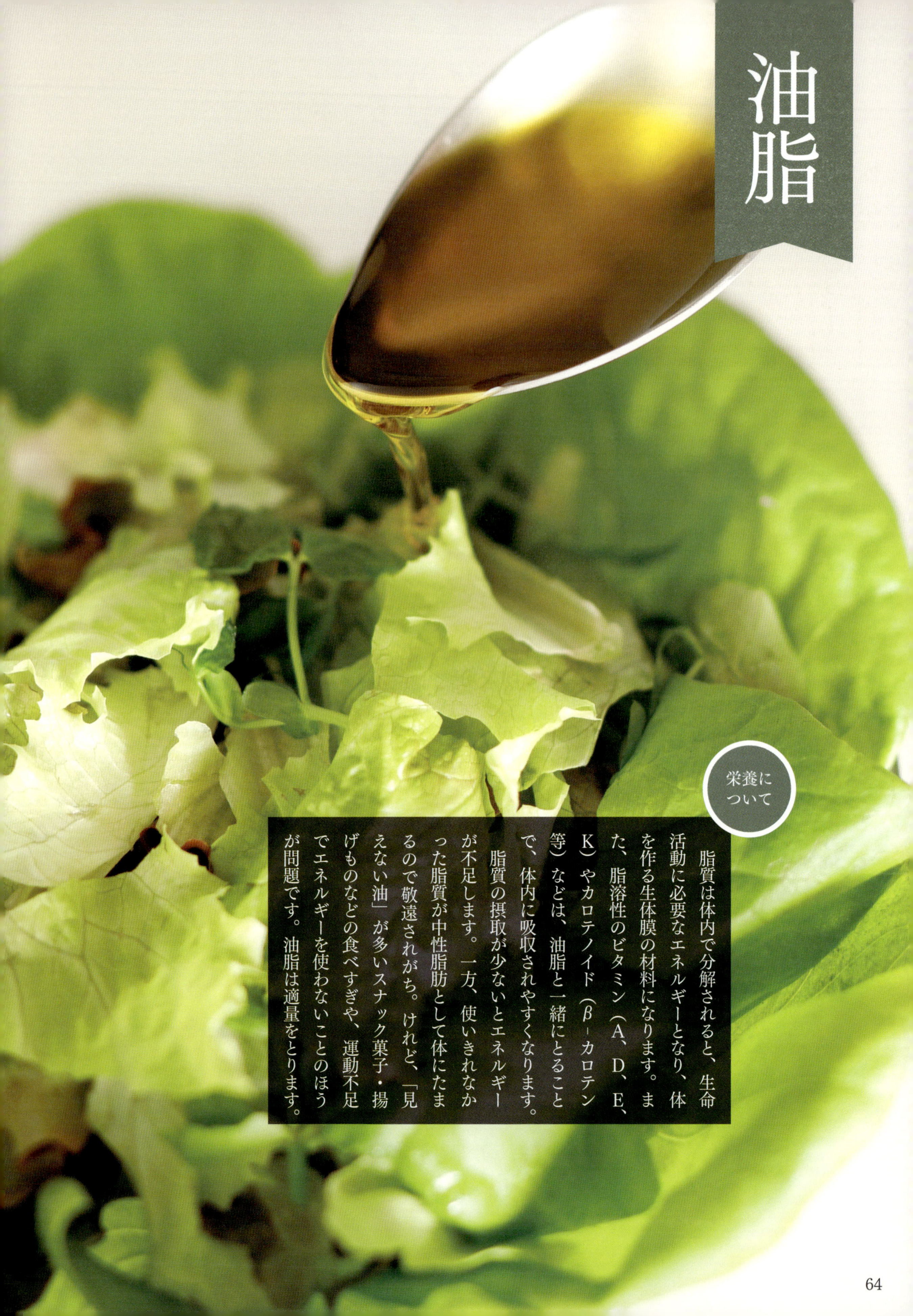

油脂

栄養について

脂質は体内で分解されると、生命活動に必要なエネルギーとなり、体を作る生体膜の材料になります。また、脂溶性のビタミン（A、D、E、K）やカロテノイド（β-カロテン等）などは、油脂と一緒にとることで、体内に吸収されやすくなります。

脂質の摂取が少ないとエネルギーが不足します。一方、使いきれなかった脂質が中性脂肪として体にたまるので敬遠されがち。けれど、「見えない油」が多いスナック菓子・揚げものなどの食べすぎや、運動不足でエネルギーを使わないことのほうが問題です。油脂は適量をとります。

油脂のコツ 1

極端なとりすぎ、極端な節制をしません。

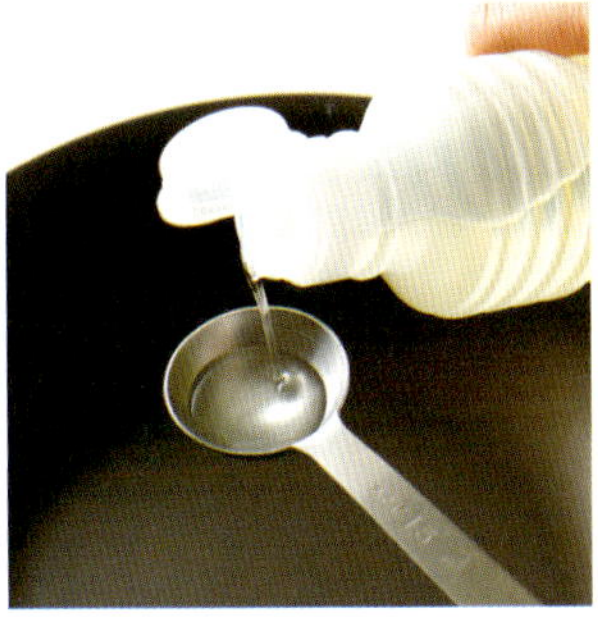

家庭で料理を作ると、調理で使う油脂の量を、材料に合わせて自分でコントロールできる。こちらは“見える油”。

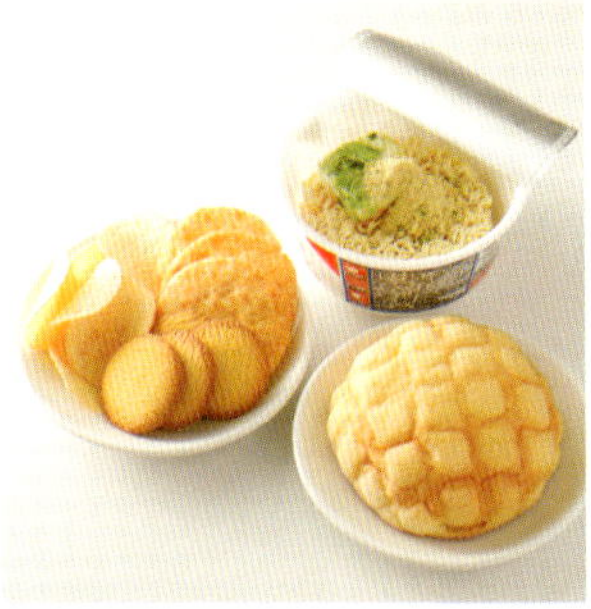

“余分な脂肪”は、食品に含まれる“見えない油”によるところが多いもの。見えない油のとりすぎに注意。

油脂のコツ 2

適度にとって豊かな食卓を楽しみます。

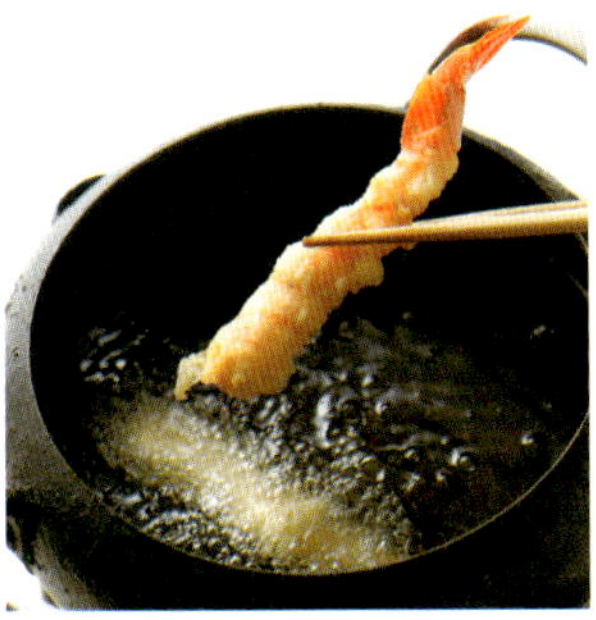

揚げものも適度に食べたい。ただし、2～3回使って古くなった揚げ油は処分する。

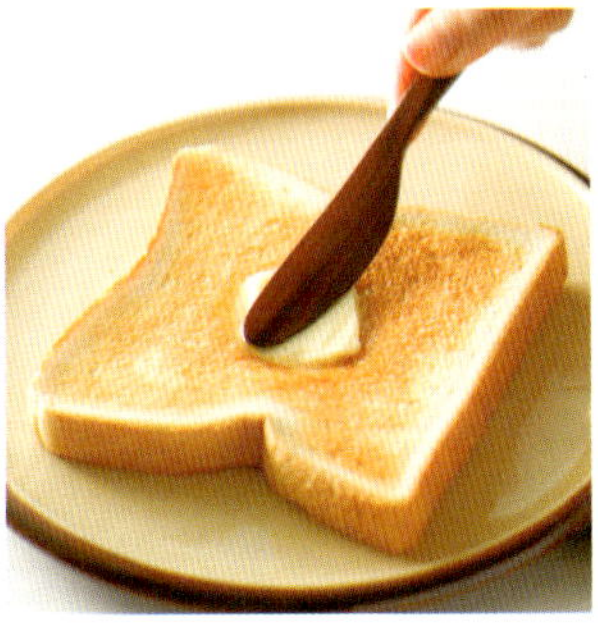

たとえば、バターはビタミンAが豊富。そして、少量でおいしい食事がとれる効用は大。

油脂のコツ 3

少量を求め、種類に合わせて上手に使います。

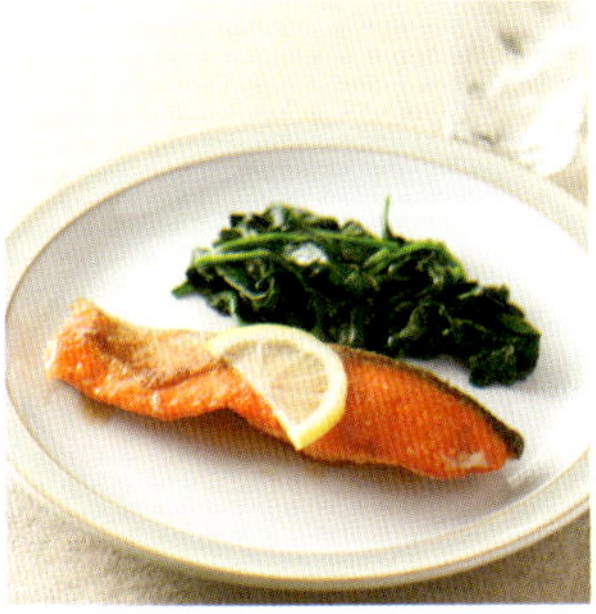

ビタミンDやKと油脂を一緒にとるとカルシウムの吸収がよくなる（例／さけはカルシウムやD、ほうれんそうはKが多い）。

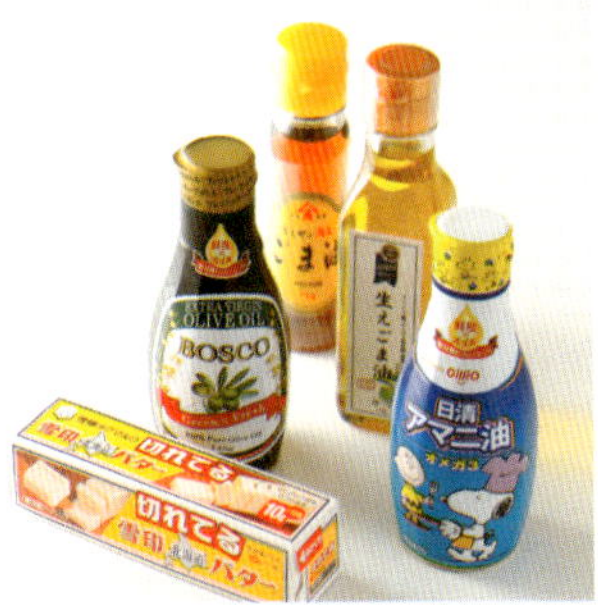

油脂は種類ごとに味も成分も異なる。加熱不可の商品もあり、商品の特徴をふまえて少量ずつ買い求める。

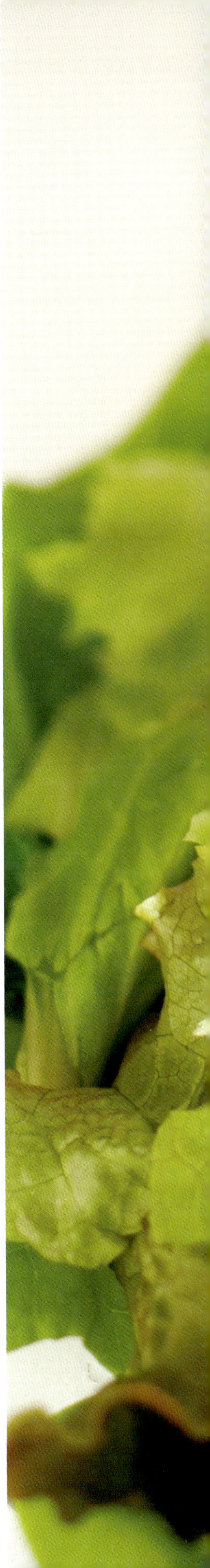

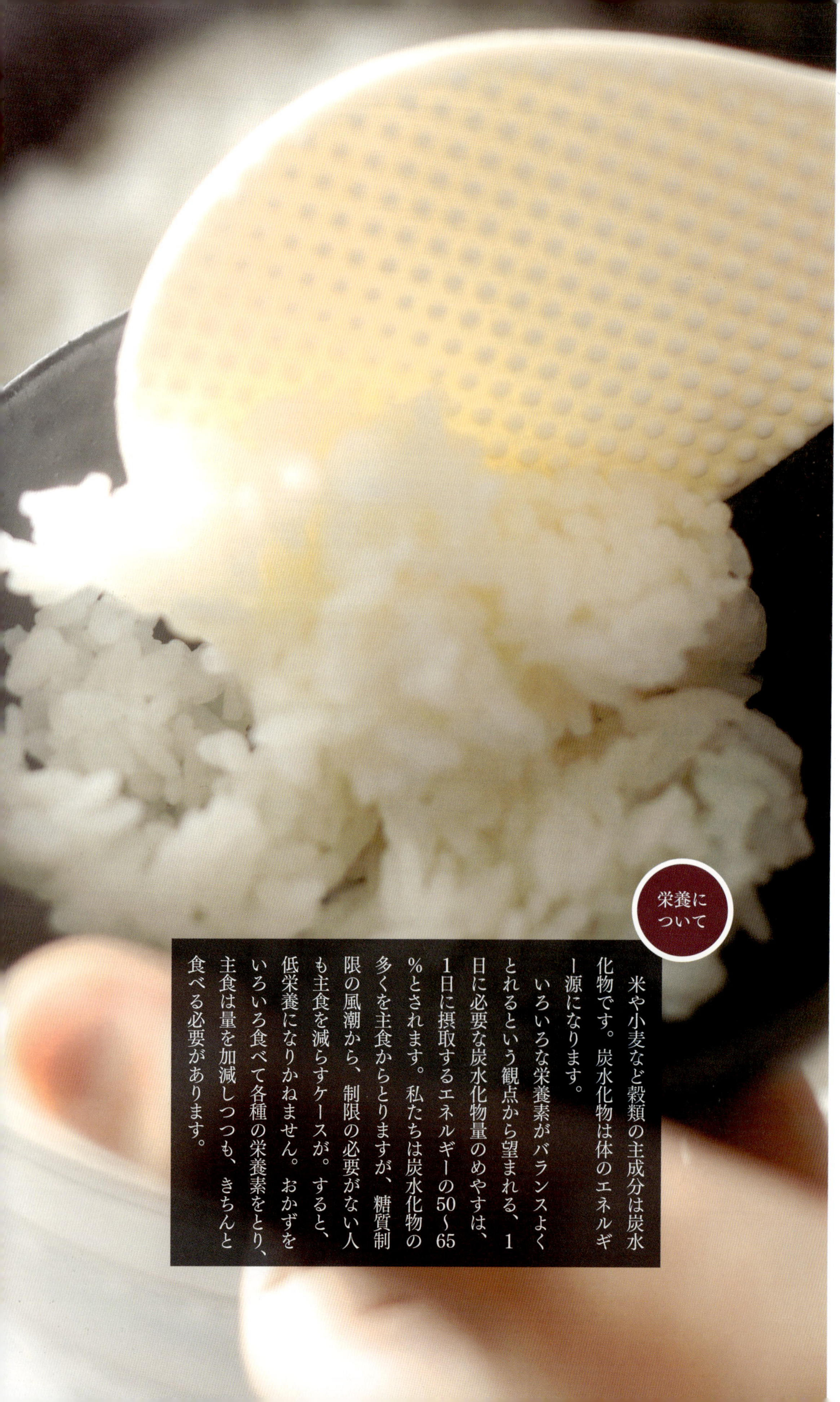

食事のキホン ごはん

ごはん（主食）は大切。10の食品群の前提です。

栄養について

米や小麦など穀類の主成分は炭水化物です。炭水化物は体のエネルギー源になります。

いろいろな栄養素がバランスよくとれるという観点から望まれる、1日に必要な炭水化物量のめやすは、1日に摂取するエネルギーの50～65%とされます。私たちは炭水化物の多くを主食からとりますが、糖質制限の風潮から、制限の必要がない人も主食を減らすケースが。すると、低栄養になりかねません。おかずをいろいろ食べて各種の栄養素をとり、主食は量を加減しつつも、きちんと食べる必要があります。

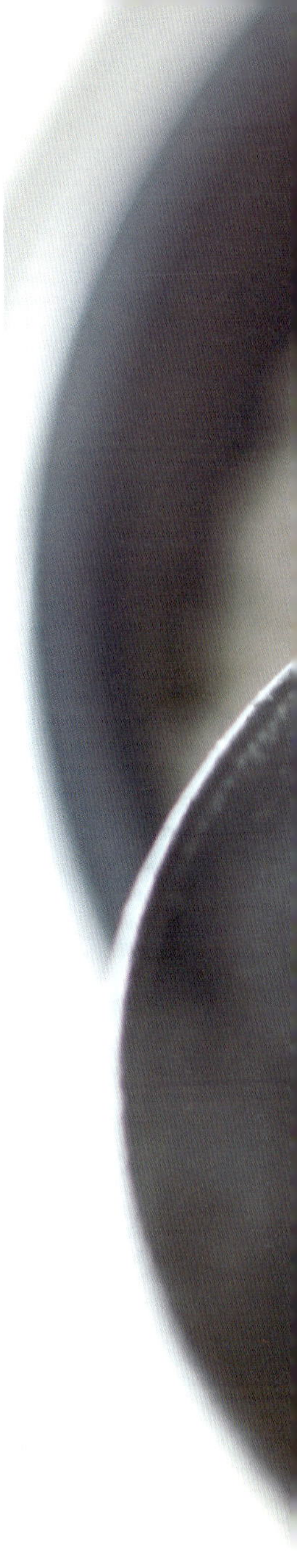

主食のコツ 1

おかずをしっかり食べて、主食を加減します。

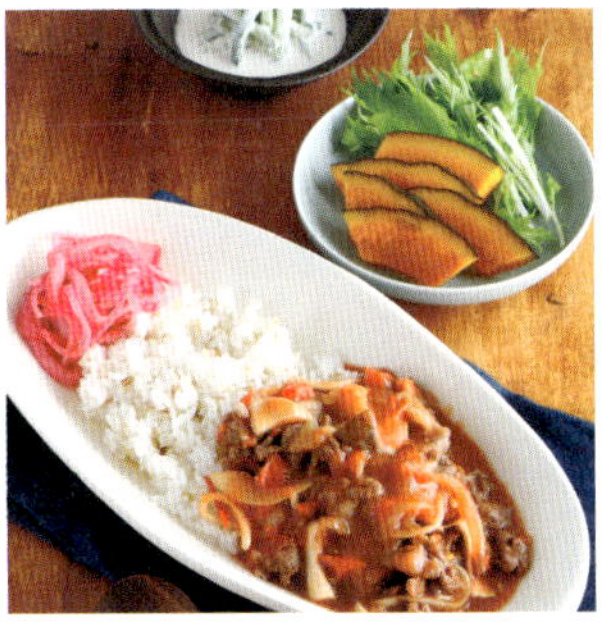

丼やライスものも、おかずの量をまずはしっかりと食べる。

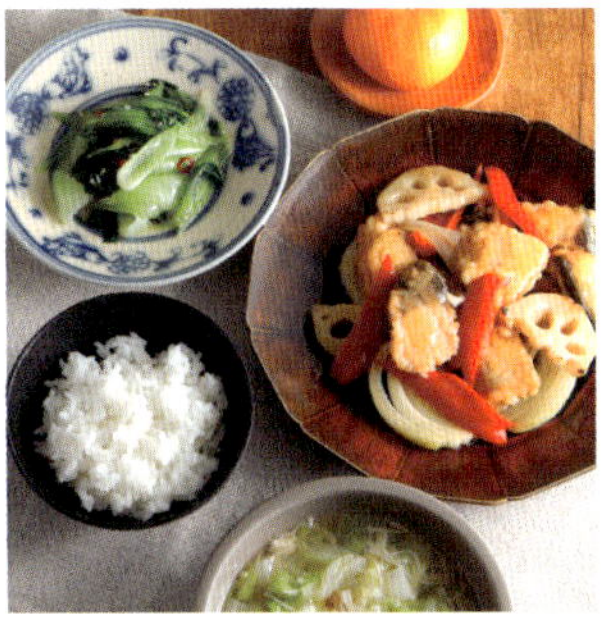

まず、いろいろな栄養素を含むおかずをたくさん食べて、ごはんの量は調節する。

主食のコツ 2

バリエーションを楽しみながらヘルシーに食べます。

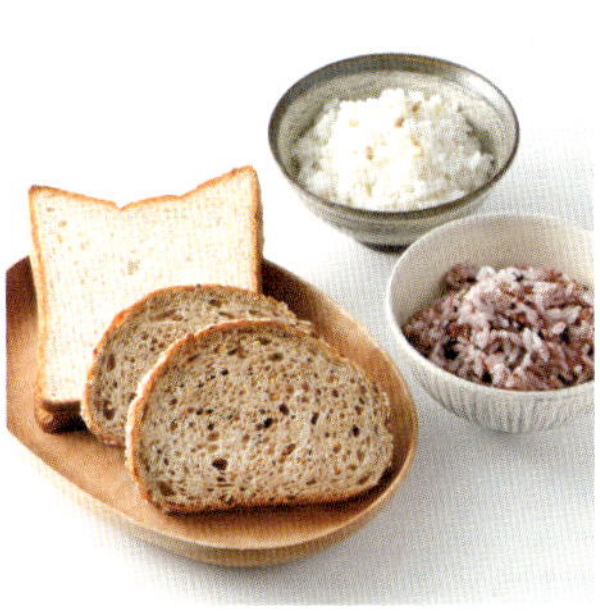

雑穀ごはんや雑穀パンからは、ミネラルや食物繊維をとれる。味のバリエーションも楽しめる。

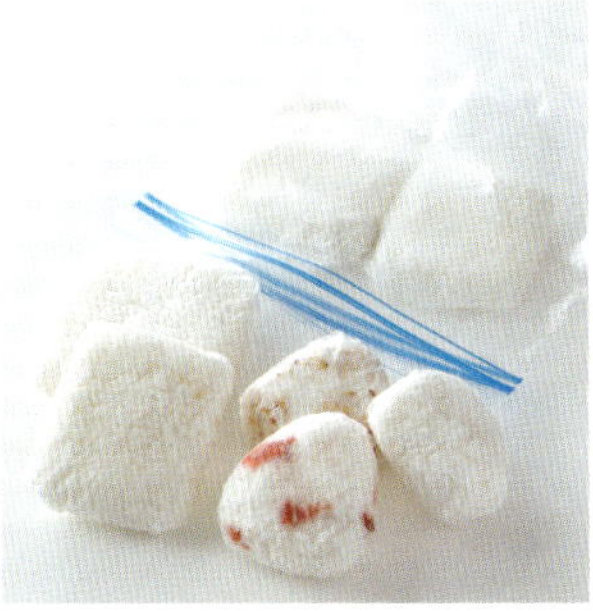

ごはんの冷凍ストックは、量の大小を作る。またおにぎりにしておいても。気分や体調に合わせて食べられる。

主食のコツ 3

冷凍品や市販品の主食をストックします。

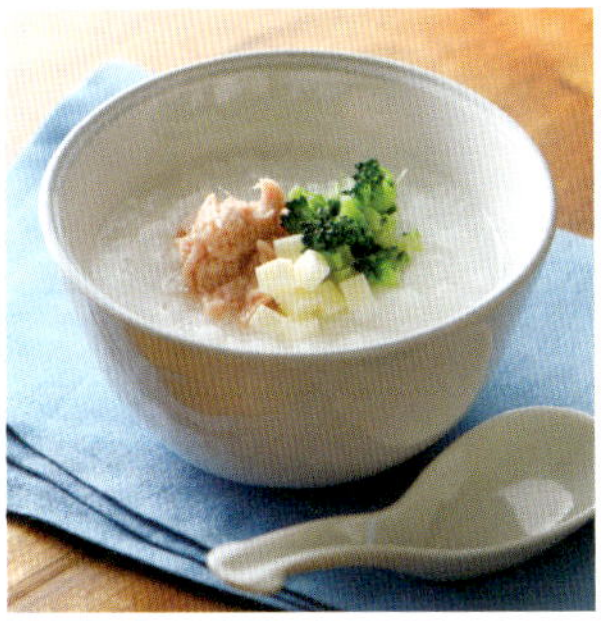

病気のときもストックがあれば安心。写真はレトルトのおかゆに、ツナ、チーズ、ブロッコリーをトッピングした3点がゆ。

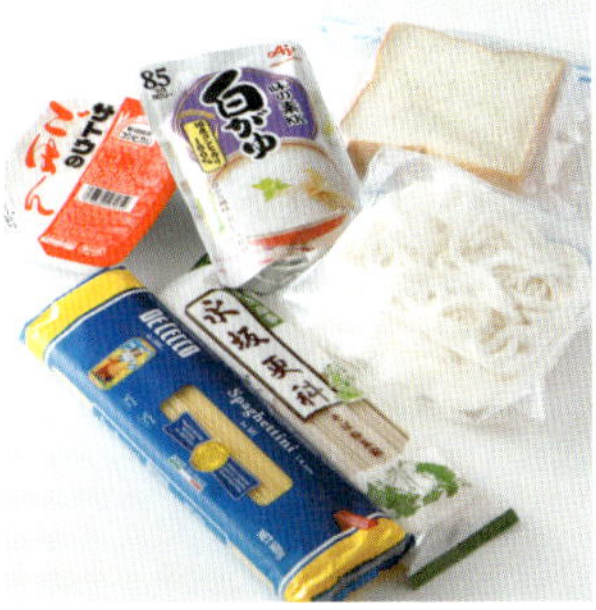

買物に行けないなど“いざというとき”用に、主食は確保しておく。

食事のキホン ごはん（主食）

いろいろな栄養素がとれる ごはんとめん

1. 春菊しらすパスタ

パスタ1食分584kcal た25.0g 塩分2.8g
スープ1食分27kcal た3.7g 塩分1.0g

材料〔1食分〕

スパゲティ…80g
A ［湯…1ℓ、塩…大さじ1/2］
春菊…50g
しらす干し…20g
オリーブ油…大さじ1
卵黄…1個分
粉チーズ…大さじ1
きざみのり…ひとつまみ
〈めかぶ卵白スープ〉
味つきめかぶ…1パック（40g）
卵白…1個分
B　水…100㎖
　　とりがらスープの素…小さじ1/8

作り方〔20分〕

①Aの湯に塩を加え、スパゲティを表示の時間どおりゆでる（ゆで湯はとりおく）。
②春菊は生のまま細かくきざみ、大きめのボールに入れる。しらす、オリーブ油を加える。
③②に、ゆであがったスパゲティ、ゆで湯大さじ2を入れてあえる。器に盛り、卵黄をのせ、粉チーズ、のりをかける。
〈スープ〉
①鍋にBを温め、めかぶ、卵白を加えて大きく混ぜ、火を止める。

2. サラミの炊きこみごはん

1食分471kcal た14.7g 塩分1.5g

材料〔1合分・2食分〕

米…1合（180㎖・150g）
水…180㎖
ドライサラミ…50g
たまねぎ…1/2個（100g）
ミックスベジタブル（冷凍）…150g
固形スープの素…2/3個
粗びきこしょう…少々

作り方〔5分（米の浸水・炊飯時間は除く）〕

①米は洗い、炊飯器の内釜に入れ、分量の水につけて30分以上おく。
②ミックスベジタブルは解凍する。たまねぎは1cm角に切る。サラミは太さによって縦2〜4つ割りにし、5mm厚さに切る。スープの素は細かくきざむ。
③①に②を加えてざっと混ぜ、炊飯器でふつうに炊く。炊きあがったら大きく混ぜる。盛りつけて、こしょうをふる（約2週間冷凍保存可）。

3. 豚丼

1食分479kcal た17.7g 塩分1.4g

材料〔1食分〕

豚肩ロース肉
（薄切り）…70g
A　塩…少々
　　酒…大さじ1/2
　　ごま油…少々
ねぎ…1/2本（50g）
小松菜…100g
B　水…50㎖
　　酒…大さじ1/2
　　とりがらスープの素…小さじ1/4
　　かたくり粉…小さじ1/2
　　塩…少々
温かいごはん…150g
粗びきこしょう…少々
レモン（くし形切り）…1/8個

作り方〔15分〕

①ねぎと小松菜は5〜6cm長さに切る。
②豚肉は長さを半分に切る。Aをふってよくもみこむ。Bは合わせる。
③フライパンに肉を広げ、中火で両面を焼いてとり出す（油不要）。続いて、ねぎと小松菜を分けて入れ、それぞれ火を通してとり出す。
④フライパンの汚れをふき、Bを混ぜてから加えてひと煮立ちさせる。
⑤丼にごはんをよそい、肉と野菜をのせ、④のたれをかける。こしょうをふり、レモンを添える。

4. みそ煮こみ鶏《とり》うどん

1食分516kcal た29.7g 塩分2.8g

材料〔1食分〕

ゆでうどん…1食分（200g）
とりもも肉…70g
ごぼう…20g
ねぎ…1/2本（50g）
三つ葉…30g
かまぼこ…3切れ
卵…1個
七味とうがらし…少々
〈煮汁〉
だし…300㎖
みそ…小さじ2
みりん…大さじ1/2

作り方〔20分〕

①ごぼうとねぎは斜め薄切りにする。ごぼうはさっと水にさらす。とり肉はひと口大に切る。
②三つ葉は4cm長さに切り、茎と葉を分ける。
③ひとり分の土鍋に、煮汁のだし、①を入れてふたをし、中火にかける。煮立ったらアクをとり、5分ほど煮る。
④みそをとき入れ、みりん、うどんを加えて1〜2分煮る。卵を割り入れ、三つ葉の茎、かまぼこをのせてふたをし、ひと煮する。
⑤三つ葉の葉をのせ、七味をふって食べる。

1

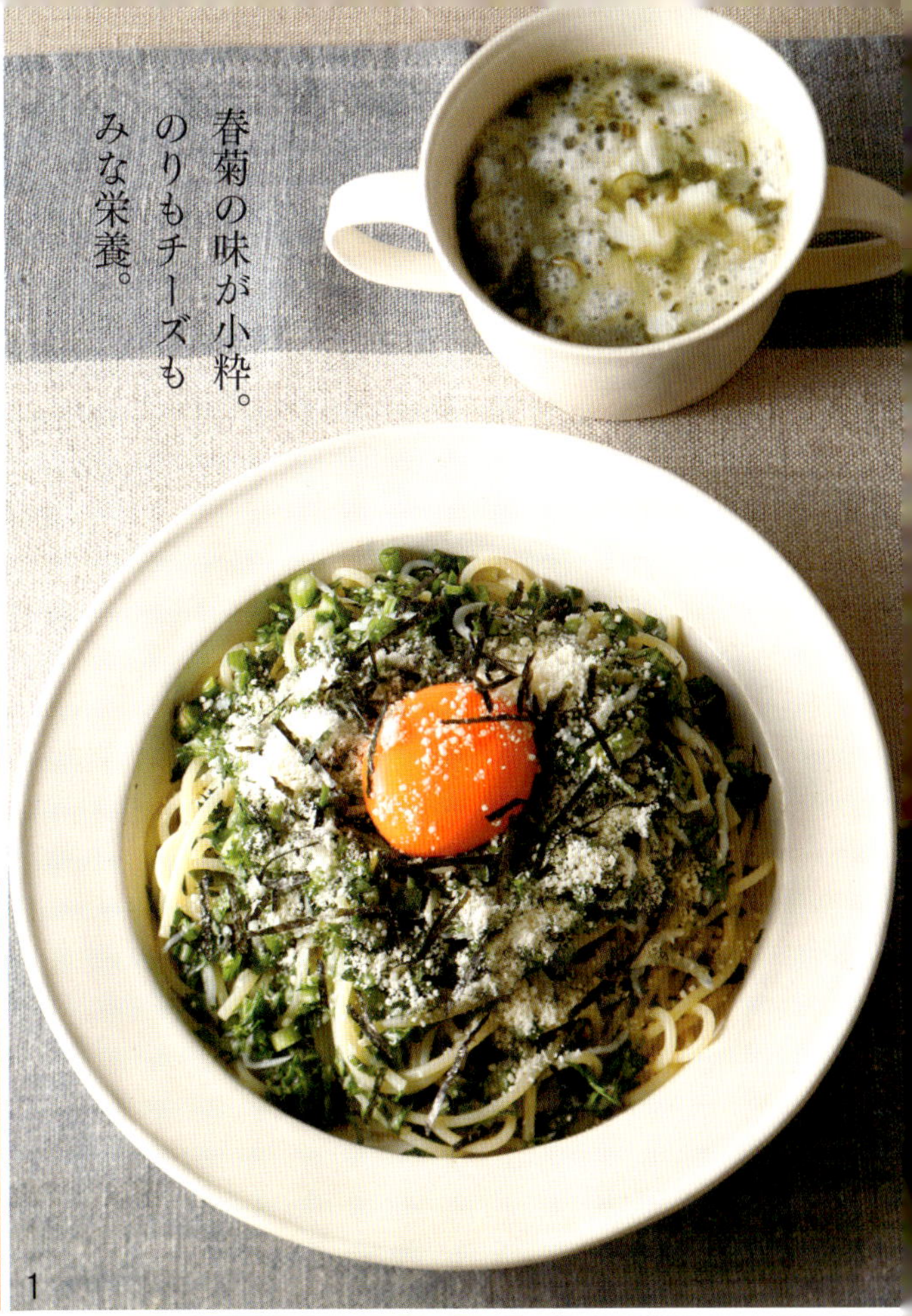

春菊の味が小粋。
のりもチーズも
みな栄養。

2

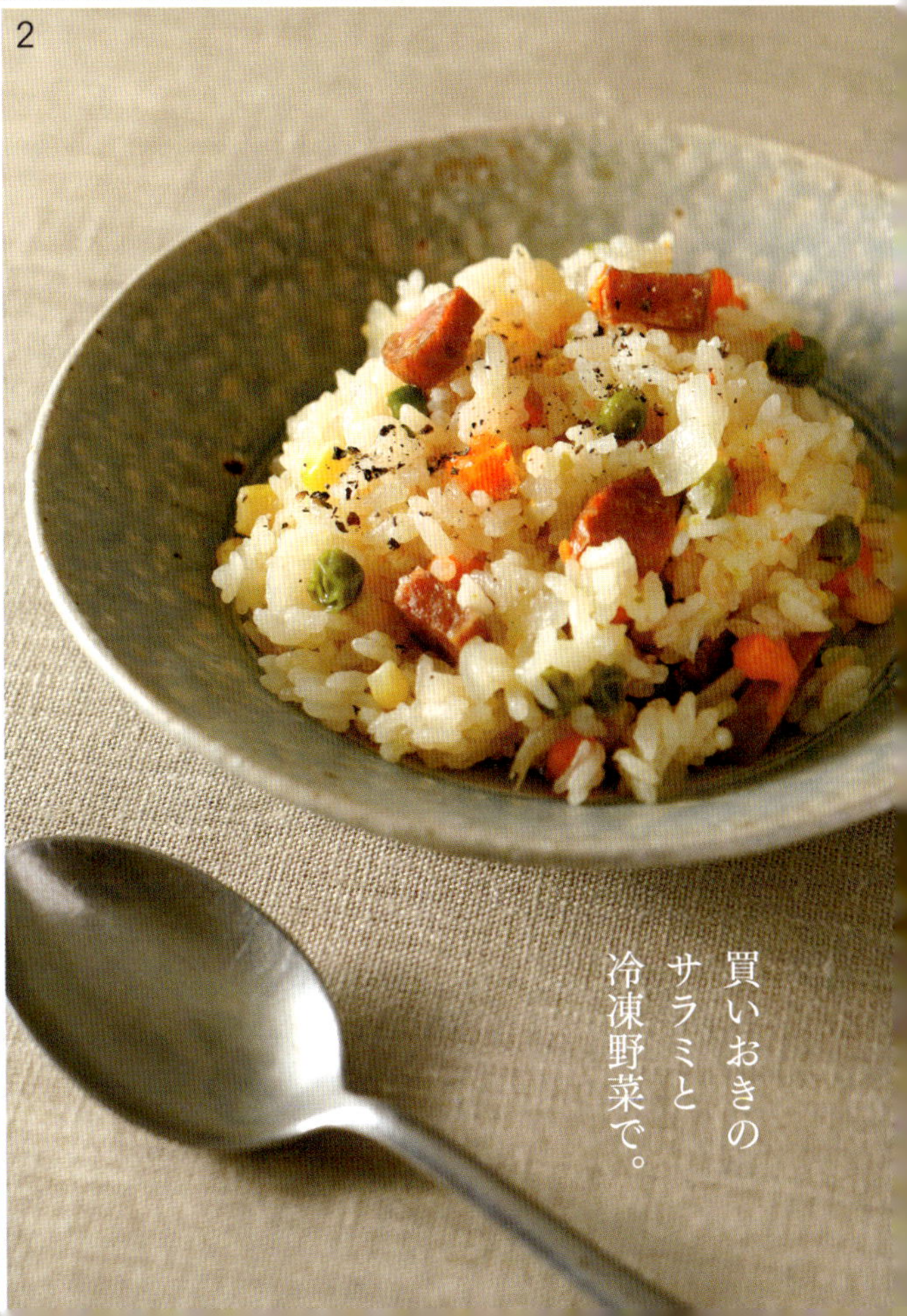

買いおきの
サラミと
冷凍野菜で。

3

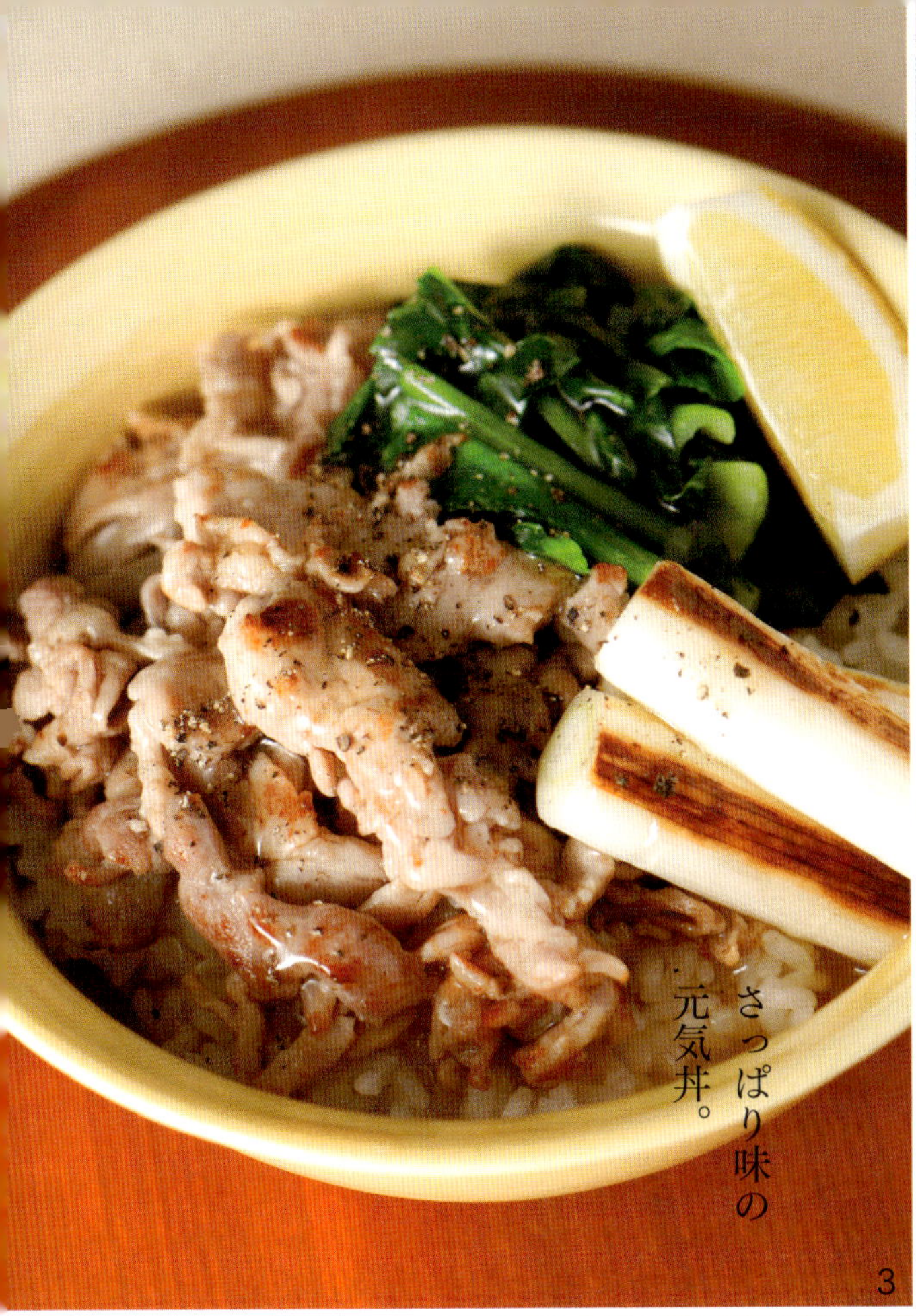

さっぱり味の
元気丼。

4

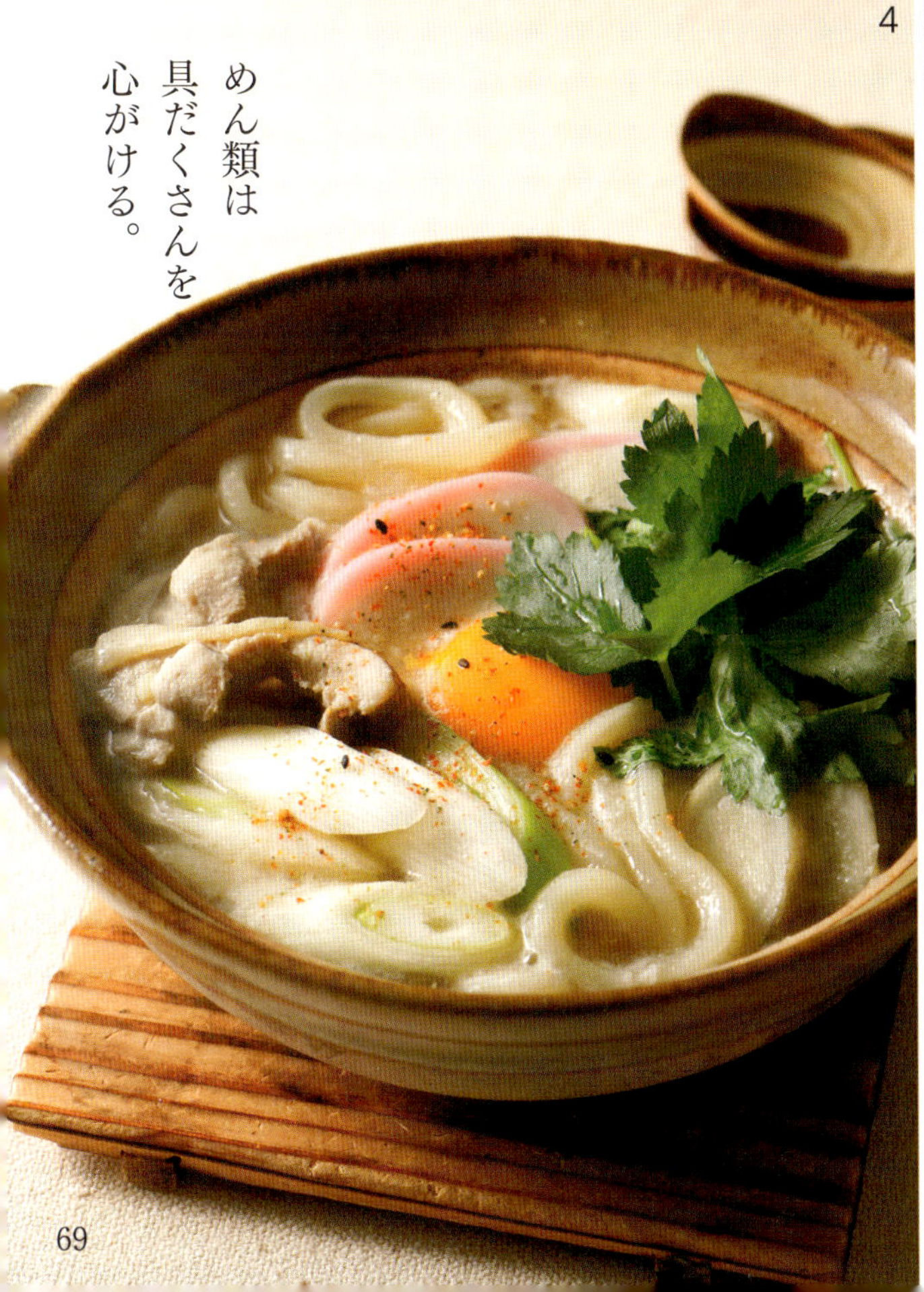

めん類は
具だくさんを
心がける。

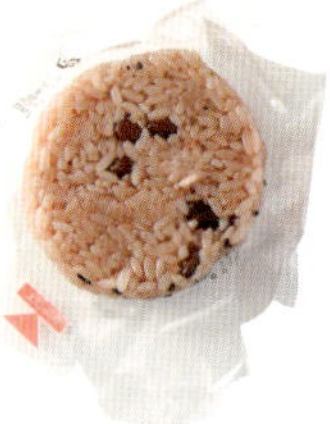

おにぎり活用法。もち米でこっくり。

赤飯おにぎりでサムゲタンおじや

1食分475kcal　た22.9g　塩分2.0g

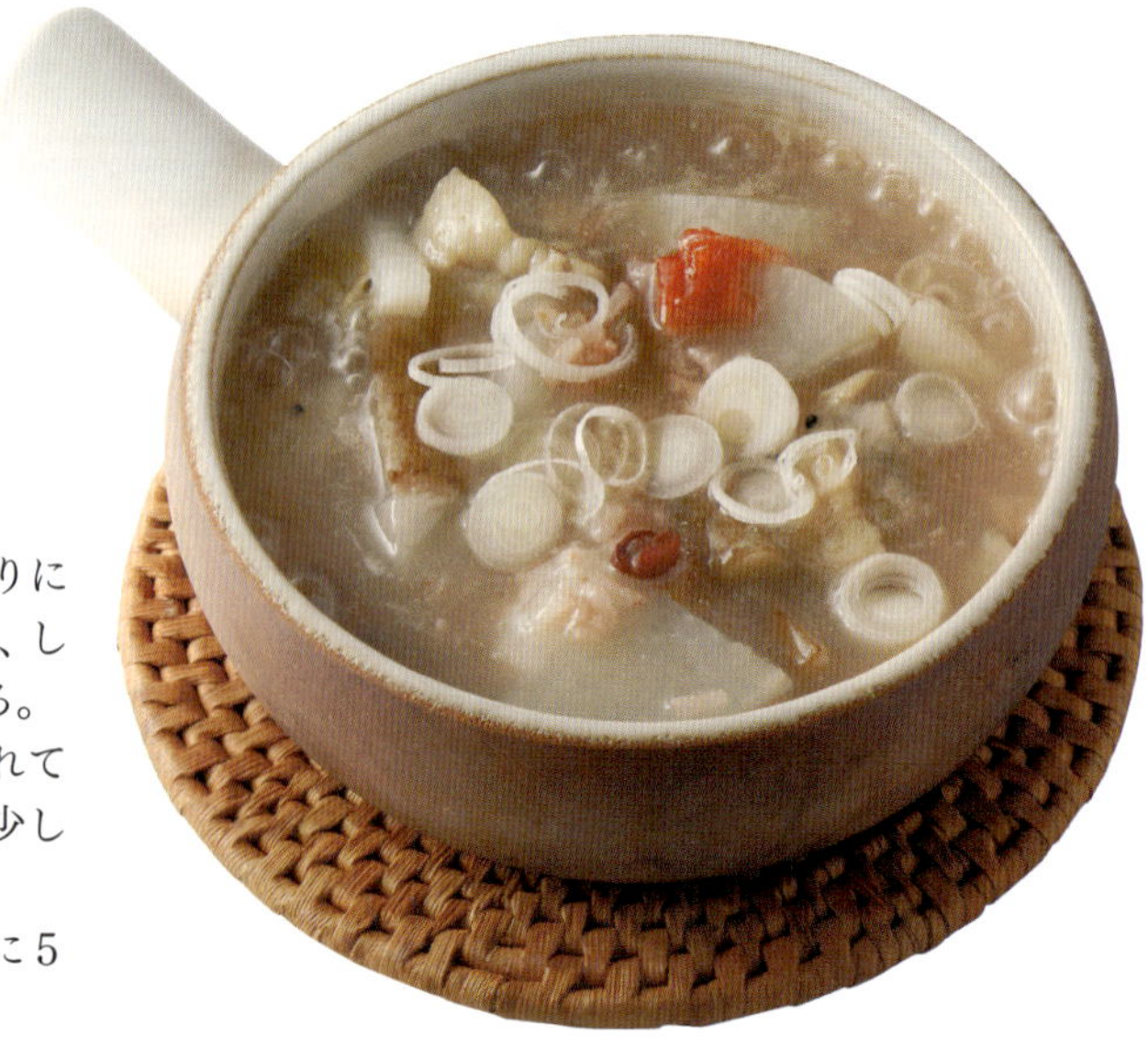

材料〔1食分〕

赤飯おにぎり…1個
とりもも肉…100g
だいこん…50g
長いも…25g
ごぼう…25g
しょうが…小1かけ（3g）
A｜水…400mℓ
　｜酒…大さじ1
　｜塩…少々
梅肉…少々
ねぎ（小口切り）…5cm

作り方〔25分〕

①だいこんと長いもは7～8mm厚さのいちょう切りにする。ごぼうは3cm長さに切り2～4つ割りに、しょうがは薄切りにする。とり肉はひと口大に切る。
②厚手の鍋に**A**を合わせ、長いも以外の①を入れて中火にかける。煮立ったらアクをとり、ふたを少しずらしてのせ、弱火で約15分煮る。
③②に長いもと、おにぎりをほぐして加え、さらに5分煮る。火を止めて梅肉とねぎを散らす。

野菜もたっぷり一緒に食べます。

メンチカツとキャベツで キャベツメンチカツ丼

1食分640kcal　た20.4g　塩分2.2g

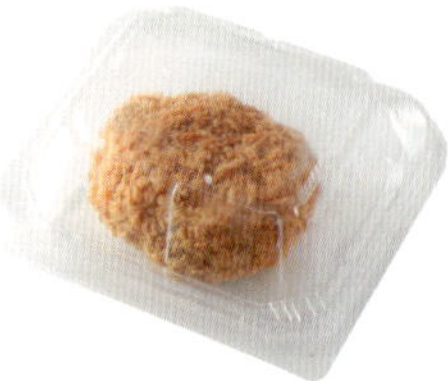

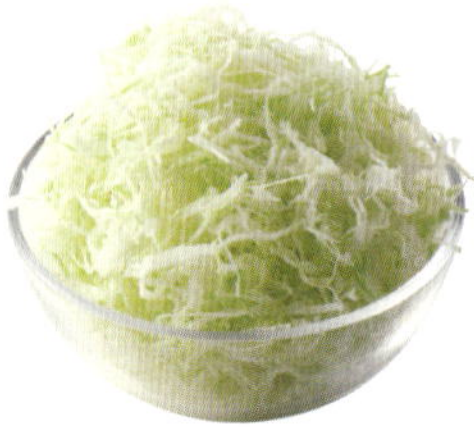

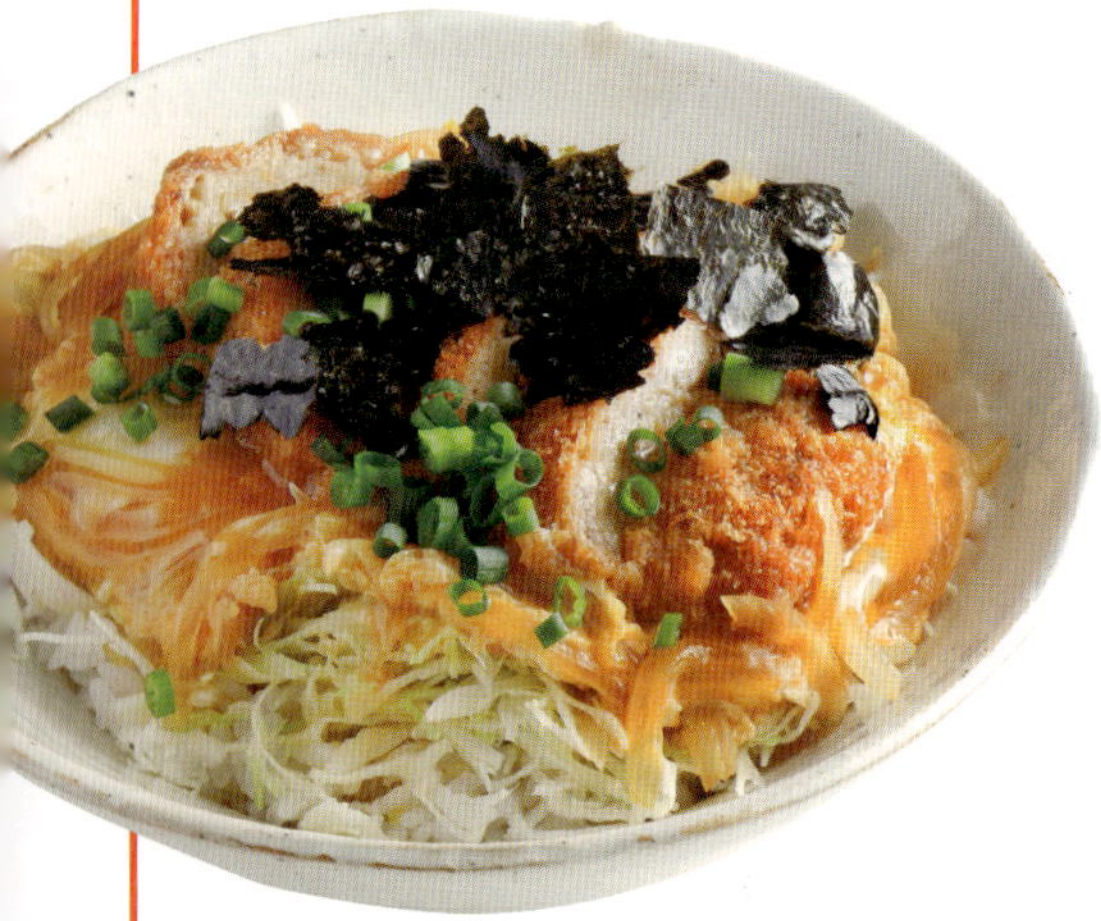

材料〔1食分〕

卵…1個
メンチカツ…1個
たまねぎ…¼個（50g）
めんつゆ（うすめ）*…100mℓ
キャベツ（せん切り）…60g
万能ねぎ（小口切り）…1本
焼きのり（ちぎる）…½枚
温かいごはん…150g

*市販のめんつゆ（ストレート）を2～3倍にうすめる。
またはA［だし…100mℓ、みりん・しょうゆ…各大さじ½］。

作り方〔10分〕

①たまねぎは薄切りにする。メンチカツは1cm幅に斜めに切る。
②小さめのフライパンに、めんつゆ（または**A**）、たまねぎを入れて中火にかける。ふたをして3分ほど煮る。メンチカツを加え、卵をざっとほぐして回し入れる。半熟になったら火を止める。
③丼にごはんをよそい、キャベツ、②をのせる。万能ねぎ、のりを散らす。

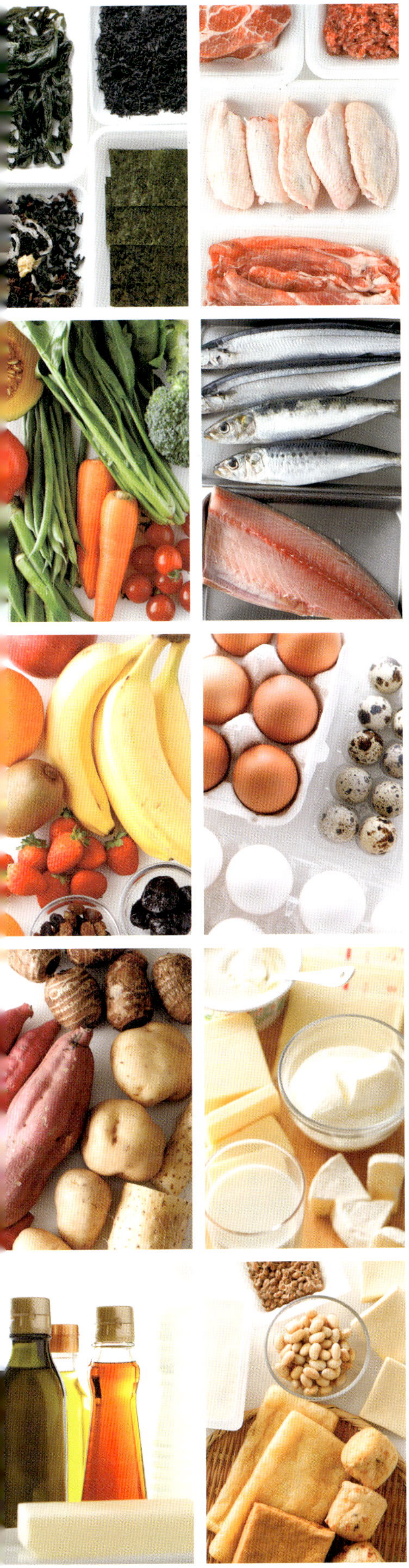

「10の食品群」をとる
季節の食卓

１日で10点とることを目標に、
(い)(ろ)(は)(に)(ほ)(へ)の６組みの食事を作ってみました。
外食のときも10点を意識して、料理を選びましょう。

(待)＝[待ち受け]＝待ち受け食材＝ p.12（表記の説明）

(と)＝[とりおき]＝とりおきおかず＝ p.12（表記の説明）

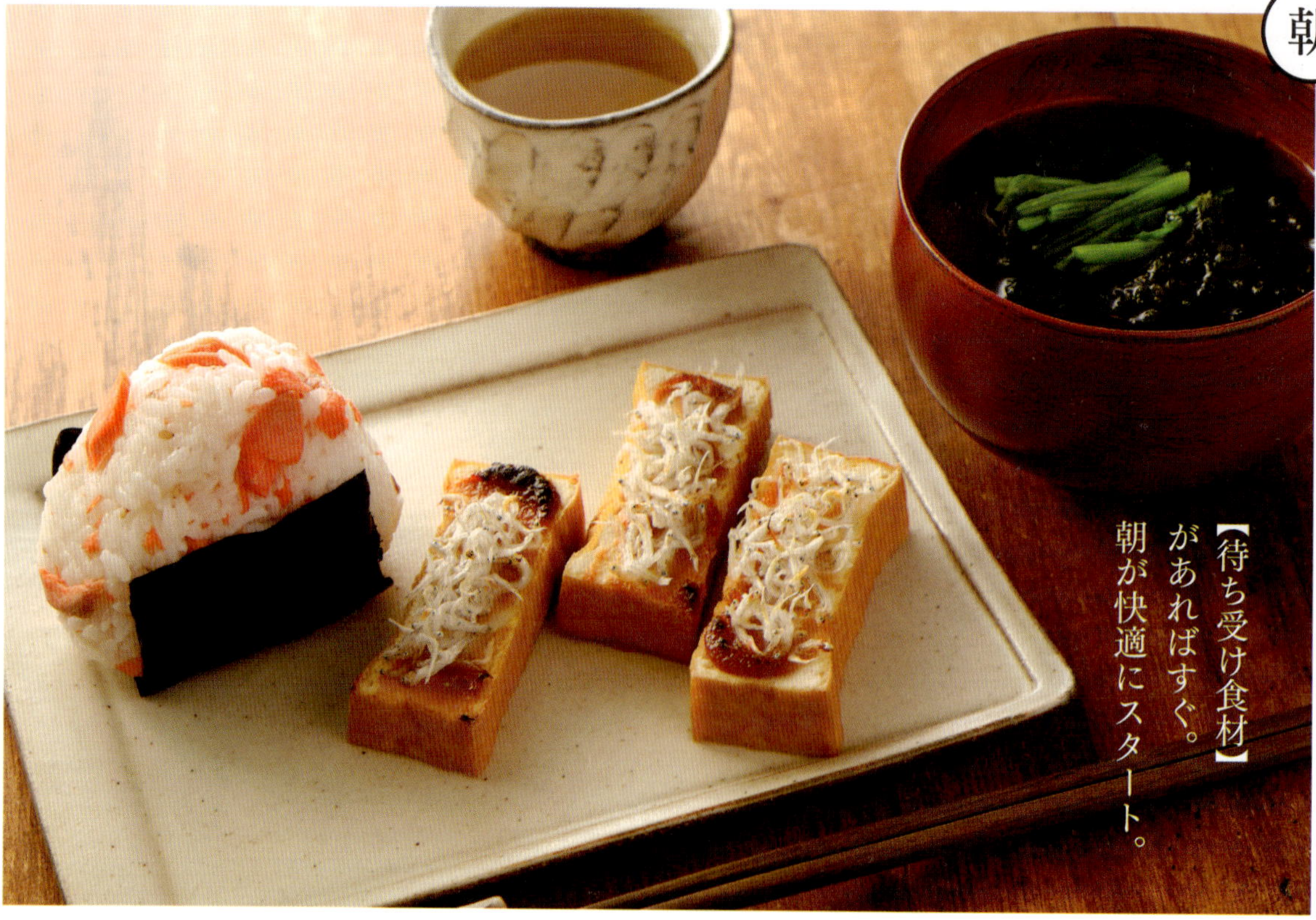
朝
【待ち受け食材】
があればすぐ。
朝が快適にスタート。

献立例
10点満点の1日 い
朝・昼

厚揚げのじゃこみそ焼き

材料〔2食分〕

厚揚げ…1個（200g）
みそ・砂糖…各大さじ½
しらす干し*…大さじ2（12g）

＊冷凍しておいたもの（p.23）なら、凍ったまま使える。

作り方〔1食分178kcal た13.6g 塩分0.9g〕

①厚揚げは6つに切り、グリルの網に切り口を上にしてのせる。みそと砂糖を混ぜ、切り口に塗り、しらすをのせる。
②中火のグリルで焼き目がつくまで焼く。

日本茶〔2食分〕〔2杯〕

〔1食分2kcal た0.2g 塩分0.0g〕

ひとり分を作る

厚揚げのじゃこみそ焼きは、ひとり分ならオーブントースターで焼いてもよいでしょう。アルミホイルにのせて焼けば掃除もラクです。

さけおにぎり

材料〔2食分〕

温かいごはん…300g
待 **さけフレーク*（作り方p.25）**
…p.25の約¼量（約40g）
焼きのり…½枚

＊市販品でもよい。

作り方〔1食分308kcal た9.8g 塩分0.5g〕

①ごはんに、さけフレークを混ぜて、2個ににぎる。のりを巻く。

※おにぎりにして冷凍しておいても（p.67）。のりは食べるときに巻く。

ほうれんそうと あおさの吸いもの

材料〔2食分〕

待 **ほうれんそう（ゆでたものp.48）**…100g
あおさのり*…大さじ2
だし…300㎖
しょうゆ・塩…各少々

＊のりやとろろこんぶでもよい。

作り方〔1食分18kcal た2.3g 塩分0.7g〕

①鍋にだしを温め、しょうゆ、塩で調味する。ゆでたほうれんそう、あおさのりを加えてひと煮する。

昼

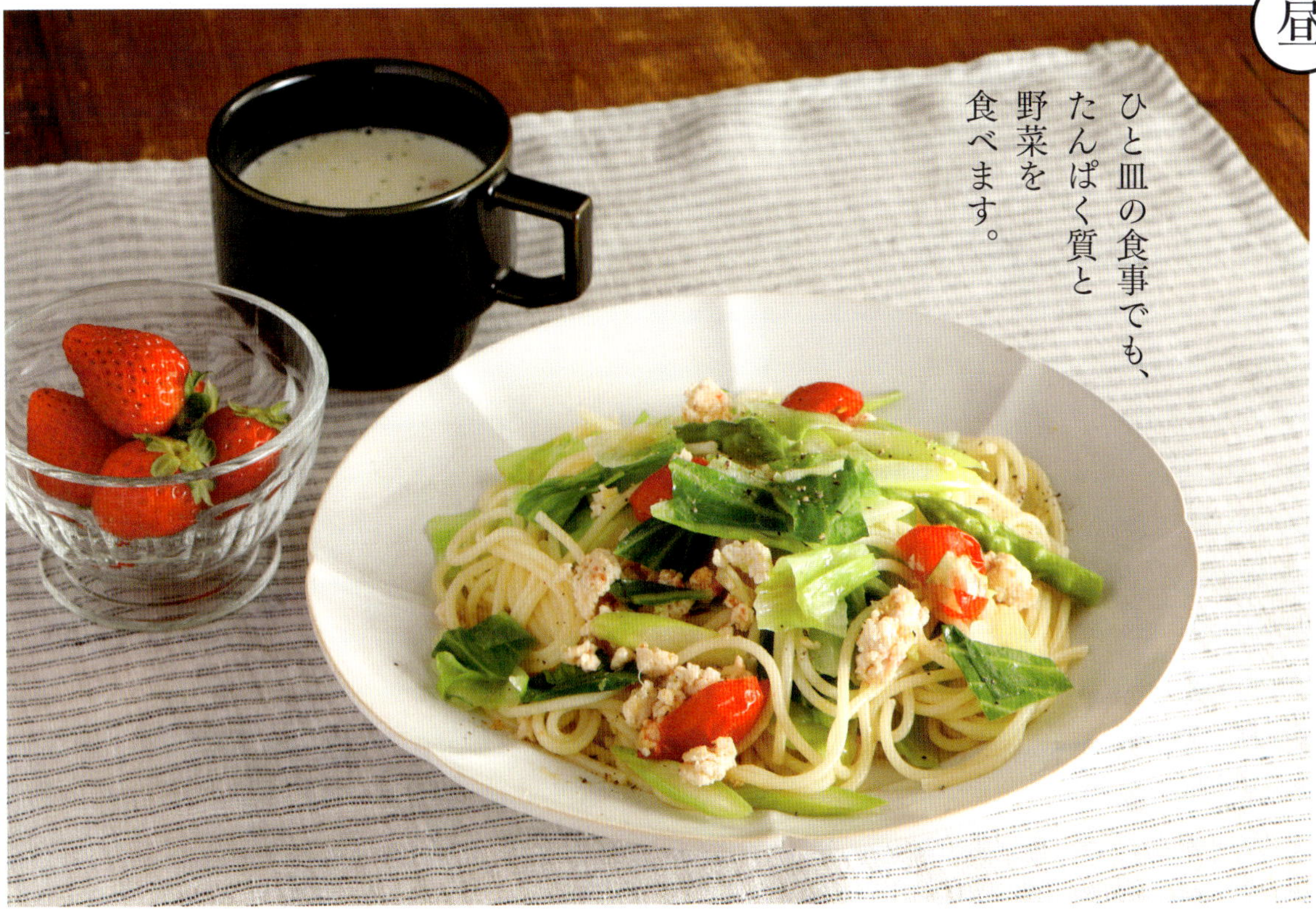

ひと皿の食事でも、
たんぱく質と
野菜を
食べます。

牛乳でインスタントスープ

材料〔2食分〕
インスタントスープ（粉末）…2食分
牛乳…300㎖

作り方〔1食分170kcal　た6.4g　塩分1.2g〕
①耐熱のカップに牛乳を入れて電子レンジで温め、粉末スープを加えて溶かす。

いちご〔2食分〕〔10粒〕

〔1食分27kcal　た0.7g　塩分0.0g〕

野菜ととりそぼろのパスタ

材料〔2食分〕
スパゲティ…100g
A［湯…2ℓ、塩…大さじ1］
待 **とり塩そぼろ*（作り方p.16）**
…p.16の約1/3量（約70g）
キャベツ…大2枚（150g）
ミニトマト…3個
オリーブ油…大さじ1
粗びきこしょう…少々

＊またはベーコンやソーセージなどにしても。

作り方〔1食分344kcal　た13.2g　塩分1.3g〕
①キャベツは2～3㎝角、ミニトマトは4つ割りにする。
②**A**の湯に塩を加え、スパゲティをゆでる。表示の時間の2分前にキャベツを加えてゆで、一緒にざるにとる。
③フライパンにオリーブ油を温め、そぼろとトマトを中火で軽く炒める。②を加えてあえる。盛りつけ、こしょうをふる。

ひとり分を作る

スパゲティは少量なら、深めのフライパンひとつで作れます。半分に折ってゆで、ゆであがりにふたで押さえて湯だけをきり、フライパンのあいているところで、そぼろとトマトを軽く炒めて混ぜます。道具数を減らせます。

い 1日の食品と栄養

10点 肉・魚・卵・牛乳・大豆・海藻・野菜・くだもの・いも・油脂

1日分
エネルギー　1776kcal
たんぱく質　79.3g
塩分　7.6g

じゃがいものみそ汁

材料〔2食分〕

じゃがいも…小1個（100g）
さやえんどう…15g
だし…300㎖
みそ…大さじ1

作り方〔1食分57kcal　た2.7g　塩分1.2g〕

①じゃがいもは、薄いいちょう切りにする。さやえんどうは筋をとり、斜め半分に切る。
②鍋に、だし、じゃがいもを入れ、中火で2～3分煮る。やわらかくなったら、さやえんどうを加え、みそをとき入れて火を止める。

ごはん〔2食分〕〔300g〕

〔1食分252kcal　た3.8g　塩分0.0g〕

ひとり分を作る

ひとりだとついおっくうで、同じ料理になりがちです。ねぎ塩包みは少しだけ手間かもしれませんが、肉だけを焼くのとは違うおいしさの発見があります。食卓を楽しむ気持ちでトライ！ 脳の健康につながります。

豚肉のねぎ塩包み

材料〔2食分〕

豚ロース肉（薄切り）…10枚（200g）
A
ねぎ…½本（50g）
しょうが…1かけ（10g）
塩…小さじ⅙
こしょう…少々
かたくり粉…小さじ2
B
みりん・酒…各大さじ1
しょうゆ…小さじ1
リーフレタス…50g
ズッキーニ…⅓本（50g）
パプリカ（赤）…30g
サラダ油…小さじ2

作り方〔1食分352kcal　た20.7g　塩分1.0g〕

①ズッキーニは5㎝長さの拍子木切りにする。パプリカも同じ大きさに切る。
②**A**のねぎとしょうがはみじん切りにし、ボールに合わせ、塩とこしょうをふってもむ（ねぎ塩）。
③豚肉を1枚ずつ広げ、ねぎ塩をのせて半分に折りたたむ（写真下）。両側に少しはみ出た肉で合わせ目をとじる。かたくり粉をまぶす。
④**B**は合わせる。フライパンに油小さじ1を温め、①を炒めてとり出す。続いて油小さじ1をたし、肉を焼く。両面が焼けたら**B**を加えてからめる。

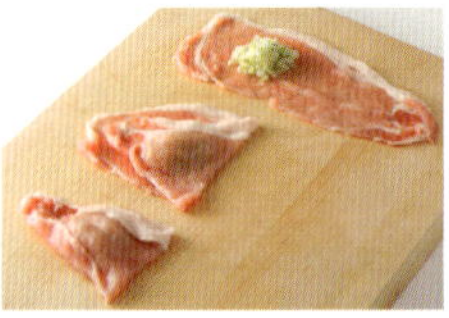

⑤皿に④とレタスを盛る。

青菜の卵とじ

材料〔2食分〕

青菜*…100g
（写真はゆでた菜の花）
A
だし…100㎖
みりん…大さじ½
しょうゆ…大さじ½
卵…1個

＊小松菜や春菊なら生でも。小松菜はカット野菜（p.49）にして冷蔵しておくと便利。

作り方〔1食分68kcal　た5.9g　塩分0.8g〕

①鍋に**A**を入れて煮立て、青菜を加える。温まったら、中火にし、卵を割りほぐして回し入れ、半熟程度で火を止める。

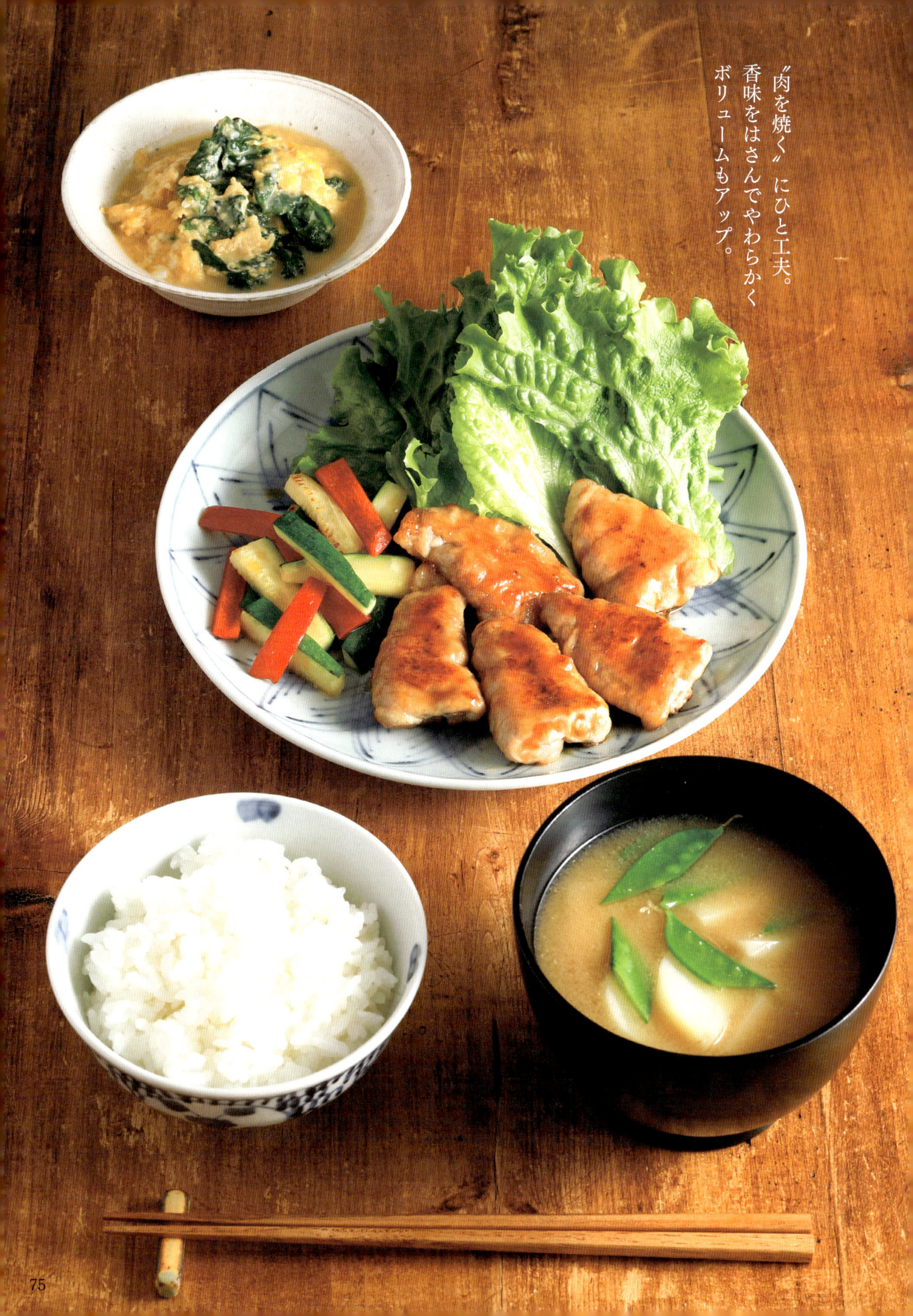

〝肉を焼く〟にひと工夫。
香味をはさんでやわらかく
ボリュームもアップ。

朝

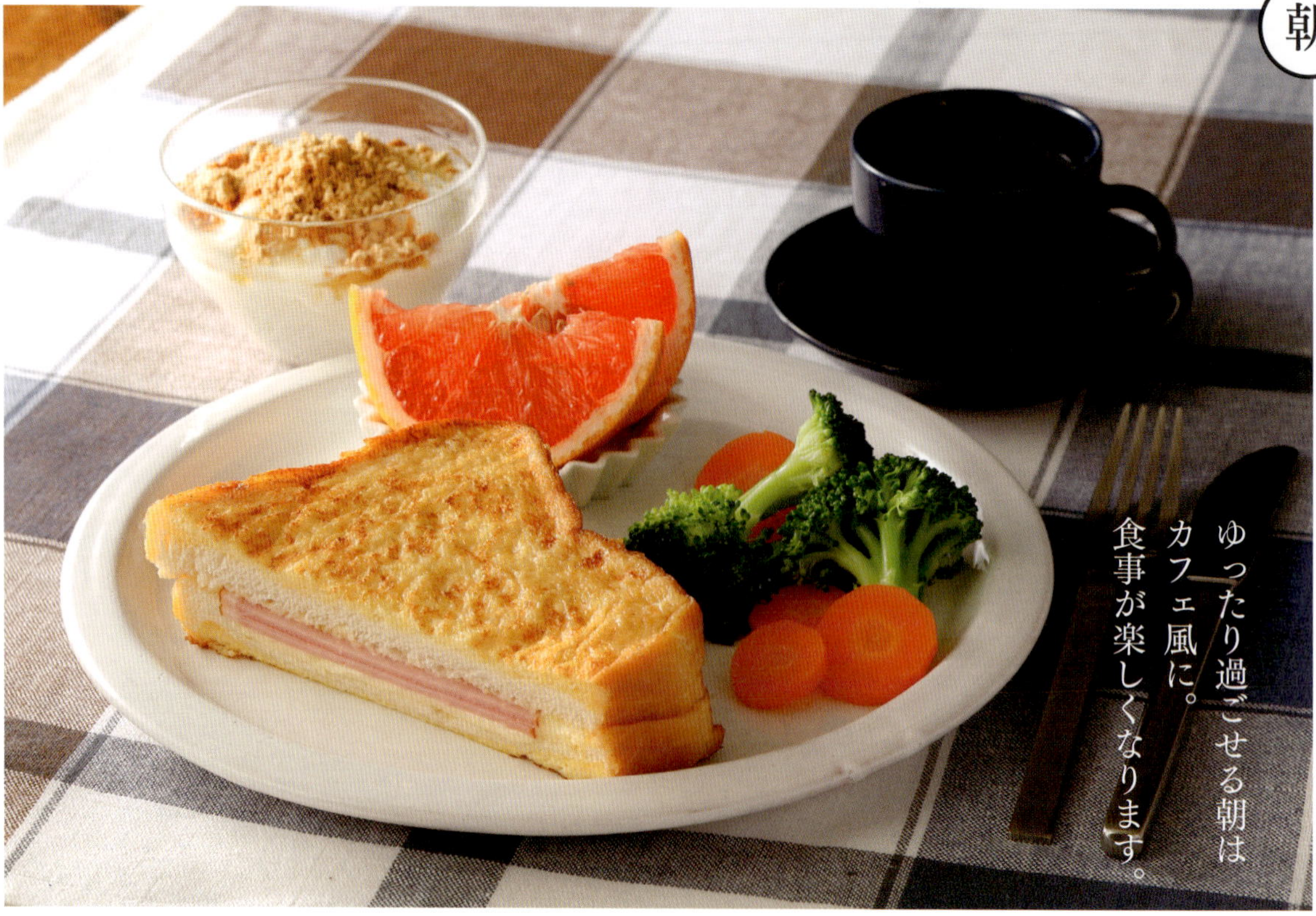

ゆったり過ごせる朝は
カフェ風に。
食事が楽しくなります。

フレンチトーストサンド

材料〔2食分〕

食パン（6枚切り）…2枚
マヨネーズ…大さじ1
こしょう…少々
バター…10g
ハム…2枚（40g）
スライスチーズ…1枚
卵…1個
牛乳…50㎖

作り方〔1食分 361kcal た 14.9g 塩分 1.9g〕

①食パン2枚の片面に、マヨネーズを塗り、こしょうをふる。塗った面にハムとチーズをのせ、もう1枚を合わせてサンドする。
②卵を割りほぐし、牛乳を混ぜてバットに入れる。①を入れ、両面をひたして約5分おく（写真下）。
③フライパンに弱めの中火でバターを溶かし、②を入れる。ふたをして約2分焼く。焼き色がついたら返し、裏も同様に焼く。切り分ける。

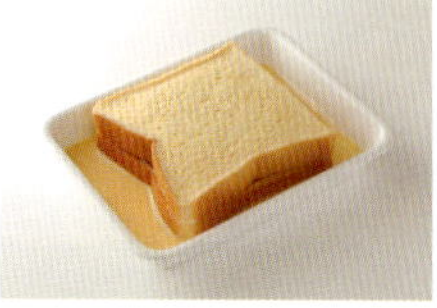

ひとり分を作る

パンは1枚を半分に切ってサンドしてもいいですし、パンだけのフレンチトーストでも。パンだけの場合もハムやチーズは別に食べます。

ゆで野菜

材料〔2食分〕〔1食分 14kcal た 1.3g 塩分 0.1g〕

待 **ブロッコリー（ゆでたものp.49）**…60g
にんじん（ゆでたものp.49）…30g

※生のブロッコリーとにんじんなら、フライパンで少量の油でさっと炒め、水大さじ2を加えてふたをし、1〜2分蒸し焼きにする。

グレープフルーツ〔2食分〕〔1/2個〕

〔1食分 20kcal た 0.5g 塩分 0.0g〕

※グレープフルーツやオレンジは、「スマイルカット」にすると、皮つきでも食べやすい。スマイルカットは、“横半分”に切ったものをくし形に切る切り方。

きな粉ヨーグルト

材料〔2食分〕

プレーンヨーグルト…300g
きな粉…大さじ2　はちみつ…大さじ2

作り方〔1食分 178kcal た 7.1g 塩分 0.2g〕

①器にヨーグルトを入れ、きな粉とはちみつをかける。

紅茶〔2食分〕〔2杯〕

〔1食分 2kcal た 0.2g 塩分 0.0g〕

昼

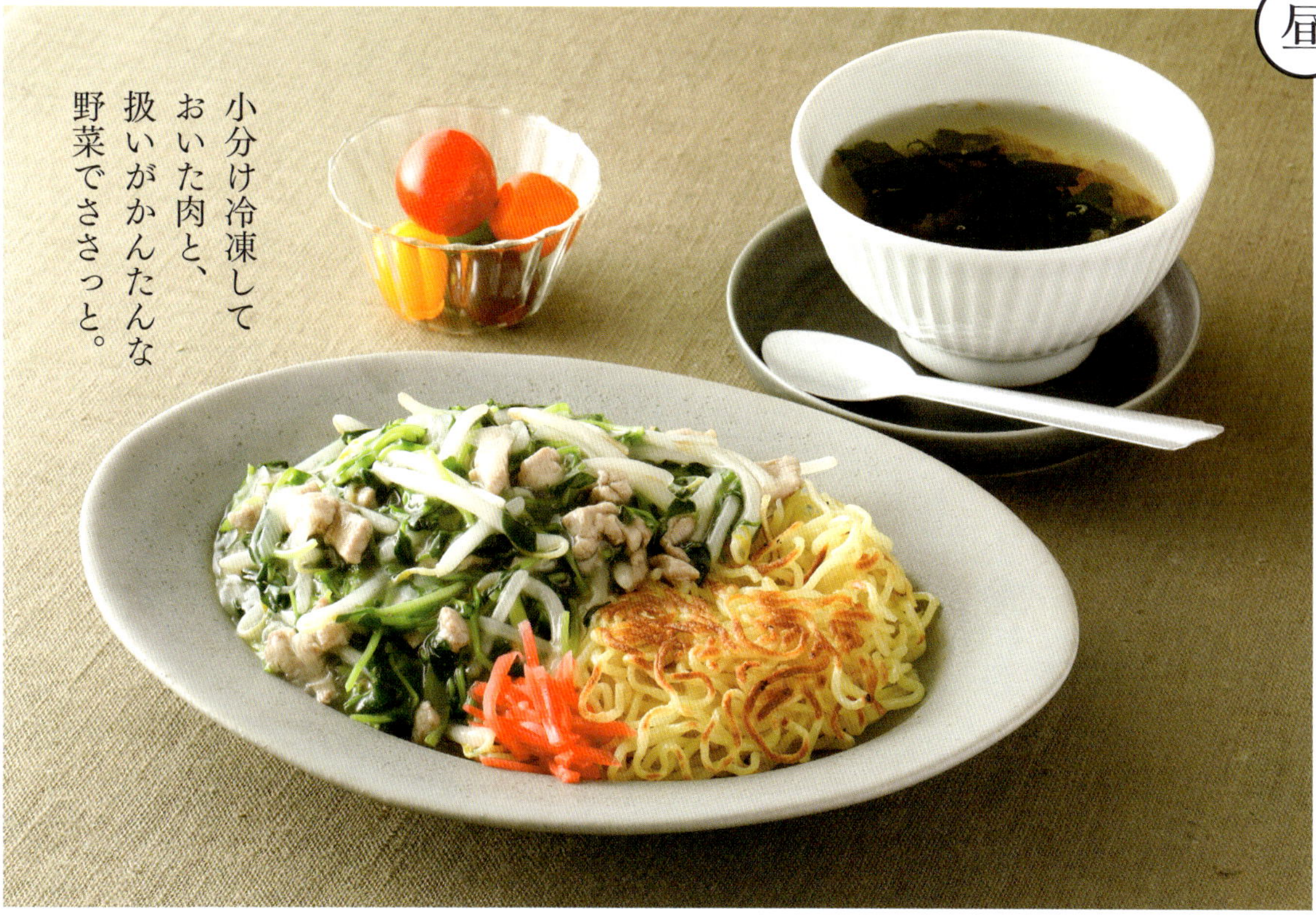
小分け冷凍して
おいた肉と、
扱いがかんたんな
野菜でささっと。

即席わかめスープ

材料〔2食分〕

カットわかめ（乾燥）…小さじ2
けずりかつお…1袋（2.5g）
しょうゆ…小さじ½
塩…少々
湯…300㎖

作り方〔1食分 3kcal　た 0.3g　塩分 0.7g〕

①碗2つに、わかめ、けずりかつお、しょうゆ、塩を入れて、分量の湯をそそぐ。

と　サワーミニトマト（作り方p.54）

〔2食分〕…p.54の約⅔量（約10粒）

〔1食分 28kcal　た 0.7g　塩分 0.1g〕

あんかけ焼きそば

材料〔2食分〕

焼きそば用蒸しめん…2食分
豚切り落とし肉（冷凍しておいたものp.15）…100g
もやし…100g
豆苗（根は除く）…正味70g
ねぎ…½本（50g）
A
- 水…300㎖
- とりがらスープの素…大さじ½
- かたくり粉…大さじ2
- こしょう…少々

サラダ油…大さじ1・½
紅しょうが…少々

作り方〔1食分 611kcal　た 20.4g　塩分 1.7g〕

①豆苗は2～3㎝長さに切り、ねぎは斜め薄切りに、豚肉は電子レンジで半解凍してざく切りにする。**A**は合わせる。
②フライパンに油大さじ1を温め、めんをほぐし入れる。フライ返しで軽く押さえ、強めの中火で両面に焼き色をつける。皿に等分に盛りつける。
③フライパンに油大さじ½をたし、肉を中火でほぐしながら炒めてから、豆苗、ねぎ、もやしを加えて軽く炒める。**A**を混ぜて加え、とろみがついたら火を止める。めんにかけ、紅しょうがを添える。

ひとり分を作る

市販の焼きそばめんは、2、3食入りが多いもの。添付の味つけに代えて、1つはこのレシピにしてみては。焼きつけためんやあんの食感で、味の変化を楽しめます。

ろ 1日の食品と栄養

10点 肉・魚・卵・牛乳・大豆・海藻・野菜・くだもの・いも・油脂

1日分
エネルギー　1814kcal
たんぱく質　77.7 g
塩分　7.8 g

かぶの豆乳スープ

材料〔2食分〕

かぶ…1個
かぶの葉…2～3本
ベーコン…1枚（20g）
サラダ油…小さじ1
A　水…150㎖
　　固形スープの素…2/3個
豆乳（無調整）…200㎖

作り方〔1食分122kcal　た5.7 g　塩分0.8 g〕

①かぶの実は皮つきのまま、縦半分にして、5㎜幅に切る。葉は約5㎜幅にきざむ。ベーコンは1㎝幅に切る。
②鍋に油を温め、ベーコンとかぶの実を中火で軽く炒める。**A**を加えてふたをし、弱火で約5分煮る。
③かぶの葉を加えてひと煮し、豆乳を加える。沸騰寸前に火を止める。

雑穀ごはん〔2食分〕〔300g〕

〔1食分240kcal　た4.2 g　塩分0.0 g〕

ひとり分を作る

生さけが2切れ入りのパックなら、残りは塩や酒を少々をふって冷凍しておくとよいでしょう（p.24）。スープに使った豆乳は賞味期限が長めなので、小パックを冷蔵庫に買いおくと便利です。

さけのみそマヨホイル焼き

材料〔2食分〕

生さけ*…2切れ（160g）
　塩…小さじ1/6
じゃがいも**…1/2個（80g）
たまねぎ…1/4個（50g）
グリーンアスパラガス…2本（40g）
A　みそ…大さじ1
　　マヨネーズ…大さじ1
　　こしょう…少々
アルミホイル（25㎝角）…2枚

待
＊**生さけは、塩で下味をつけて冷凍しておいても（作り方p.24）。**
＊＊丸ごとゆでておいたじゃがいもがあれば（p.61）、すぐ使え、作り方②は不要。

作り方〔1食分202kcal　た20.2 g　塩分1.8 g〕

①たまねぎは5㎜厚さの薄切りに、アスパラガスは4㎝長さに切る。
②じゃがいもは皮をむいて7～8㎜厚さに切る。耐熱皿にのせてラップをし、電子レンジで約2分（500W）加熱する。
③さけの両面に塩をふる。**A**は合わせる。
④（以下材料を2等分して2包み作る）アルミホイルにたまねぎを敷き、さけ、じゃがいも、アスパラをのせて、**A**をかける。ホイルで包む（写真右）。

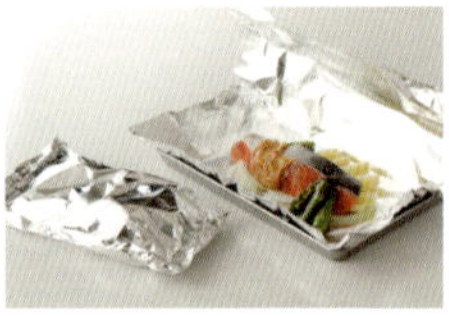

⑤ホイル包みをグリルに並べ、強火で7～8分蒸し焼きにする。

キャベツのごまあえ

材料〔2食分〕

キャベツ…100g
A　すりごま（白）…大さじ1
　　砂糖…小さじ1/4
　　しょうゆ…小さじ1
　　けずりかつお…1袋（2.5g）

作り方〔1食分33kcal　た2.2 g　塩分0.5 g〕

①キャベツは4㎝角に切る。熱湯でさっとゆでる。
②ボールに**A**を合わせ、キャベツをあえる。

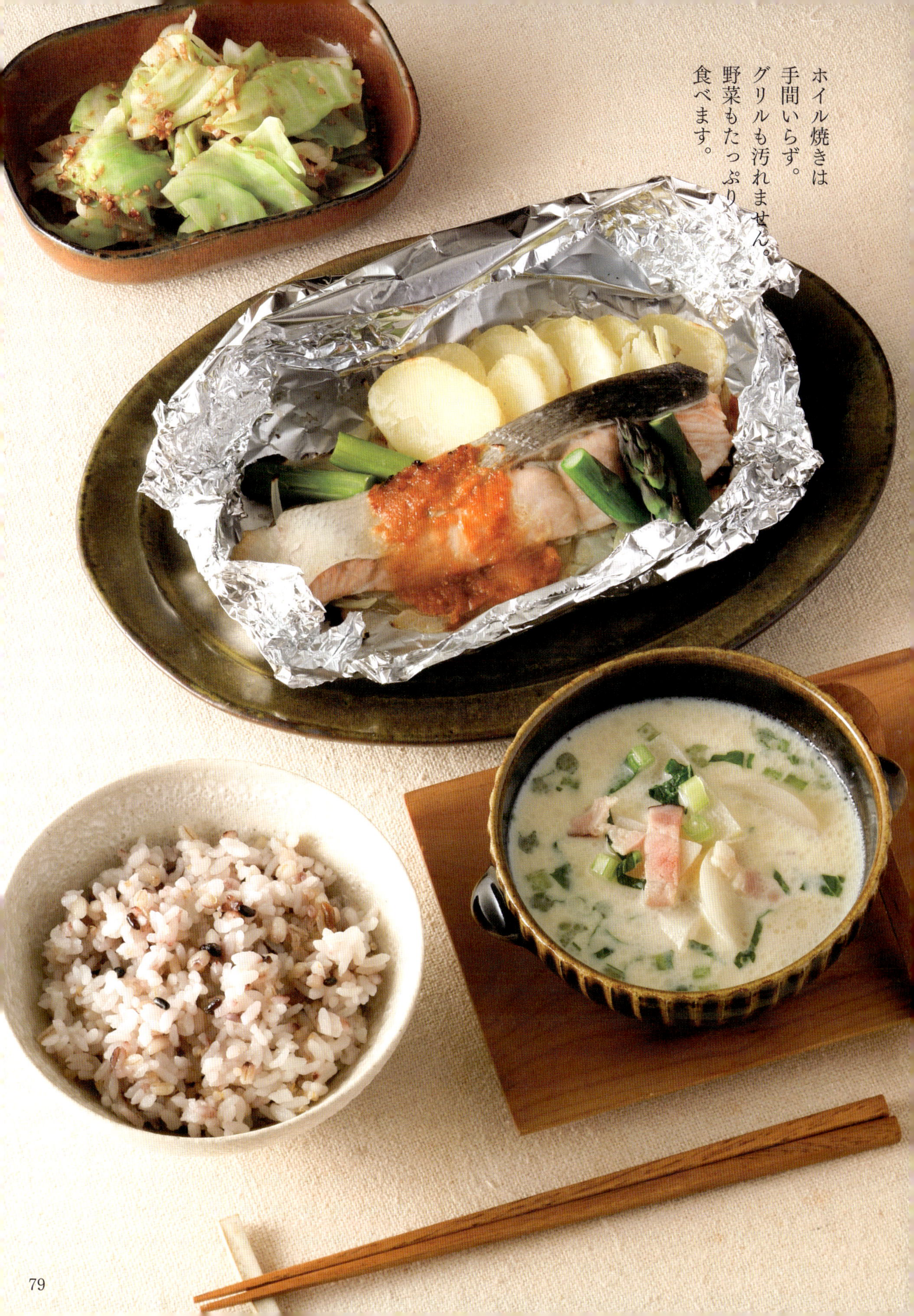

ホイル焼きは
手間いらず。
グリルも汚れません。
野菜もたっぷり
食べます。

朝

献立例

10点満点の1日 は 朝・昼

食欲そそる朝の6点メニューです。元気な一日になりそう。

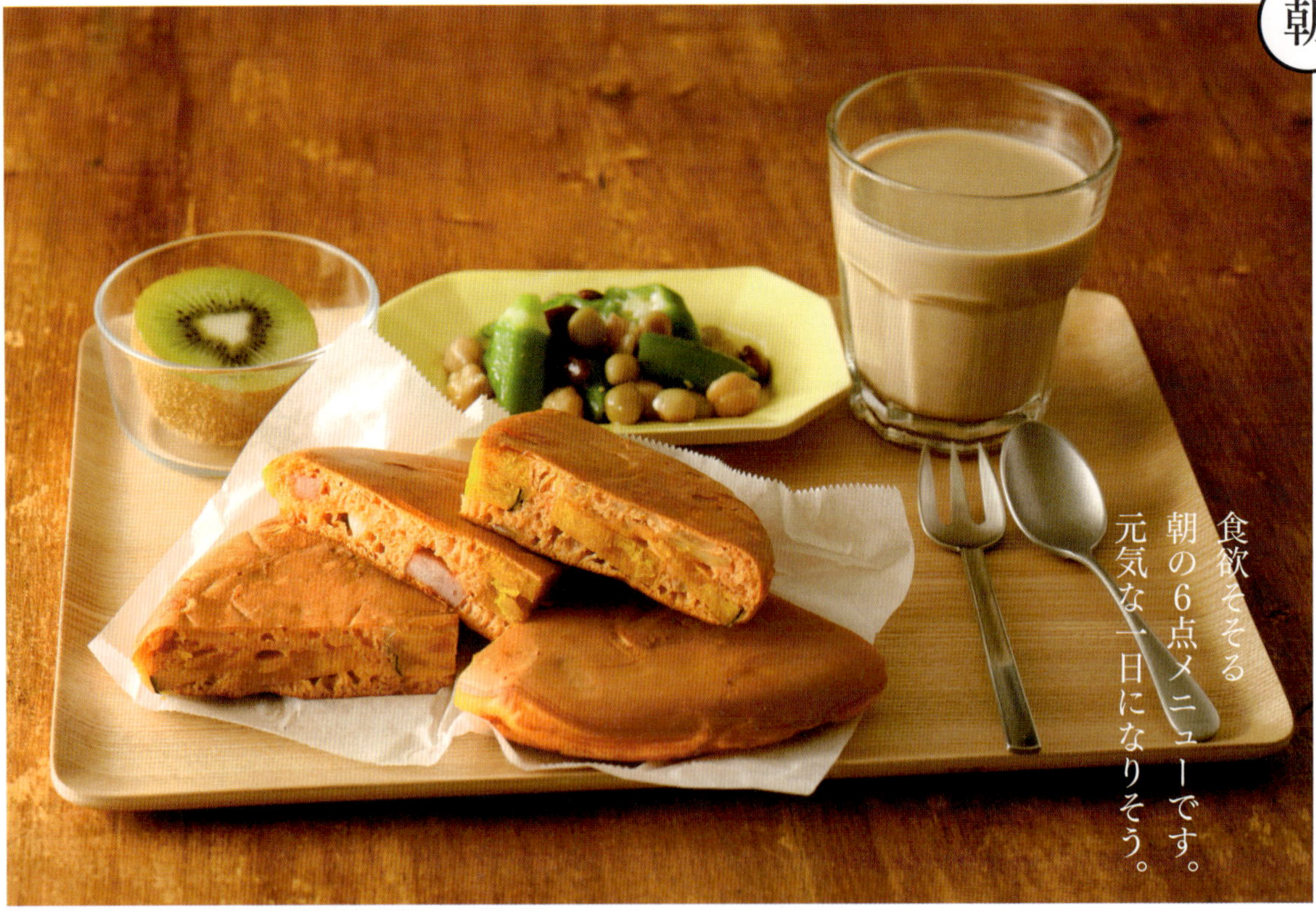

具だくさんホットケーキ

材料〔2食分〕

ホットケーキミックス…150g
卵…1個
トマトジュース（食塩不使用）…120ml
〈具〉
待 かぼちゃ*（冷凍したものp.47）…100g
たまねぎ…¼個（50g）
ウィンナーソーセージ…4本（60g）
プロセスチーズ（1cm角に切る）…30g

＊約5mm厚さの食べやすい大きさに切ったもの（生または電子レンジでかために加熱・p.47）。

作り方〔1食分520kcal た17.9g 塩分1.8g〕

①たまねぎは薄切り、ソーセージは5mm幅に切る。
②耐熱皿に、①と凍ったかぼちゃをのせ、ラップをして電子レンジで約3分（500W）加熱する。さます。
③ボールに、卵とトマトジュースを入れ、泡立て器で混ぜる。続いて、ホットケーキミックスを加えて軽く混ぜ、②とチーズを加えて大きく混ぜる。
④フライパン（フッ素樹脂加工）を中火で温め、半量の生地を流し入れる（油不要）。弱火で2〜3分ずつ両面を焼く。もう1枚、同様に焼く。

キウイフルーツ〔2食分〕〔1個〕

〔1食分23kcal た0.4g 塩分0.0g〕

オクラと豆のサラダ

材料〔2食分〕

待 オクラ
　（ゆでたものp.48）
　…4本
ミックスビーンズ
　…60g

〈ドレッシング＊〉
酢…大さじ2
塩…小さじ¼
砂糖・こしょう…各少々
粒マスタード
　…小さじ½
オリーブ油…大さじ1

＊市販のドレッシングでも。

作り方〔1食分117kcal た0.4g 塩分0.7g〕

①ボールにドレッシングの材料を順に混ぜる。
②ゆでたオクラは3〜4等分に切る。小鍋に湯を沸かし、ミックスビーンズをさっとゆで、ざるにとる。①に入れてあえる。

アイスカフェ・オ・レ

材料〔2食分〕

牛乳…300ml
インスタントコーヒー…小さじ2

作り方〔1食分109kcal た5.3g 塩分0.2g〕

①牛乳にインスタントコーヒーを溶かす。

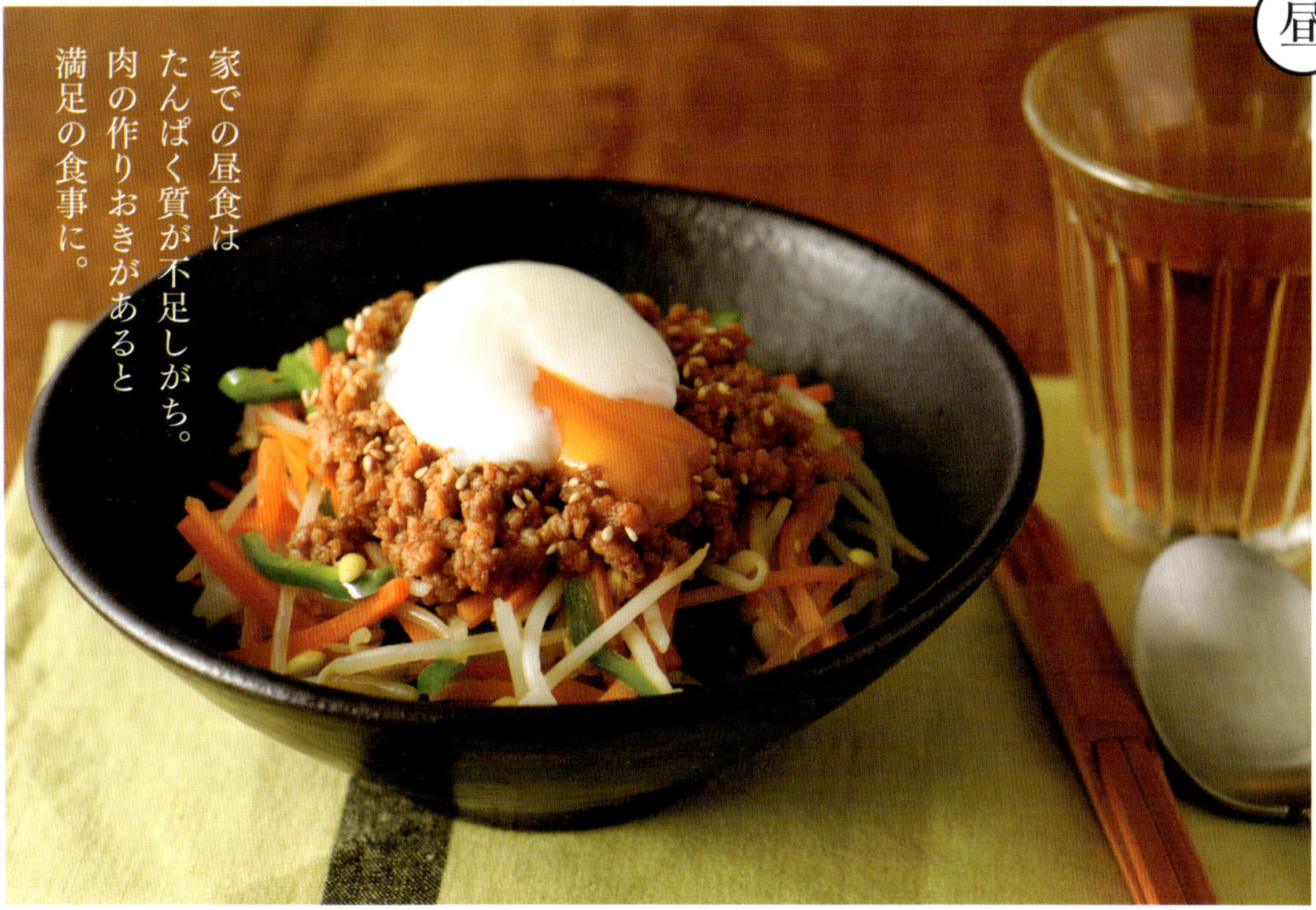

昼
家での昼食は
たんぱく質が不足しがち。
肉の作りおきがあると
満足の食事に。

かんたんビビンバ

材料〔2食分〕

温かいごはん…300g
焼きのり…1枚
温泉卵（市販）…2個
いりごま（白）…小さじ1
〈肉そぼろ〉
待 **ピリ辛肉そぼろ（作り方p.16）**
…p.16の約$\frac{1}{2}$量（約110g）
〈ナムル〉
豆もやし…$\frac{1}{2}$袋（100g）
にんじん…80g
ピーマン…1個
ごま油…小さじ$\frac{1}{2}$
塩…少々

作り方〔1食分536kcal た23.1g 塩分1.8g〕

①ナムルを作る。にんじん、ピーマンは細切りにする。フライパンにごま油を中火で温め、にんじんを先に炒める。油がまわったら、もやし、ピーマンを加えて炒める。ふたをして弱火で1分ほど蒸し焼きにする。塩を加えて混ぜ、とり出す。
②あいたフライパンで、肉そぼろを温める。
③丼にごはんをよそい、のりをちぎってのせる。ナムル、肉そぼろ、温泉卵をのせ、ごまをふる。

麦茶〔2食分〕〔2杯〕

〔1食分2kcal た0.0g 塩分0.0g〕

ひとり分を作る

外食でも丼ものやワンプレートだけの食事は多いもの。肉や野菜など具材が多いものを選びましょう。家でひとり分を作る場合も同様です。

は 1日の食品と栄養

10点 肉・魚・卵・牛乳・大豆・海藻・野菜・くだもの・いも・油脂

1日分	
エネルギー	1812kcal
たんぱく質	76.1 g
塩分	7.7 g

とうふとみょうがの すまし汁

材料〔2食分〕

とうふ（絹）…小½丁（75g）
みょうが…1個
A　だし…300㎖
　　塩…小さじ⅙
　　しょうゆ…小さじ1

作り方〔1食分29kcal　た2.9 g　塩分1.1 g〕

①とうふは1㎝角に切る。みょうがは小口切りにする。
②鍋にAを温め、①を加えてひと煮立ちさせる。

ごはん〔2食分〕〔300g〕

〔1食分252kcal　た3.8 g　塩分0.0 g〕

ひとり分を作る

刺身はつま盛りよりも、小さめのさくのほうが割安なことがあります。さくを買って残ったら、しょうゆとみりんを少々ふって、早めに食べるか、煮つけます。p.28のアヒージョ風も参考に。

かつおのたたき にらだれサラダ

材料〔2食分〕

かつおのたたき…150g
サニーレタス…2枚（40g）
海藻サラダ（乾燥）*…5g
〈にらだれ・4食分〉
にら…30g
すりごま（白）…大さじ1
砂糖…大さじ1
しょうゆ・黒酢（または酢）…各大さじ2
ごま油…大さじ½
ラー油…少々

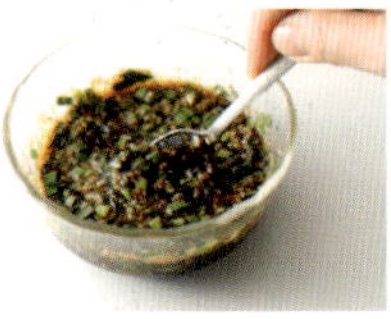

＊乾燥の海藻数種をミックスした商品。

作り方

①海藻サラダは表示どおりにもどす。
②にらは細かくきざみ、にらだれの材料を合わせる。
③レタスをちぎって海藻サラダとともに皿に盛りつける。かつおを並べて、にらだれをかける。

※にらだれ（写真上）は多めにできる（約3日冷蔵保存可）。

かつおのたたき〔1食分130kcal　た19.3 g　塩分0.1 g〕
にらだれ〔1食分44kcal　た1.1 g　塩分1.3 g〕

こんにゃくと切り干しの煮もの

材料〔4食分〕

つきこんにゃく（アク抜き済み）…120g
切り干しだいこん…20g
にんじん…30g
油揚げ…½枚
サラダ油…小さじ1
A　だし…200㎖
　　砂糖…大さじ½
　　しょうゆ…大さじ1

作り方〔1食分50kcal　た1.9 g　塩分0.7 g〕

①切り干しは水につけてもどす。水気をしぼり、5㎝長さに切る。こんにゃくも同じ長さに切る。
②にんじん、油揚げは5㎝長さの細切りにする。
③鍋に油を温め、①と②を炒める。油がまわったら、Aを加える。煮立ったら、弱火にしてふたをし、約10分煮る。汁気が少なくなったら火を止める（多めにできる。約3日冷蔵で保存可）。

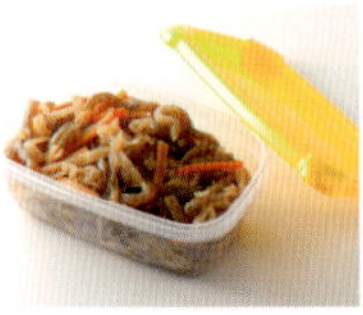

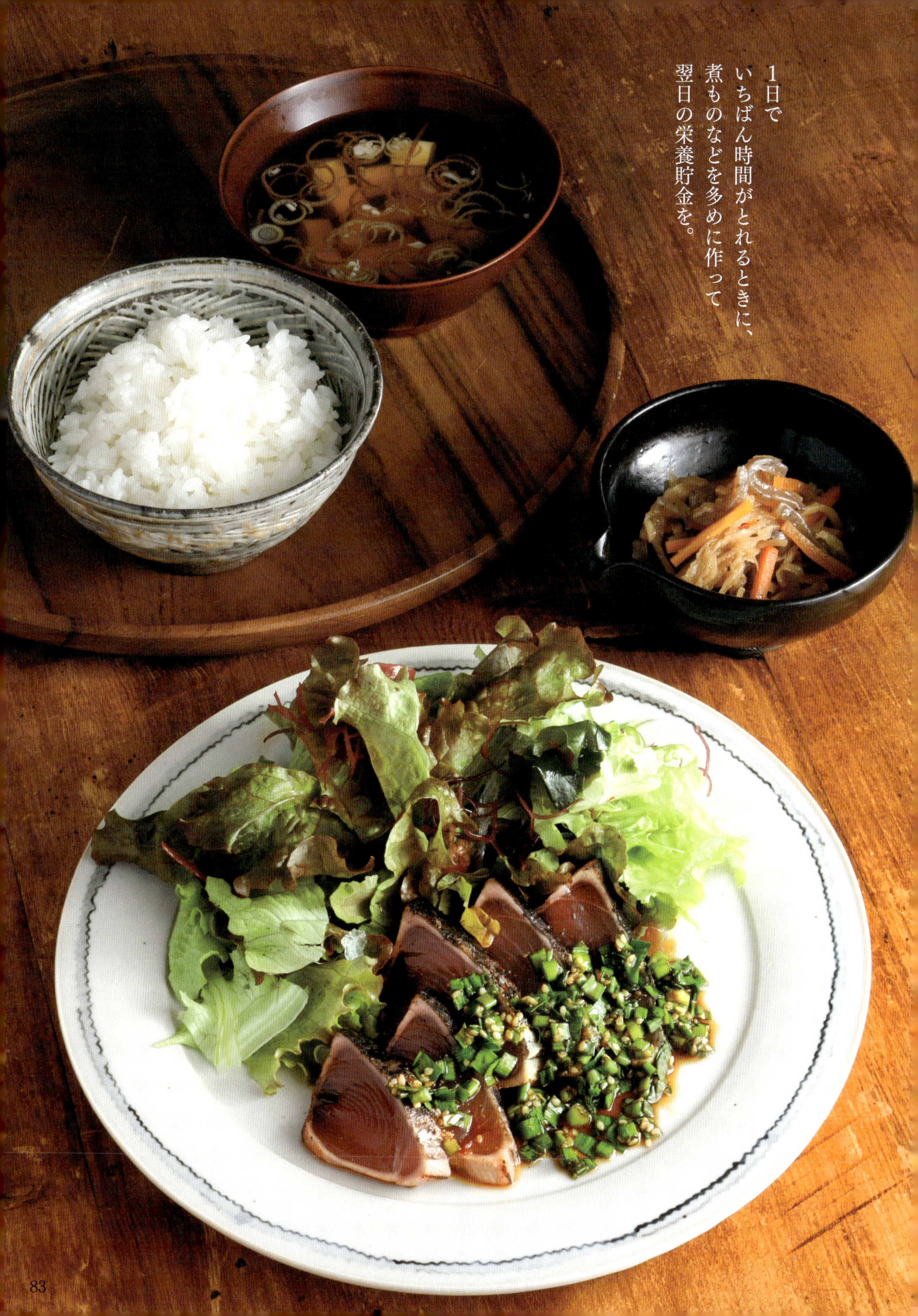

1日で
いちばん時間がとれるときに、
煮ものなどを多めに作って
翌日の栄養貯金を。

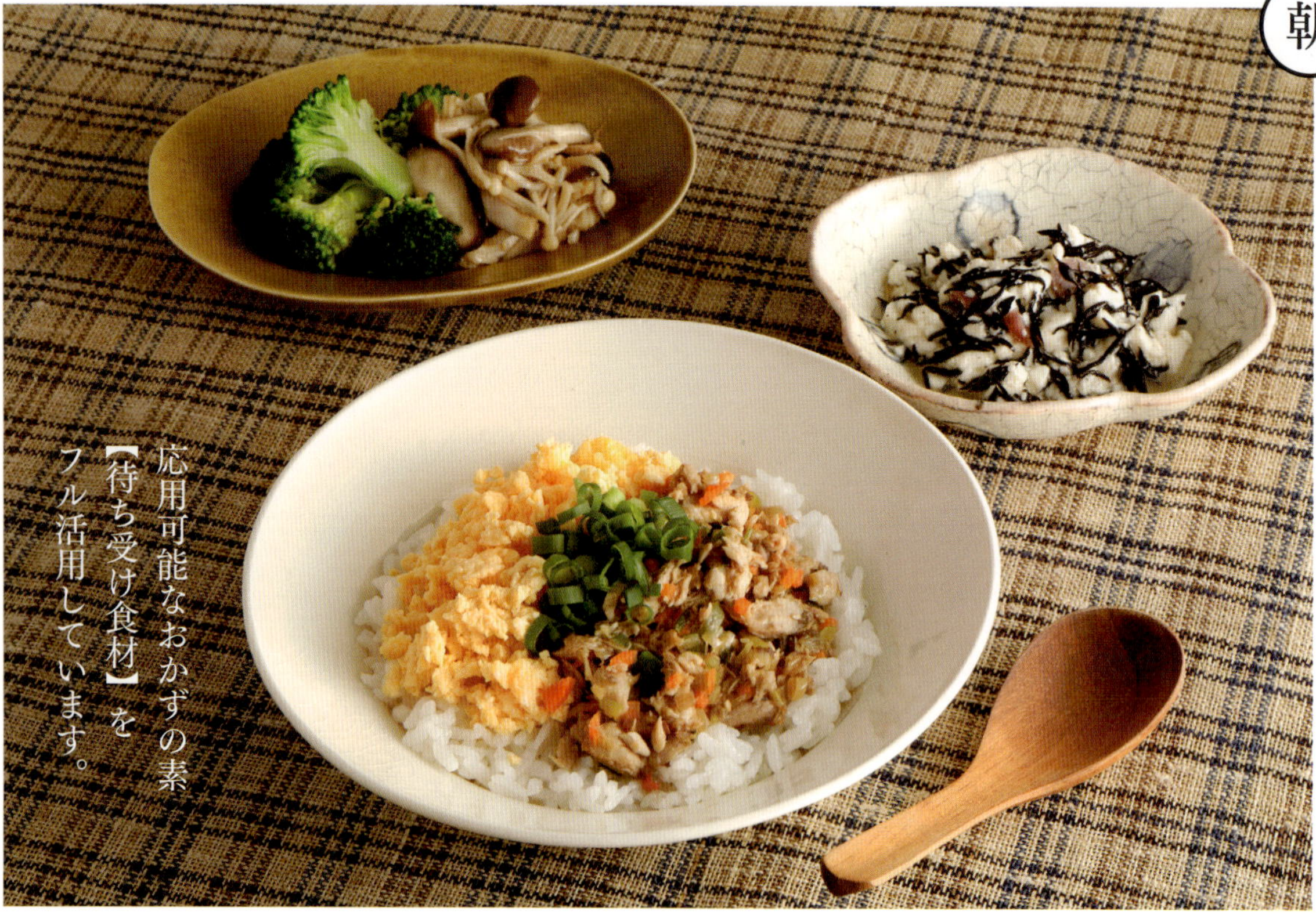

応用可能なおかずの素【待ち受け食材】をフル活用しています。

さばそぼろ丼

材料〔2食分〕

温かいごはん…300g
待 **さばそぼろ（作り方p.25）**
　…p.25の約½量（約90g）
卵…2個
塩…少々
万能ねぎ（小口切り）…2本

作り方〔1食分448kcal　た17.3g　塩分1.5g〕

①さばそぼろは、温める。
②卵を割りほぐして塩を加え、いり卵を作る（電子レンジなら、ほぐしてからラップをかけ、途中2度とり出して混ぜながら、約2分（500W）加熱）。
③丼にごはんをよそい、そぼろといり卵をのせ、万能ねぎを散らす。

※万能ねぎは小口切りにして保存容器に入れ、冷蔵しておくと便利（写真下）。ねぎを洗ったら水気をよくふいて切る。

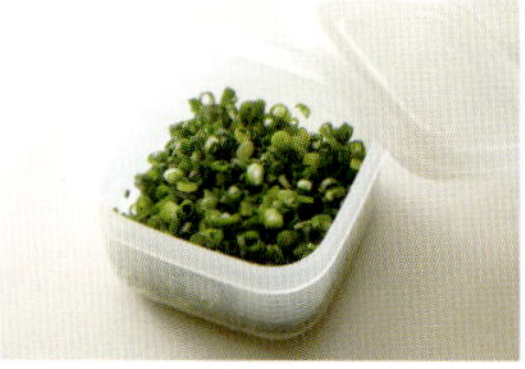

しょうゆひじきの とうふあえ

材料〔2食分〕

待 **しょうゆひじき（作り方p.44）**
　…p.44の約¼量（約20g）
とうふ（絹）…100g

作り方〔1食分44kcal　た2.7g　塩分0.3g〕

①しょうゆひじきと、とうふを混ぜる。

ブロッコリーの なめたけのせ

材料〔2食分〕

待 **ブロッコリー（ゆでたものp.49）**…100g
と **あっさりきのこなめたけ（作り方p.52）**
　…p.52の約¼量（約70g）

作り方〔1食分26kcal　た2.9g　塩分0.3g〕

①器にゆでブロッコリーを盛りつけ、なめたけをかける。

ひとり分を作る

たとえば、「干もの、いり卵、とうふとわかめのみそ汁、野菜のおひたし」の献立も、上と同様の食品群を食べられます。ひとり分で手をかけたくない場合でも、食品群を頭に食卓をととのえます。

昼

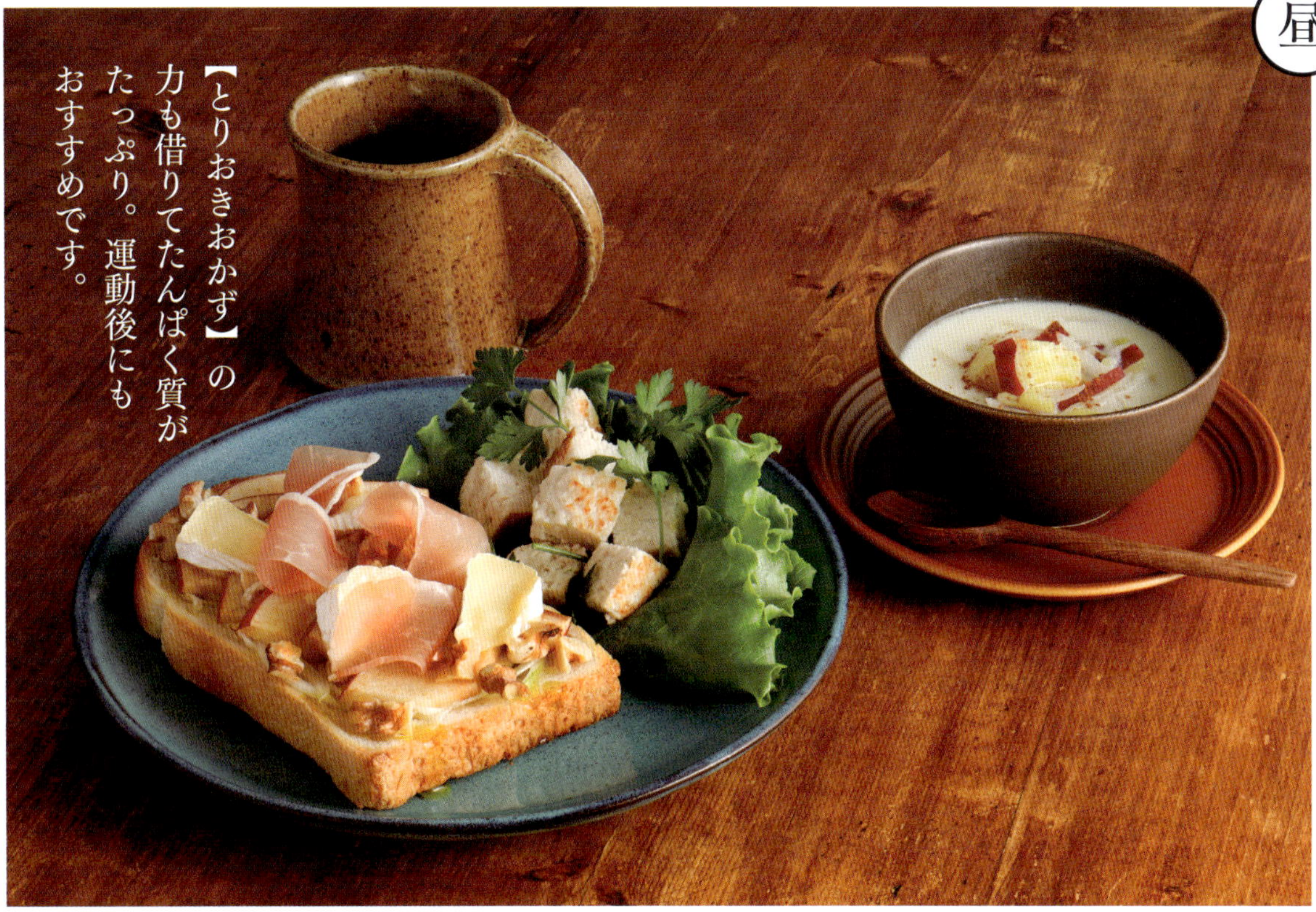
【とりおきおかず】の
力も借りてたんぱく質が
たっぷり。運動後にも
おすすめです。

さつまいものポタージュ

材料〔2食分〕

さつまいも*…50g
たまねぎ…1/4個（50g）
バター…5g
水…150㎖
豆乳（無調整）…200㎖
塩・こしょう・シナモン…各少々

＊さつまいもは、ゆでて冷凍しておいたもの（p.61）を使っても。その場合は解凍し、炒めずに②に加えて煮てつぶす。

作り方〔1食分 107kcal た 4.3g 塩分 0.3g〕

①さつまいもは皮つきのまま、約5㎜厚さに薄く切る。たまねぎは薄切りにする。
②鍋にバターを溶かし、①を炒める。分量の水を加えて中火で約5分煮る。
③さつまいもがやわらかくなったら、いったん火を止めて、木べらでざっとつぶす。豆乳を加えて再び温め、塩、こしょうで調味する。盛りつけてシナモンをふる。

コーヒー〔2食分〕〔2杯〕

〔1食分 8kcal た 0.4g 塩分 0.0g〕

イタリアンオープンサンド

材料〔2食分〕

食パン（6枚切り）…2枚
たまねぎ…20g
生ハム…2枚（16g）
りんご…1/4個
くるみ…10g
カマンベールチーズ…個包装2個（約38g）
オリーブ油…小さじ1

作り方〔1食分 316kcal た 12.5g 塩分 1.5g〕

①たまねぎは薄切り、りんごは薄いいちょう切りにする。くるみは粗くきざみ、チーズは3等分ずつに切る。
②パンにオリーブ油をふりかけ、①をのせて、オーブントースターで焼く。生ハムを切ってのせる。

つくねサラダ

材料〔2食分〕

と **とりつくね（作り方p.19）**…p.19の約1/4量
リーフレタス…2枚（30g）
イタリアンパセリ…2枚
A 酢・オリーブ油…各大さじ1
　塩・こしょう…各少々

作り方〔1食分 143kcal た 7.1g 塩分 0.5g〕

①つくねは電子レンジで温める。食べやすく切り、レタス、パセリとともに盛りつける。**A**をかける。

に 1日の食品と栄養

10点 肉・魚・卵・牛乳・大豆・海藻・野菜・くだもの・いも・油脂

1日分
エネルギー　1737kcal
たんぱく質　75.2 g
塩分　7.8 g

きゅうりの濃厚ヨーグルトあえ

材料〔2食分〕

きゅうり…1本
　塩…少々
ギリシャヨーグルト（無糖）*…100g
ぽん酢しょうゆ…小さじ1

＊ふつうのヨーグルト200gをコーヒーフィルターに入れて冷蔵庫に30分ほどおいて水気をきると、ギリシャヨーグルトのように濃厚（約100g）になる。

作り方〔1食分58kcal　た5.6 g　塩分0.3 g〕

①きゅうりは細切りにし、塩をふって5分ほどおく。
②水気を軽くしぼり、ヨーグルトとぽん酢であえる。

かぼちゃのハニーレモンサラダ

材料〔2食分〕

と **かぼちゃのハニーレモン（作り方p.54）**
　…p.54の約½量（約80g）
水菜…30g

作り方〔1食分55kcal　た1.0 g　塩分0.5 g〕

①水菜は食べやすい長さに切り、かぼちゃのハニーレモンとともに盛りつけ、一緒に食べる。

ひとり分を作る

ハッシュドビーフを1食分量で作る場合は、電子レンジは［4分＋約1分］加熱します。カレーや丼ものの食事のときは、具材をしっかりのせ、副菜もプラスします。

レンジでハッシュドビーフ

材料〔2食分〕

牛もも肉（薄切り）…150g
A　塩・こしょう…各少々
　　白ワイン…大さじ1
たまねぎ…½個（100g）
エリンギ…½本（50g）
トマト…1個（150g）
B　小麦粉…大さじ1
　　トマトケチャップ…大さじ1・½
　　ウスターソース…大さじ1・½
　　固形スープの素（きざむ）…½個
バター…10g
こしょう…少々

温かいごはん（雑穀）…300g

と **酢たまねぎ（作り方p.53）**
　…p.53の約¼量（約50g）

作り方〔1食分522kcal　た21.2 g　塩分2.3 g〕

①牛肉はひと口大に切り、大きめの耐熱容器に入れる。Aを加えて混ぜ、5分ほどおく。
②たまねぎは薄切りに、エリンギは1㎝幅の斜め切り、トマトは1㎝角に切る。
③①に、②とBを加えて混ぜ、バターを細かく切って上に散らす。
④ラップをして電子レンジに入れ（写真下）、6分（500W）加熱する。とり出して混ぜ、こしょうをふる。再びラップをして約2分加熱する。
⑤器にごはんを盛りつけ、④をかける。酢たまねぎを添える。

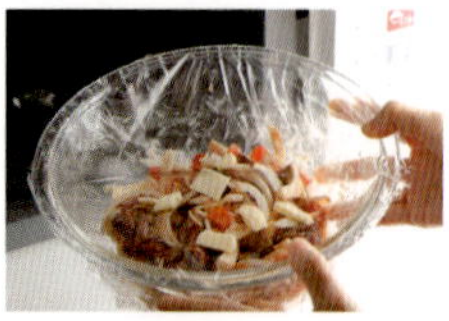

酢たまねぎ〔1食分10kcal　た0.2 g　塩分0.3 g〕

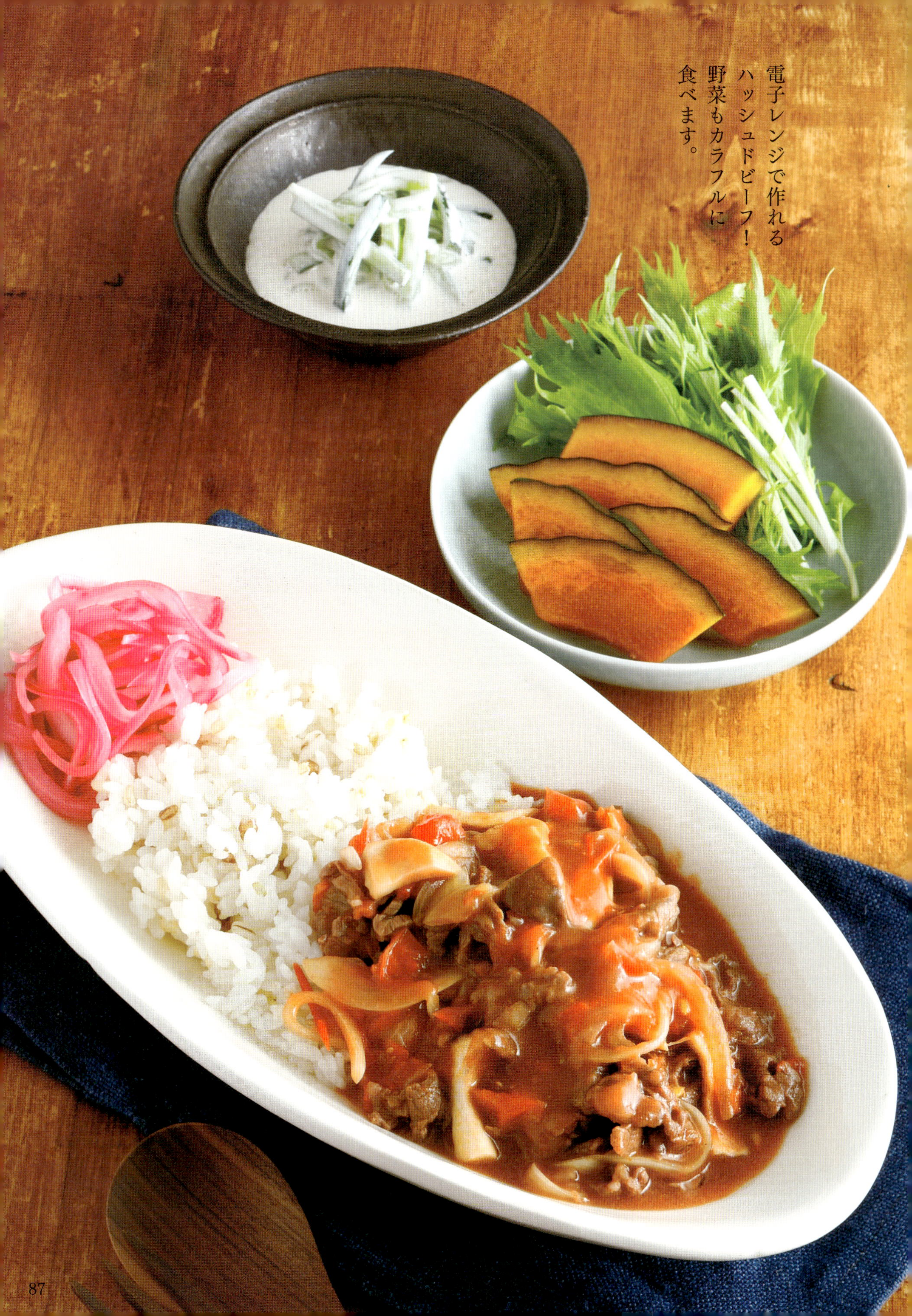

電子レンジで作れる
ハッシュドビーフ！
野菜もカラフルに
食べます。

朝

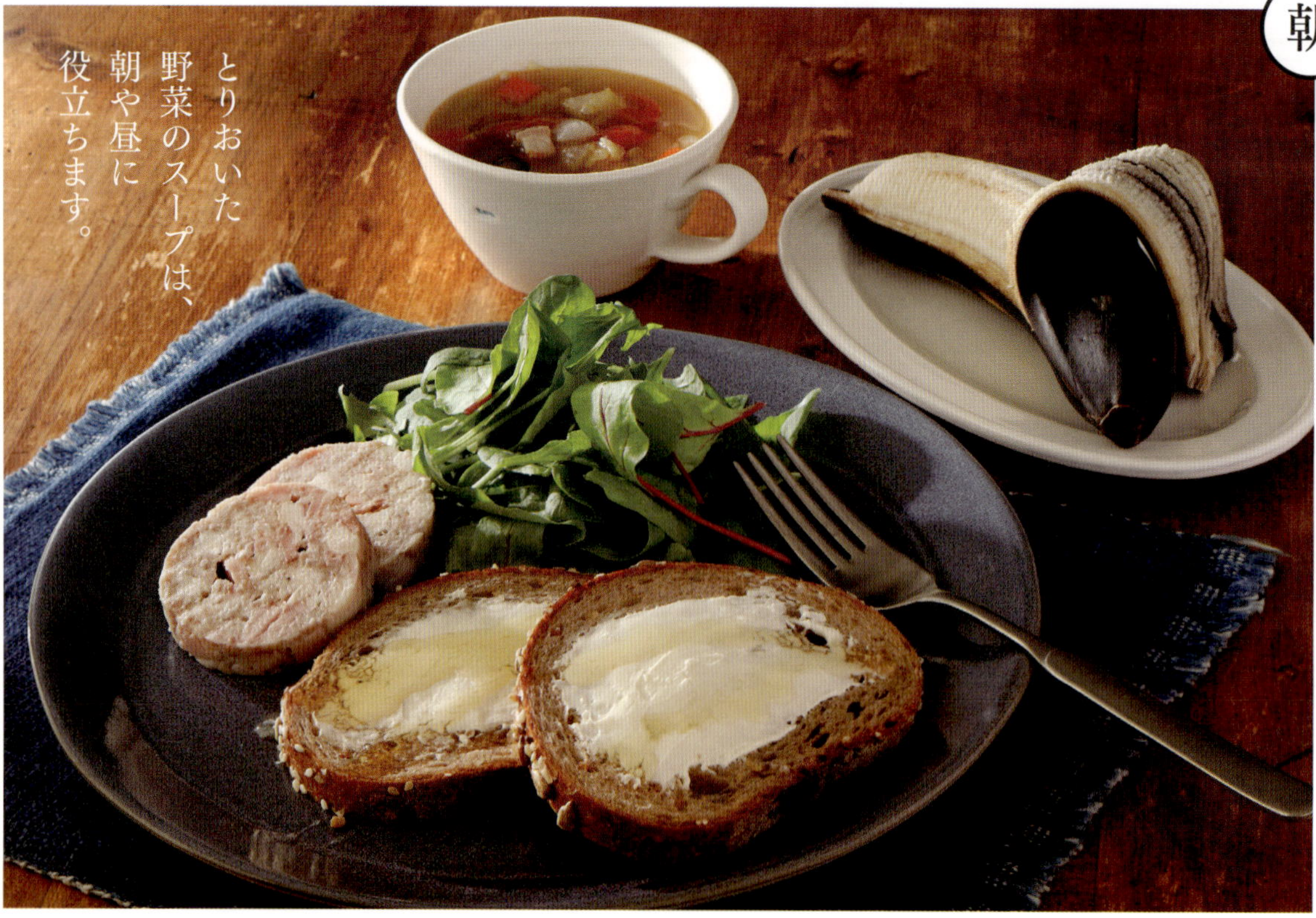

とりおいた野菜のスープは、朝や昼に役立ちます。

はちみつチーズカンパーニュ

材料〔2食分〕

カンパーニュ（パン）…4切れ（60g）
クリームチーズ…個包装2個（36g）
はちみつ…大さじ2
ベビーリーフ…30g

作り方〔1食分209kcal　た4.3g　塩分0.5g〕

①クリームチーズは室温にもどす。
②パンにチーズを塗って皿に盛り、ベビーリーフを添える。パンにはちみつをかけて食べる。

待 ミックスソーセージ （作り方p.17）

〔2食分〕…4切れ（p.17の約$\frac{1}{4}$量・約100g）
〔1食分98kcal　た9.2g　塩分0.5g〕

と 農家風スープ （作り方p.50）

〔2食分〕…p.50の約$\frac{1}{2}$量
〔1食分69kcal　た2.5g　塩分0.9g〕

焼きバナナ

材料〔2食分〕

バナナ…2本

作り方〔1食分78kcal　た1.0g　塩分0.0g〕

①バナナはあとで皮をむきやすいように、縦の切り目を2本ずつ入れる。
②アルミホイルの上にのせ、オーブントースターで約10分、皮が黒くなるまで焼く（途中で裏返す）。

※焼くとおなかを冷やさず、甘味が増します。

ひとり分を作る

ひとり暮らしだと、買いおく野菜の数や種類が限られがちです。でも、なるべくいろいろな野菜に挑戦したいもの。残ったら汁の実にして、ムダなく食べきります。

昼

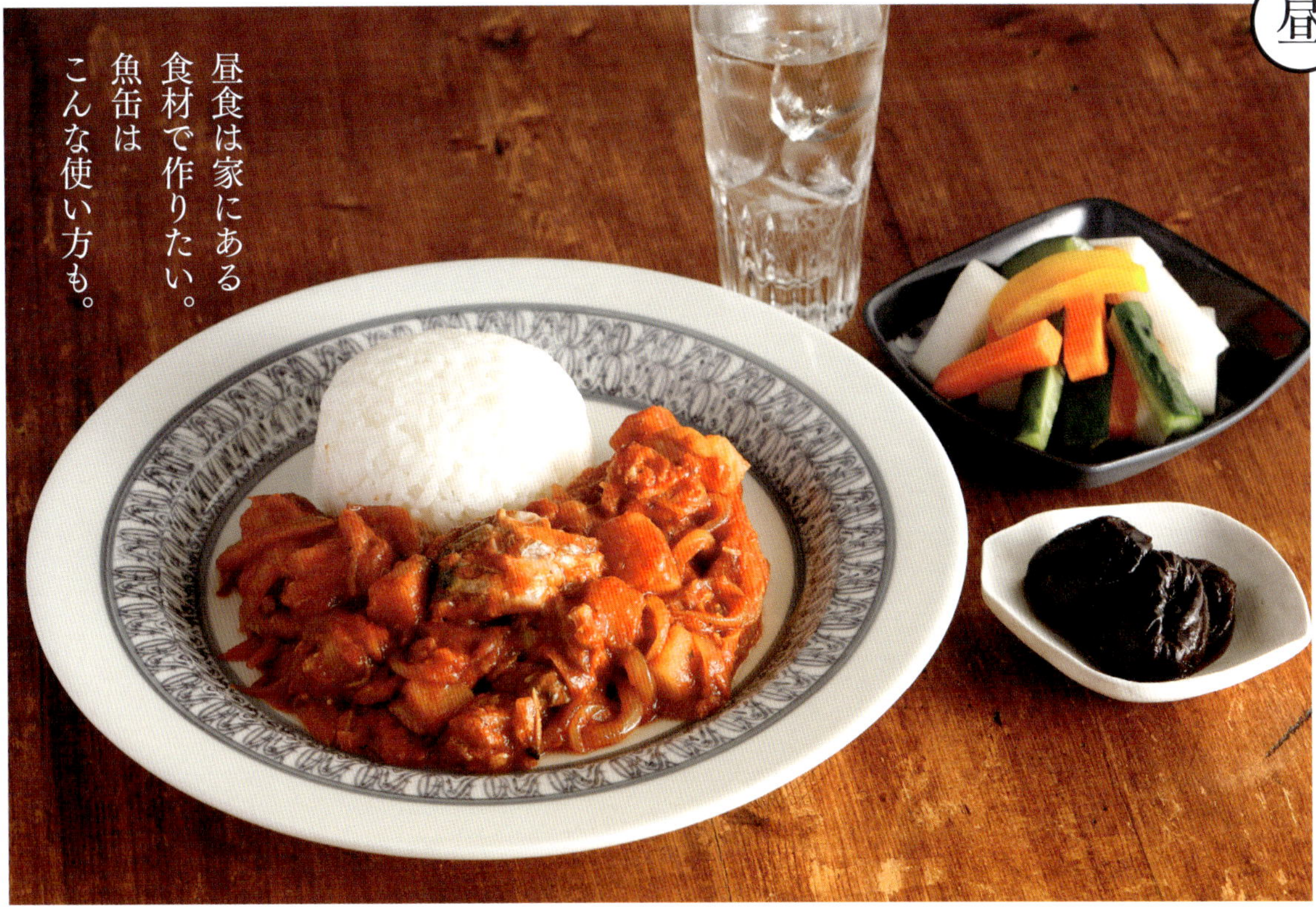
昼食は家にある
食材で作りたい。
魚缶は
こんな使い方も。

プルーンの紅茶漬け（p.57）

材料〔4食分〕

プルーン…200g
紅茶（ティーバッグ*）…1個
砂糖…大さじ1

＊あればアールグレーの香りがよく合う。

作り方〔1食分33kcal　た0.4g　塩分0.0g〕

①（前夜につけておく）保存容器にティーバッグと砂糖を入れ、湯150㎖をそそいで1～2分おく。ティーバッグをとり出し、プルーンをつけておく（多めにできる。約1週間冷蔵保存可）。

と ポリポリ野菜（作り方p.54）

〔2食分〕…p.54の約½量（約150g）
〔1食分38kcal　た0.5g　塩分0.7g〕

> **ひとり分を作る**
>
> さば缶カレーは2食分作るほうがラク（残りは冷蔵し、翌日まで）。カレー1食ならレトルト品を食べるという場合は、具をたしたり、ほかのおかずをたしたりして、栄養素の数を増やします。

さば缶カレー

材料〔2食分〕

温かいごはん…300g
さば水煮缶詰…½缶（100g）
たまねぎ…½個（100g）
じゃがいも*…1個（150g）
しょうが・にんにく…各5g
サラダ油…大さじ1
A［小麦粉・カレー粉…各大さじ1］
B｜トマトジュース（食塩不使用）…190g
　｜ウスターソース…大さじ1

＊丸ごとゆでておいたじゃがいもがあれば（p.61）、すぐ使え、作り方①のレンジ加熱は不要。

作り方〔1食分532kcal　た17.3g　塩分1.1g〕

①じゃがいもは1㎝角に切って耐熱容器に入れる。ラップをして電子レンジで約3分加熱（500W）し、ややかために火を通す。たまねぎは薄切りにする。
②しょうが、にんにくはみじん切りにする。
③深めのフライパンに油と②を入れ、弱火で炒める。香りが出たら、①を加えて中火で炒める。**A**を加えて炒め、粉気がなくなったら、**B**を加えてよく混ぜる。
④さば缶を缶汁ごと加えて大きく混ぜ、煮立ったらふたをして弱火にし、3～5分煮る。
⑤器にごはんを盛り、カレーをかける。

ほ 1日の食品と栄養

10点 肉・魚・卵・牛乳・大豆・海藻・野菜・くだもの・いも・油脂

1日分
エネルギー　1618kcal
たんぱく質　59.6ｇ
塩分　6.3ｇ

と こっくり手羽だいこん（作り方p.18）

〔２食分〕…p.18の約$\frac{2}{3}$量
〔1食分199kcal　た11.0ｇ　塩分1.4ｇ〕

とうふ入り牛乳茶碗蒸し

材料〔2食分〕
卵…１個
A｜お吸いものの素*（粉末・市販）…１食分
　｜湯…50㎖
牛乳…130㎖
とうふ（絹）…小$\frac{1}{2}$丁（75ｇ）

＊市販品を使わない場合、Aは［だし50㎖、塩小さじ$\frac{1}{3}$、しょうゆ少々］で調味。とり肉やえび、きのこなどを加えても。

作り方〔1食分108kcal　た7.5ｇ　塩分0.9ｇ〕
①ボールにAを合わせよく溶かす。牛乳を加えて混ぜる。
②別のボールに卵をよくときほぐし、①を混ぜる。
③器２つに、とうふを等分に入れて、②をそそぐ。
④深めのフライパンを火口にのせ、③の器をのせる*。フライパンに湯をそそいで（器の高さの約半分まで）、点火する。湯が沸騰したらふたをして（写真右）、中火で１分加熱後、弱火で10分蒸す。

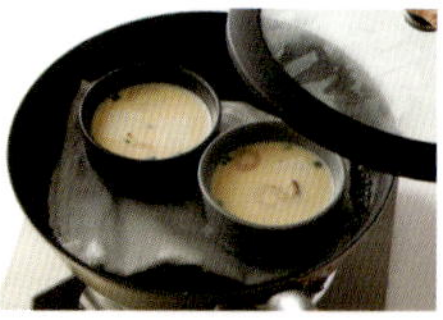

＊フライパンの底に、ふきんか厚手のペーパータオルを敷いて器をのせるとよい。火のあたりがやわらぎ、器ががたつかない。

ひとり分を作る

茶碗蒸しは小ぶりの丼に２食分をたっぷり作っても。器は、約300㎖が入り、フライパンのふたができる高さのものを。蒸し時間は同じ。ぺろりと食べられます。

水菜の浅漬け

材料〔2食分〕
水菜…75ｇ
A｜砂糖…小さじ$\frac{1}{4}$
　｜塩…少々
　｜酢…小さじ１
　｜けずりかつお…１袋（2.5ｇ）

作り方〔1食分14kcal　た1.7ｇ　塩分0.3ｇ〕
①水菜は３㎝長さに切る。
②ポリ袋に入れ、Aを加えて軽くもみ、口をしばって約30分おく。

雑穀ごはん〔２食分〕〔300g〕

〔1食分240kcal　た4.2ｇ　塩分0.0ｇ〕

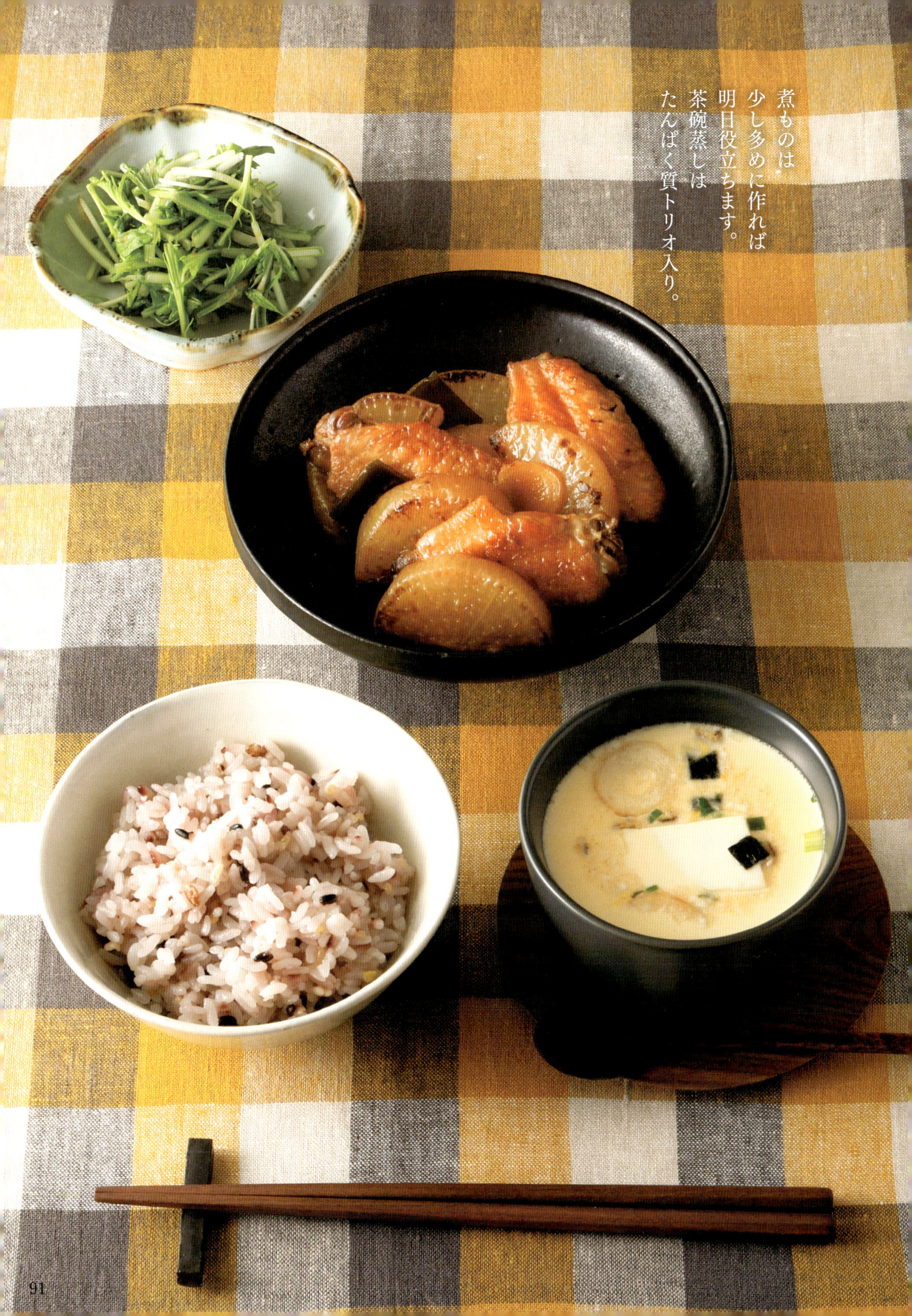

煮ものは
少し多めに作れば
明日役立ちます。
茶碗蒸しは
たんぱく質トリオ入り。

朝

献立例
10点満点の1日へ
朝・昼

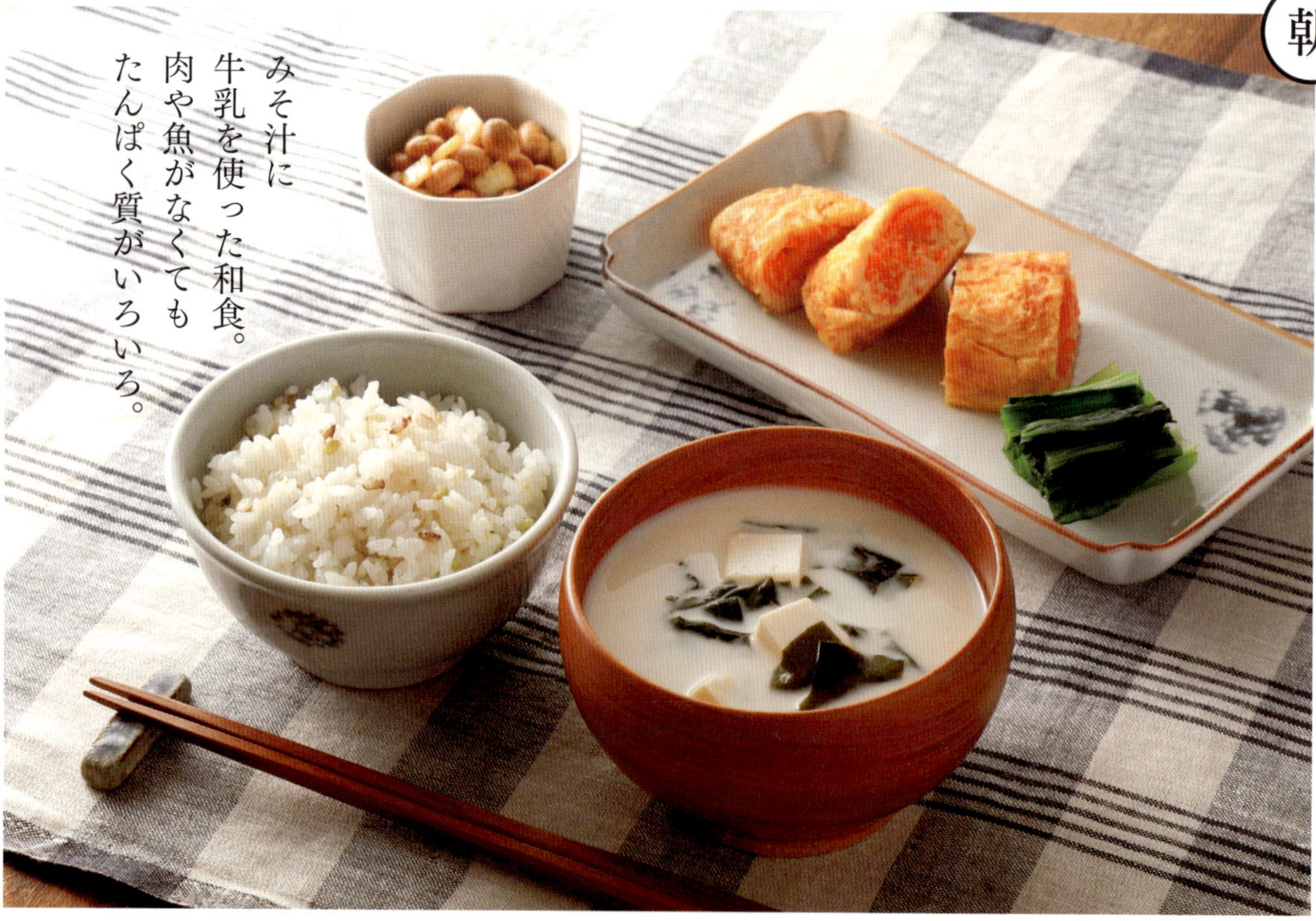
みそ汁に
牛乳を使った和食。
肉や魚がなくても
たんぱく質がいろいろ。

にんじんチーズ卵焼き

材料〔2食分〕

卵…2個
にんじん…$\frac{1}{2}$本（100g）
A
ピザ用チーズ…30g
砂糖…小さじ1
牛乳…大さじ1
塩…少々
サラダ油…小さじ$\frac{1}{2}$
待 **小松菜など青菜（ゆでたものp.48）**…50g

作り方〔1食分174kcal　た11.0g　塩分0.8g〕

①にんじんは、4～5㎝長さのせん切りにする。耐熱皿にのせ、ラップをして電子レンジで2～3分（500W）加熱する。
②ボールに卵を割りほぐし、**A**と①を混ぜる。
③フライパンに中火で油を温め、②を全部入れる。半熟になったら卵を中央に寄せて裏返し（写真右）、ふたをして弱火で約2分焼く。

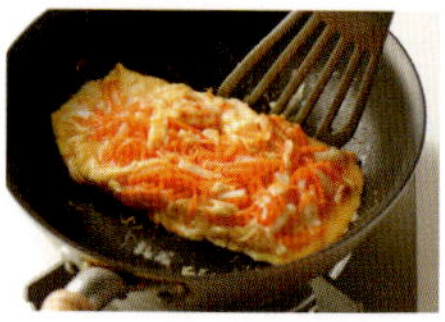

④あら熱をとってから切り分け、盛りつけて、ゆでた小松菜を添える。

煎り大豆のうま漬け（作り方p.40）

〔2食分〕…p.40の約$\frac{1}{2}$量（約80g）
〔1食分64kcal　た4.5g　塩分0.3g〕

とうふとわかめの牛乳みそ汁

材料〔2食分〕

とうふ（もめん）…50g
塩蔵わかめ…10g
だし…200㎖
牛乳…100㎖
みそ…小さじ2

作り方〔1食分67kcal　た4.6g　塩分0.9g〕

①わかめは洗って、食べやすい長さに切る。とうふは1.5㎝角に切る。
②鍋にだしを沸かし、①と牛乳を入れる。温まったら、みそをとき入れて火を止める。

雑穀ごはん〔2食分〕〔300g〕

〔1食分240kcal　た4.2g　塩分0.0g〕

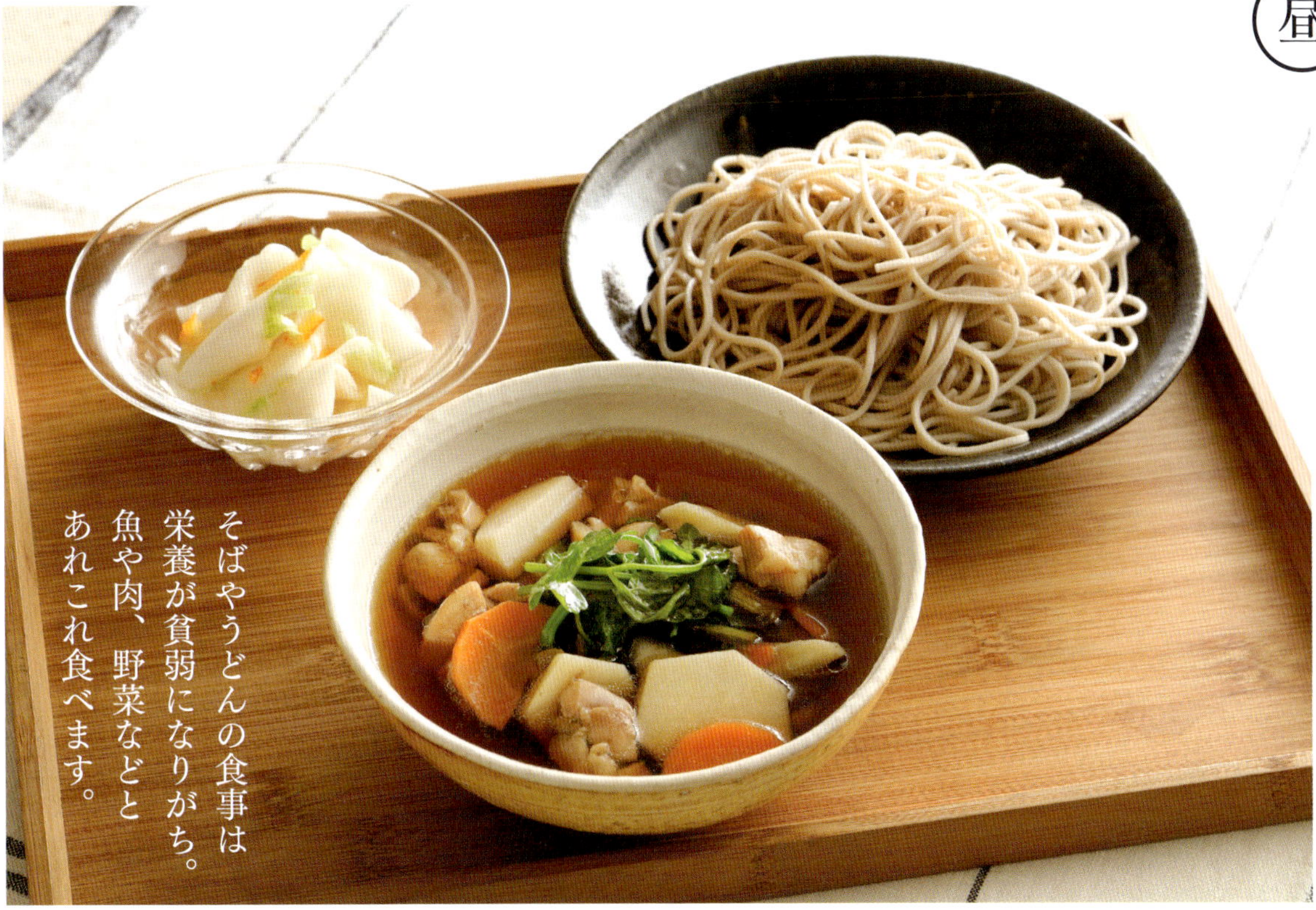

そばやうどんの食事は
栄養が貧弱になりがち。
魚や肉、野菜などと
あれこれ食べます。

かぶのマーマレードあえ

材料〔2食分〕

かぶ…2個
塩…少々
マーマレード（またはゆず茶）…20g

作り方〔1食分38kcal　た0.7g　塩分0.1g〕

①かぶは皮つきのまま薄切りにし、塩をふる。10分ほどおき、水気をしぼる。マーマレードであえる（約3日冷蔵保存可）。

ひとり分を作る

つけ汁は半量でも手数は同じなので、2食分作ってしまいたい（約2日冷蔵保存可）。次に残りを食べるときには、とうふをたして味を調節し、けんちん汁風にしても。

とり根菜汁の つけそば

材料〔2食分〕

そば（乾めん）…120g
〈とり根菜汁*〉
とりもも肉
…$\frac{1}{2}$枚（120g）
塩…少々
酒…小さじ$\frac{1}{2}$
さといも
…小2個（100g）
ごぼう…50g
にんじん…50g
せり…30g
A だし…400ml
砂糖・酒・しょうゆ
…各大さじ2

＊さといも、ごぼう、にんじんは、市販の冷凍和野菜を利用しても（p.51）。

作り方〔1食分398kcal　た21.1g　塩分2.9g〕

①とり肉はひと口大に切り、塩と酒をもみこむ。
②さといも、ごぼう、にんじんは、やや小さめに食べやすい大きさに切る。
③せりは3cm長さに切り、茎と葉に分ける。
④鍋に**A**を入れ、肉、②、せりの茎を入れて火にかける。煮立ったらアクをとり、中火でふたをして7～8分、野菜がやわらかくなるまで煮る。火を止めて、せりの葉を加える。
⑤たっぷりの湯を沸かし、そばを表示の時間どおりゆでる。ゆであがったら水にとって洗い、器に盛りつける。温かい汁につけて食べる。

へ 1日の食品と栄養

10点 肉・魚・卵・牛乳・大豆・海藻・野菜・くだもの・いも・油脂

1日分	
エネルギー	1689kcal
たんぱく質	78.9 g
塩分	8.1 g

白菜のスープ

材料〔2食分〕

白菜…150g
しょうが（せん切り）…10g
ほたて缶詰…小1缶（70g）
A 水…300㎖
とりがらスープの素…小さじ⅓
B 砂糖…小さじ½
しょうゆ…小さじ1
塩…少々
ごま油…小さじ½

作り方〔1食分60kcal た7.7g 塩分1.3g〕

①白菜は約1.5㎝幅に食べやすく切る。
②鍋に、白菜、しょうが、ほたて缶（缶汁ごと）、**A**を入れて火にかける。煮立ったら中火にし、約5分煮る。**B**で調味する。ごま油を加えて火を止める。

ごはん〔2食分〕〔240g〕

〔1食分202kcal た3.0g 塩分0.0g〕

みかん〔2食分〕〔2個〕

〔1食分37kcal た0.6g 塩分0.0g〕

ひとり分を作る

主菜の甘酢あんをひとり分量作るなら、小さめのフライパンでも。ぶりを揚げる油も少量ですみます。ぶりの衣の**A**は、天ぷら粉を水で溶いたもので代用できます。

ぶりの甘酢あん

材料〔2食分〕

ぶり*…2切れ（160g）
A とき卵…½個分（大さじ2）
かたくり粉…大さじ2
たまねぎ…½個（100g）
れんこん…100g
赤ピーマン…2個（100g）
揚げ油…適量
B 水…150㎖
砂糖…大さじ1・½
かたくり粉…大さじ½
酢…大さじ1・½
しょうゆ…小さじ2

待 *ぶりはひとロ大に切り、塩や酒を少々ふって冷凍しておいても（p.24）。

作り方〔1食分379kcal た20.8g 塩分1.0g〕

①たまねぎは1㎝厚さのくし形に切る。れんこんは7～8㎜厚さの半月切り、赤ピーマンは1㎝幅の棒状に切る。
②ぶりは、ひと口大に切る。**A**と**B**はそれぞれ合わせる。
③深めのフライパンに油を約1㎝深さ入れ、中温（約170℃）に熱する。ぶりに**A**をからめて油に入れ、色よく揚げる。
④フライパンの油をあけ、そのまま火にかける。①の野菜を中火で3～4分炒める。つやよくなったら、ぶりを戻し、**B**を混ぜてから加える。大きく混ぜ、とろみがついたら火を止める。

チンゲンサイのナムル

材料〔2食分〕

チンゲンサイ*…2株（200g）
A にんにく（すりおろす）…小1片（5g）
赤とうがらし（小口切り）…½本
塩…小さじ¼
ごま油…小さじ1

*キャベツ、白菜、もやし、にんじん（細切り）、にらなどでも。

作り方〔1食分30kcal た0.7g 塩分0.8g〕

①チンゲンサイは1枚ずつはずし、斜めに4～5等分に切る。耐熱容器に入れ、**A**を加えて混ぜる。
②ラップをして電子レンジで2分（500W）加熱し、1度混ぜて、さらに約1分加熱する。

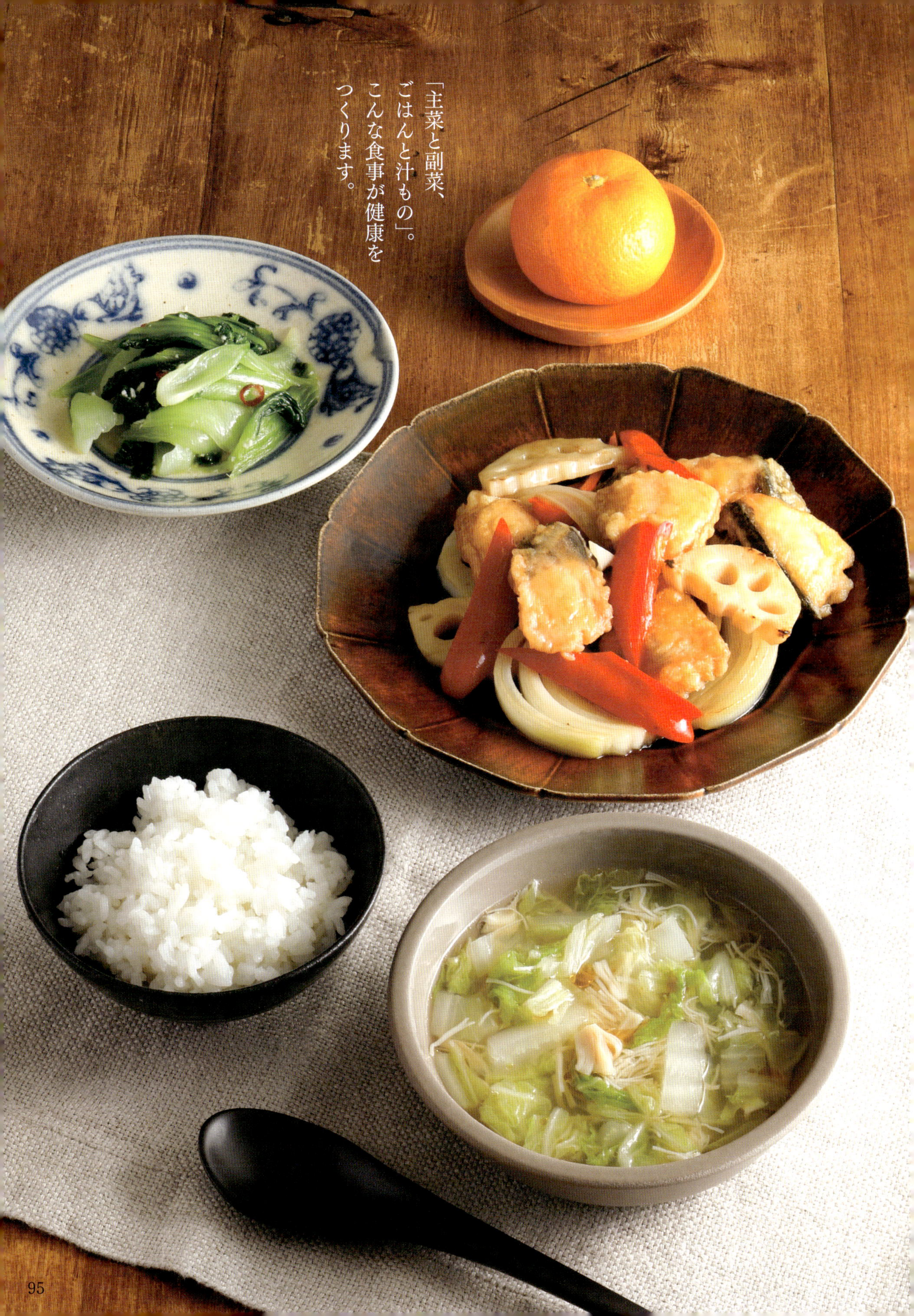

「主菜と副菜、ごはんと汁もの」。こんな食事が健康をつくります。

1食の栄養

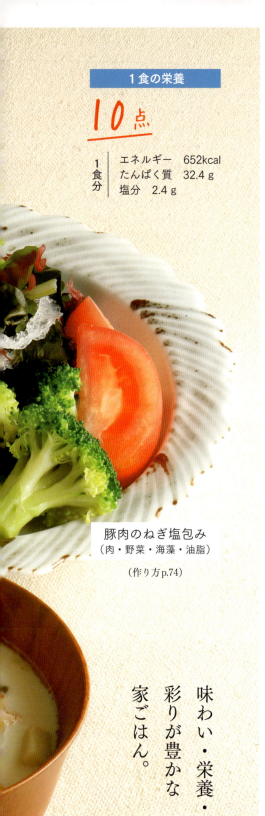

10点

1食分
エネルギー　652kcal
たんぱく質　32.4ｇ
塩分　2.4ｇ

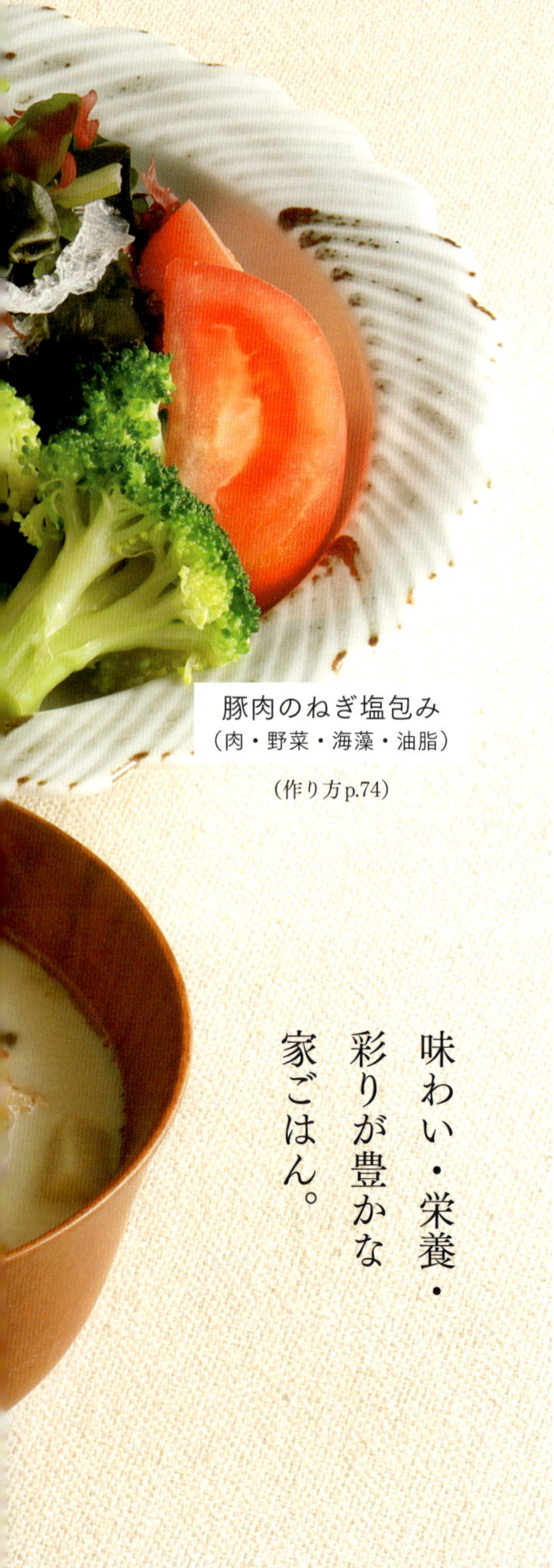

豚肉のねぎ塩包み
（肉・野菜・海藻・油脂）

（作り方p.74）

味わい・栄養・彩りが豊かな家ごはん。

参考献立

作ってみました
1食で満点ごはん！

見るからにいろいろな栄養素がとれそうですね。見本になりますが、「1食で満点」は、家ではやはり大変。「1日3食を通して10点」を目標にするのが現実的でしょう。大切なのは10点をイメージすること。献立決めがラクになるメリットも大きいですよ。

さけ缶の石狩風具だくさん汁

1食分146kcal　た9.4ｇ　塩分1.6ｇ

材料〔2食分〕

さけ缶詰（水煮）…90ｇ（固形量）
野菜といも…合計260ｇ
（写真は、じゃがいも100ｇ、にんじん40ｇ、キャベツ60ｇ、たまねぎ60ｇ）
〈煮汁〉
水…300㎖
みそ…大さじ1
A｜酒…大さじ1
　｜牛乳…100㎖

作り方

①野菜といもは1.5㎝大の食べやすい大きさに切る。
②鍋に、分量の水、①を入れて火にかける。煮立ったら弱めの中火にし、ふたをして約15分煮る。
③みそをとき入れ、さけ缶、**A**を加える。温まったら火を止める。

※「豚肉のねぎ塩包み」は作り方p.74を参照。ただし、ねぎ塩包みの量は約$\frac{2}{3}$量にし、つけ合わせは変えています。「ごはん」はやや少なめ（120ｇ）にしました。（つけ合わせ2食分／リーフレタス50ｇ、ブロッコリー50ｇ、トマト$\frac{1}{2}$個、海藻サラダ3ｇ／好みのドレッシングをかけても）

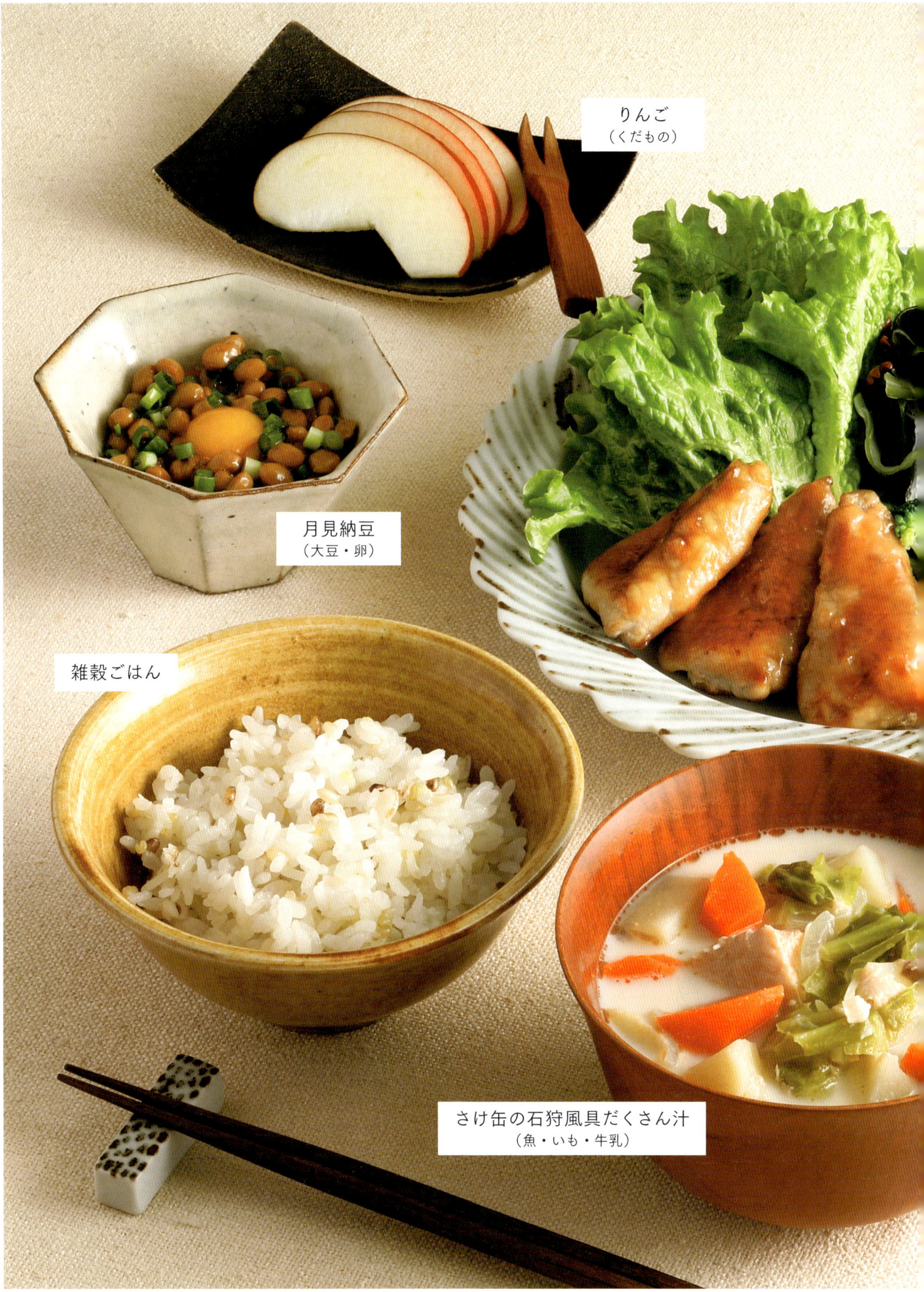
りんご
（くだもの）
月見納豆
（大豆・卵）
雑穀ごはん
さけ缶の石狩風具だくさん汁
（魚・いも・牛乳）

健康賢者になるために

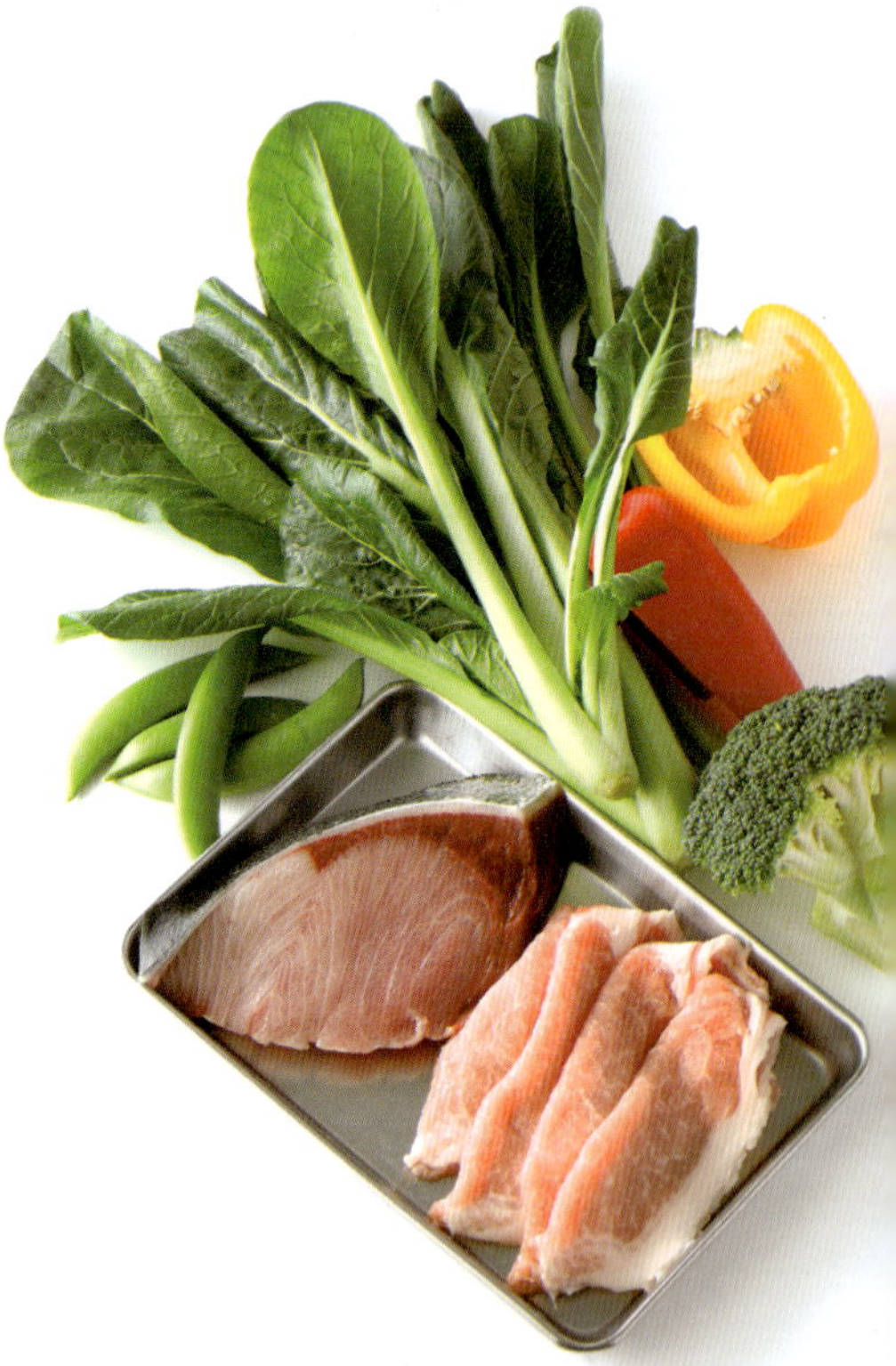

新開省二先生

東京都健康長寿医療センター研究所　社会科学系副所長、医学博士。専門は老年学、公衆衛生学。健康長寿の疫学研究により、老化プロセスの解明や健康長寿の施策づくりを行う。各種学会理事、厚生労働省「健康日本21（第二次）策定専門委員会」委員など歴任。『死ぬまで介護いらずで人生を楽しむ食べ方』（草思社）など著書多数。

　元気な100歳のご長寿は、たいていよく食べて、よく動き、ポジティブシンキングな人だそう。歳をとったからというより、人生丸ごとがそうであったはず。同様に、あなたの日々の生活が、あなたの健康寿命の長さを決めていきます。健康的な暮らし方は、シニアからの修正もききますが、全世代のだれもが、今から身につけたいものです。

食事の偏りから老化が始まる

　どんな人が健康で長生きしているのかを調べる研究が、日本の各所で行われています。東京都健康長寿医療センター研究所の新開省二先生にうかがいました。

　群馬県草津町では2000年代に調査が始まりました。2000人を超える65歳以上の人々の健康度を現在まで調べています。当初の7年間でわかったことは、低栄養状態が続くと余命や健康余命を短くすること。低栄養の人は、体力、骨の健康、認知状態などすべてが低下しやすい傾向です。健康度のものさしとして〈4つの栄養指標〉が使われました。特に、〈体格指数BMI〉と〈血清アルブミン〉が低い人は健康度が低くなることが明らかでした〔図1〕。

「BMIが低いというのは基本的にエネルギー不足、アルブミンが低いのは、動物性たんぱく質を中心とするたんぱく質が不足していることを指します。こんな人々は〈コレステロール〉や〈血清ヘモグロビン〉の値も低く、脂質、鉄、ビタミンもたりない〝低栄養状態〟。粗食や少食が原因で、栄養が不充分と思われます」と新開先生は言います。

　一方で、栄養をしっかりとっている人は健康を維持でき、体力もあると証《あか》されています。2010年代に埼玉県鳩山町での調査が加わり、草津町と合わせて大勢の人を対象とする研究です。「10の食品群チェック（p.6）」（食品摂取の多様性得点＝以下DVS＊）を用い

図1　あなたは栄養がたりていますか？

低栄養予防目標

1. 体格指数（BMI） 20以上

体格指数は、エネルギー摂取のバランスを反映。
ＢＭＩ算出式＝体重（kg）÷身長（m）÷身長（m）
例：60kg÷1.6m÷1.6m

2. 血清アルブミン 4.0g/dl以上

血清アルブミンは、血液中のたんぱく質。たんぱく質の摂取量を反映。血液検査でわかる。

※東京都健康長寿医療センター研究所『健康長寿新ガイドライン』（2017）より。
上記の栄養指標ポイントに達していない人は“低栄養”の可能性があり、将来の死亡リスクが高まる。

て調べると、得点が高い人＝いろいろな食品をとっている人ほど、骨格筋量が多く、握力が強く、歩行速度が速いという結果でした。4年間の追跡調査でも結果は変わらず、得点の高い人ほど体力を維持できています。ＤＶＳ得点が高い人は、「粗食」に対して「多様食」の人といえるでしょう。「多様食」は、筋肉の減少（サルコペニア）を予防し、心身の虚弱化（フレイル）を防ぐといえます。

＊Dietary Variety Score

10点から始める、多様食の習慣

人は、栄養をもとに体を維持しています。たとえばひと口に「たんぱく質」といいますが、実は20種類のアミノ酸がさまざまな形に結びついて機能しています。また、たんぱく質が身につくには、ビタミンDや亜鉛などの微量栄養素なども必要。多様な栄養素が複雑にからみ合って体の均衡を保っています。

「食品はそれぞれよい面と弱い面があります。偏らずにバランスのよい食事から、いろいろな食品のよいところをとることが大切です。これを具体化するのがＤＶＳとなります。ＤＶＳの得点が高い人ほど、たんぱく質や脂質のエネルギー比率が高く、ビタミンやミネラルも豊富な『栄養素密度が高い食事』をしているとデータが示しています」

ところで、ＤＶＳでは、食べる量を問うていませんが、なぜでしょう？

「長い目で見ると、どれだけ多様な食をしてきたかが重要で、量の前に質が大切だからです。たとえば高齢になって食べる量が少なくなっても、あれこれと食べている人のほうが元気です。食事の質が大切なのは、高齢者ばかりではなく、若い人も同じことです」と先生。

近年の「国民健康・栄養調査」では、若い人に〝やせ〟の人が増えています。また、一見ふくよかで健康そうな人の中に、実は栄養が偏ってたりていない〝かくれ低栄養〟の人も。

あなたは、筋肉や骨や脳の栄養がたりていますか？　ＤＶＳをまず1週間試してみてはいかがでしょう。自分の食べもののクセがわかり、たりていない食品＝栄養素を知ることができます。続けていくと、買物や外食での品選びも変わってくるでしょう。体の栄養バランスが整って快調になるかもしれません。

もちろん、ふつうに食べられる人が、肉のひとかけらで栄養充分、とはいえないことはおわかりと思います。ＤＶＳに慣れたら、「図2」（p.100）表を参考に、望ましい分量を知っておきましょう。

老化を加速させない食習慣

さて、みなさんは「10の食品群」をどんなふうに食べているのでしょう。２０１２年の調査があります〔図3〕。よく食べているのは、〔(緑黄色) 野菜、くだもの、大豆製品〕、とりにくいのは〔海藻、いも、肉〕。そして、同じエネルギー量（カロリー）でも、DVS得点が高い人は、おかずをしっかり食べていて、たんぱく質やビタミン、ミネラルなどをとっており、主食の割合は控えめでした。

「点数が低い人は、丼やめん類などの単品ものの食事が多いイメージです。主菜がないとか、食事の全体量が少ない傾向があります。高齢の方ほど、たんぱく質とエネルギーになるもの（たんぱく質、脂質、炭水化物のそれぞれ）が大事です。エネルギーがたりないと体はその分を、筋肉や骨を分解して補おうとします。三度の食事で、いろいろな栄養をとり入れてください」と先生は助言。また、「栄養素密度の高い食事は、〔主食・主菜・副菜が1日2回〕食卓にのるような食事パターンです」との目標も。草津・鳩山町の１１００人の調査では、そんな食事パターンをとっている人の割合は、やはりDVS得点の高い人ほど多くなっています。

図2　1日に食べたいおもな食品のめやす量

○1日に必要なたんぱく質のめやす（18歳以上）　男性60 g　女性50 g

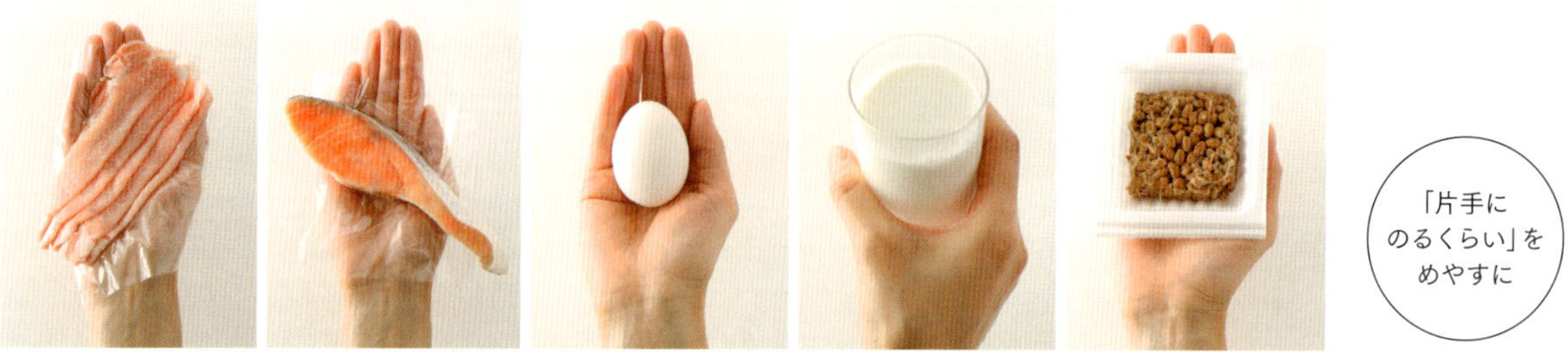
「片手に
のるくらい」を
めやすに

ロース肉 70 g		鮭 70 g		卵1個		牛乳 200mℓ		納豆 40 g		
たんぱく質 約14 g	＋	16 g	＋	6 g	＋	7 g	＋	7 g	＝	合計 約50 g

日本人の食事摂取基準2015年版／厚生労働省資料より作成
※たんぱく質は推奨量以上とってもよいが、とりすぎは腎臓に負担がかかる。持病がある人は医師の指示に従ってください。

○1日に必要な野菜などの量のめやす

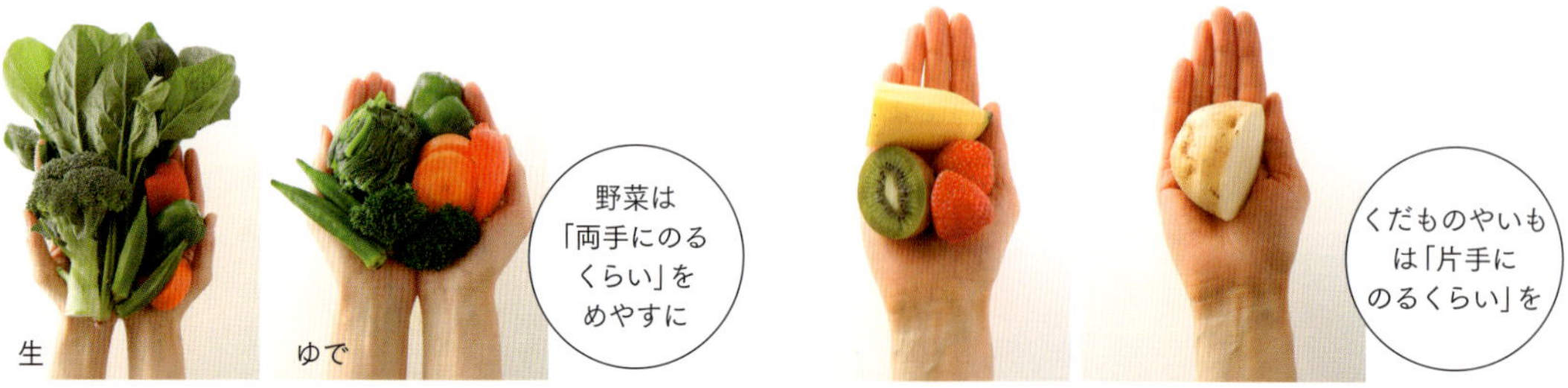
生
ゆで
野菜は
「両手にのる
くらい」を
めやすに
くだものやいも
は「片手に
のるくらい」を

不足しがちなビタミン・ミネラルなどをとるために、緑黄色野菜をはじめとして、いろいろな野菜やくだもの、いも類などをとります。

※野菜は、ビタミンA（カロテン）、B、C、Eや、葉酸、カリウム、カルシウム、マグネシウム、鉄など、微量ながらも体に欠かせない栄養素を含む。くだものやいもはビタミンCが多い。これらは食物繊維も豊富。

調査地域では健診や測定とともに、食と運動の講習を行います。現在、兵庫県の養父市や東京都の大田区でも研究が始まっていますが、すでにDVS得点は上がってきていて、体力の上昇もみられるとのこと。20年近く調査を続けてきた草津町では、骨や筋肉、血管の健康度が明らかに上がり、とうとう町の要介護認定率が約半分に下がりました。

健康を維持して人生の老化を加速させないための大切な条件。そのひとつは、「栄養」であり「多様な食品をとる習慣」なのです。

あなたの体力、大丈夫？

調査地域で健康度が上がった理由は、ほかにも2つあります。

参加している人は、認知機能や抑うつ度が向上しています。健診や講習に参加しておしゃべりしたり、頭を使ったりして人とコミュニケーションをとっていて、このこと自体の効果が大きいのです（「社会参加」）。

もうひとつは、定期的に運動の講習を受けながら、「体力」を維持していることです。老化予防には体力も欠かせません。多様な食で筋肉細胞をつくる栄養を確保したら、体を動かしてはじめて筋肉がしっかりし、体力がつきます。膨大なデータを調べた結果から、全身の筋力は「握力」と「歩行速度」が反映していることがわかっています。ペットボトルのふたがあけられない、歩いていると追い越されるといった人は、体力不足かも。

運動にも3つのポイントが

たとえば、家の中の片付けものや掃除で動くのも身体活動を増やす運動になります。「おっくうがらずに、体を動かす」ことから始めましょう。

健康のための運動には3つの要素が必要。「歩行運動」「筋力運動」「体操・ストレッチ」です〔図4〕（p.102）。理由は以下のとおりです。

歩くことは、心血管系機能や持久力の維持強化になりますが、筋力や骨量を増やすには不充分。骨は筋肉が引っ張られることで刺激を受けて強くなることから、筋力運動も必要です。そして、体操やストレッチで関節を健康に保つ必要があります。関節には血管が乏しく、関節液が栄養を運んでいます。体を動かさないと関節液の循環が滞って、軟骨など

図3　あなたはの食事はどんな食事？　食品と栄養素の関係

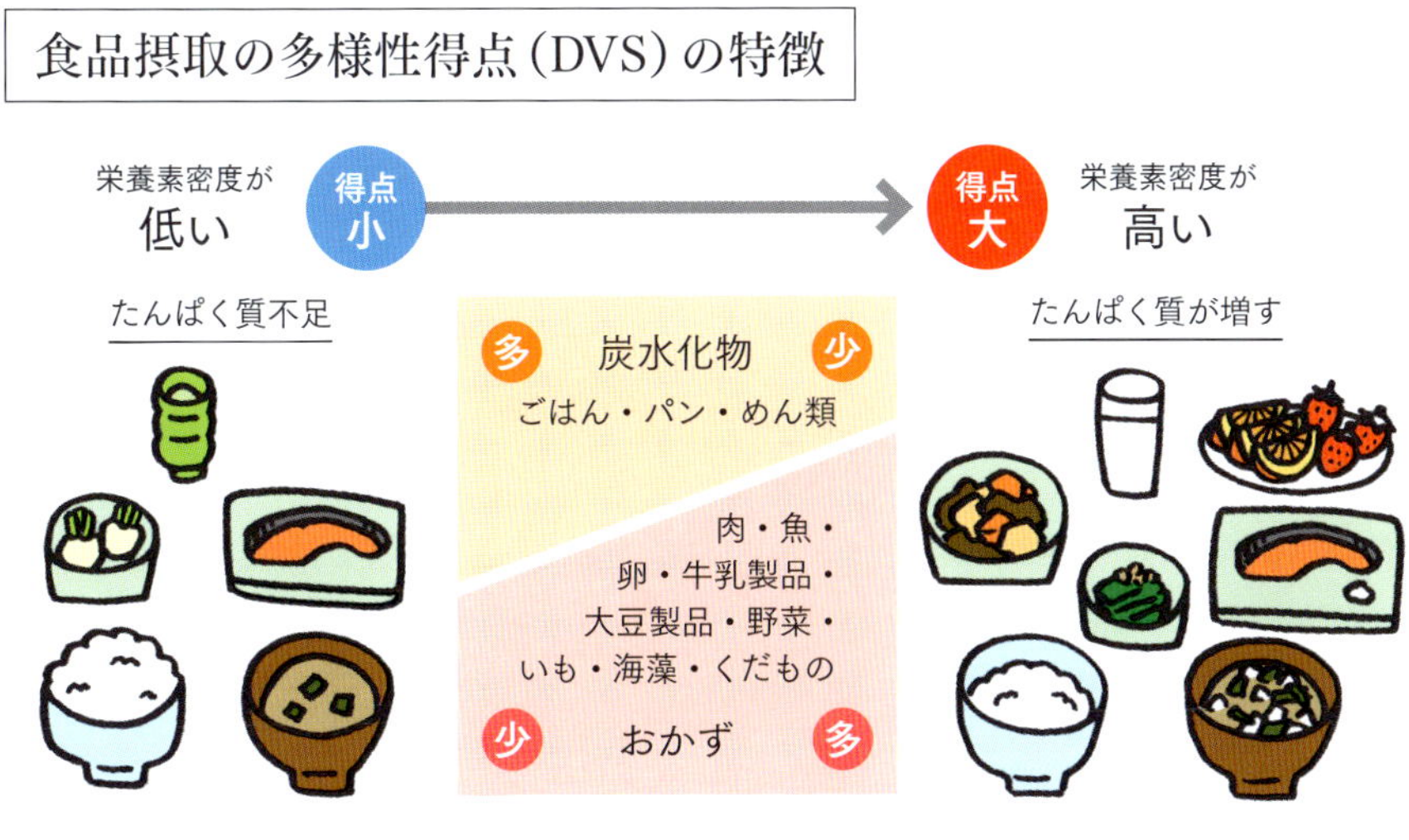

食品摂取の多様性得点（DVS）の特徴
栄養素密度が低い
得点小
得点大
栄養素密度が高い
たんぱく質不足
たんぱく質が増す
多　炭水化物　少
ごはん・パン・めん類
肉・魚・卵・牛乳製品・大豆製品・野菜・いも・海藻・くだもの
少　おかず　多

東京都健康長寿医療センター研究所資料（2012年・同研究所の健診参加者180名が対象調査）より作成
※低栄養が社会問題となっているため、5年ごとに変わる「日本人の食事摂取基準の2020年版」では、低栄養・フレイル予防のための栄養素の目標量が示される予定。

に栄養が届きません。関節液がクッションの役目も果たさず、関節の動きが制約されます。

「筋肉や骨を若いうちから鍛えている人はベースがある分、老化の速度はゆるやかですが、放っておけば弱まります。一方で、60、70代から運動を始めても、けっして遅くはありません」と先生は、体力づくりを応援します。

「足腰に支障があっても、外出する機会が多い人は歩行機能が保たれるというデータがあります。通院でも習いごとでも、外出すれば運動になって、人とかかわれば一石二鳥です」

さて、運動するときには気をつけたいことがあります。エネルギーが不足すれば、体は体内のたんぱく質をエネルギーに変えて使いこむのでしたね。つけたい筋肉が逆に減ってしまわないように、運動は空腹時を避けます。おにぎりやバナナなどエネルギーになりやすい糖質を食べておくとよいかもしれません。運動後は速やかに栄養を補給し、時間があくなら、牛乳や糖質などをとっておきましょう。

＊　＊　＊

老化予防の3つの条件は、栄養・体力・社会参加。共通するのは「食べて、動く」。冒頭の100歳のご長寿につながりました。

これを知った今日から、あなたは何を変えていきましょうか？

図4　一生続ける「体力づくり」　体力の維持・向上のための運動のめやす

運動の３要素（30代から高齢者まで共通です）

歩行運動（散歩・ウオーキング）

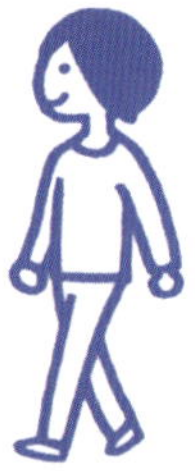

週に150分以上（1日平均約20分）

筋力運動

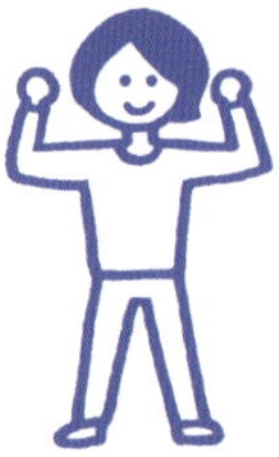

週に２回以上

体操・ストレッチ

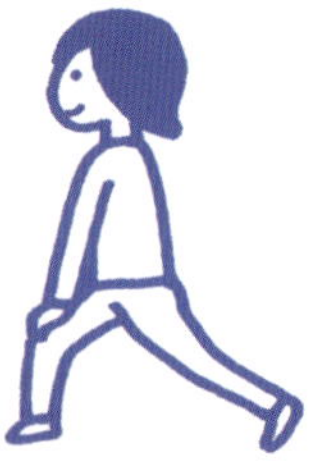

週に２回以上

１日の目標歩数

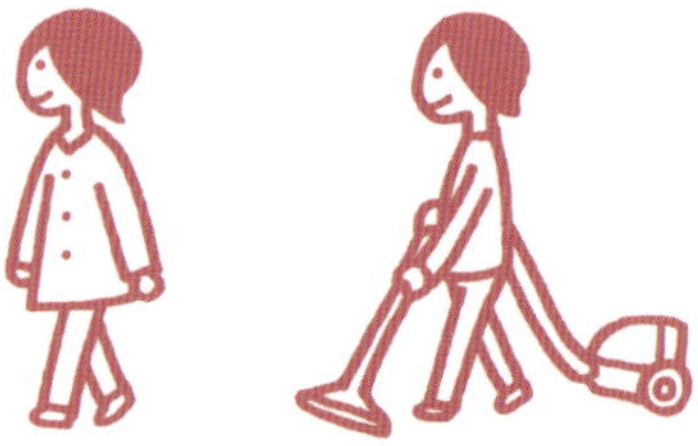

目標歩数は、家の外の歩数＋家の中の歩数です。

30代～は　1日8500～10000歩

65歳～は1日7000歩

75歳～は1日5000歩

おすすめ筋力運動

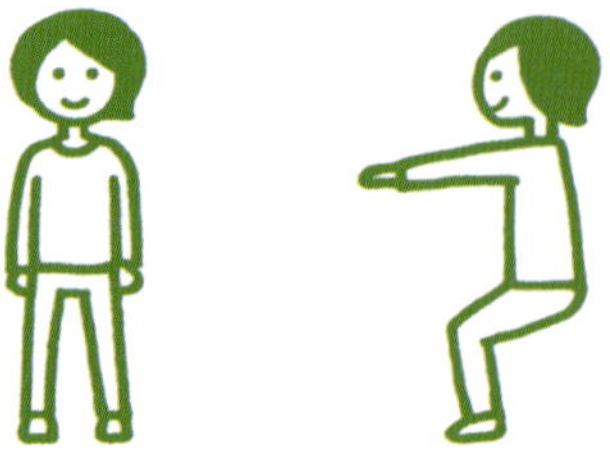

下肢の筋力は大切で、特にスクワットは効果的。椅子を使ってもよい。

①両足を肩幅に開き、つま先と膝を同じ向きにする。

②ゆっくりお尻を後ろに引きながら腰をおろし、ゆっくり戻る。10～20回をめやすに、ややきついと感じるくらい行う。

東京都健康長寿医療センター研究所資料（第151回老年学・老年医学公開講座　2018年）をもとに作成

成長と老化はひと続き

老化を予防するための食生活指針14か条

食事は1日3食。欠食しない。

1日3食を適する時間に食べると、人間の体内リズムと合い、体は正常に働きます。

動物性たんぱく質を充分とる。

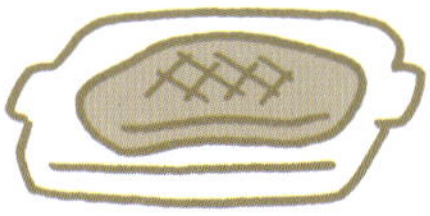

体で作れないたんぱく質成分を、肉や魚、卵などからとります。

肉と魚は1：1。

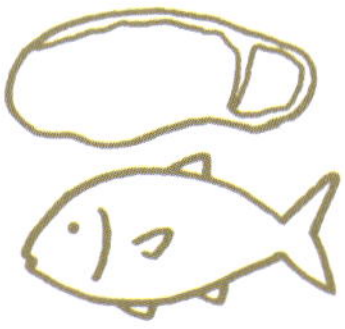

両方のよいところをとりたい。魚は和食、肉は洋食の食卓となりがちなので、偏らずにバランスよく。

肉はさまざまな種類と部位を。

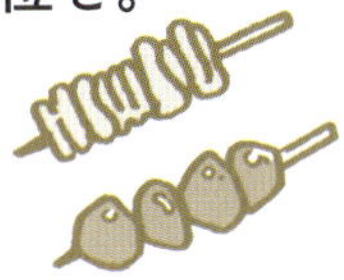

豚肉はビタミンB類、赤身の牛肉は鉄分などと、種類や部位で栄養素が違います。魚にも野菜にもいえること。

油脂類も不足しないように。

人体には油脂のさまざまな成分が適度に必要。不足や、大量のサプリによる偏りはよくない。

牛乳は毎日200mℓ以上飲む。

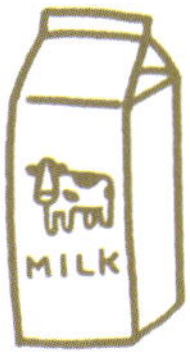

日本では牛乳を飲む人のほうが健康長寿で認知機能が高いという調査結果。牛乳がある食生活は栄養素が多様。

野菜はいろいろな種類を。火を通してたくさん食べる。

カロテンの多い緑黄色野菜を中心に、淡色野菜やきのこなどいろいろ食べます。

食欲がないときは、おかずを先に。

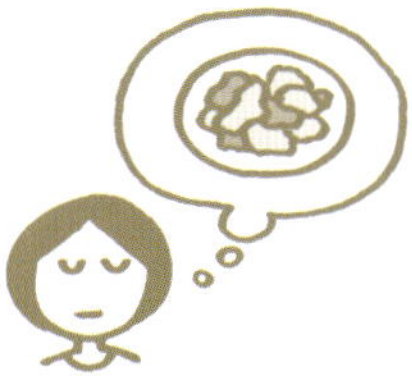

食べられないときは、栄養素、食事の質を優先します。

調味料、香辛料を上手に使う。

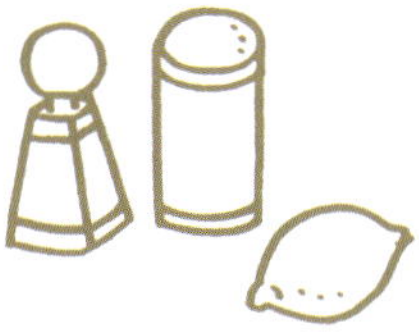

味や香りの幅が広がり、食欲が増進。アルツハイマー予防の効果が期待できる香辛料も。

食材の調理法や保存法を覚える。

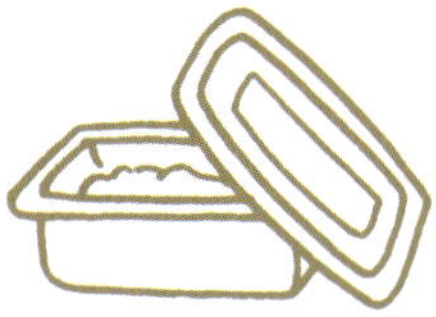

材料をムダなく上手に食卓にとり入れる。本書を参考にしてください。

和・洋・中、さまざまな料理を。

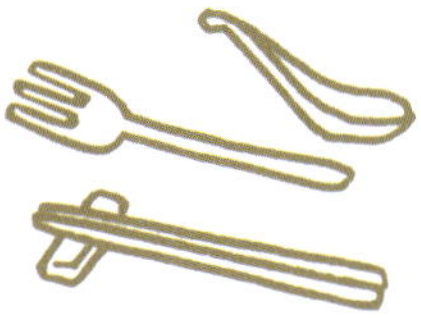

本書のレシピを参考にしてください。料理や献立を作ること自体も頭の体操！

家族・友人と、会食の機会を増やす。

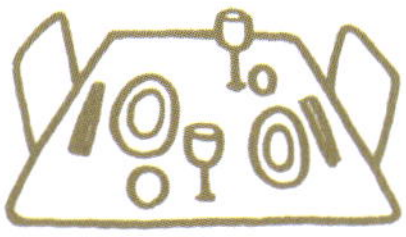

人とのかかわりは、健康長寿に欠かせません。

噛む力を維持。定期的に歯のチェック。

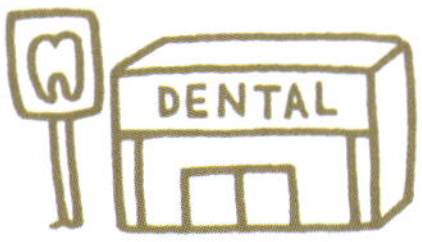

噛む力が弱くなると、老化につながります。若い人も同じ。5000人調査では「さきいか、たくあん」が噛める人が元気という結果。

健康情報は積極的にとり入れてみる。過信はしない。

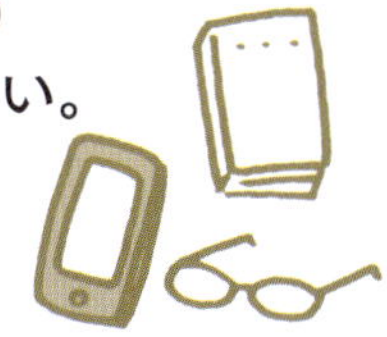

うのみは厳禁。自分に役立つ情報を見つけます。

東京都健康長寿医療センター研究所資料（2018年）をもとに作成

料理教室の先生の

「うちの健康食生活」

みなさんと同様に毎日大忙しのベターホームのお料理教室の先生とその先輩たち。料理のノウハウを生かしつつ家族の健康を守り、また新たな知識を広げて活躍しています。

40代 子を育む「食」

◉育ち盛りがいるために食卓は肉がち。「ま（豆）ご（ごま）わ（わかめ）や（野菜）さ（魚）し（しいたけ〔きのこ類〕）い（いも）」を意識してプラスします。（横浜教室・N）

◉子どものお弁当のおかずは、肉か魚と、卵と野菜が定番。学校では、赤（たんぱく質）・黄（炭水化物）・緑（野菜）の3色を食べようと指導されており、子どもたちも考えながら食べてくれます。（千葉教室・O）

◉小中学生の子どものおやつはチーズ。常に冷蔵庫に入っています。たくさん飲めるようにと、牛乳にはココアや紅茶を加えて飲みやすくします。（千葉教室・M）

◉食べ盛りの中学男子。魚のおかずだけではたりないので、肉入りの副菜を合わせます。すると苦手な野菜も食べます。（渋谷教室・W）

◉子どもがスポーツをしているので、たんぱく質や鉄分が不足しないよう、レバーやとりむね肉、卵、大豆製品などを野菜と合わせて使うように心がけます。（神戸教室・T）

◉挨拶と同じくらい「何を食べたの？」と聞いて、家族と〝食コミュニケーション〟をとっています。（札幌教室・N）

◉ハンバーグなら、子どもたちは大きく、夫は小さめでつけあわせ野菜たっぷり。魚なら小さめを子どもたちにして、肉おかずもプラス。いろいろな食材を食べるようになってほしいなと思います。（名古屋教室・S）

40～50代 子は思春期、やがて巣立って

◉育ちざかりの娘。食事でたくさん栄養をと思うと、おかずが増えます。すると娘はごはんを食べないので、巻きものや焼きそばなどにして、主食をおかず感覚で食べられるようにと工夫します。（銀座教室・U）

◉高校生の息子たちの間ではコンビニのサラダチキンが流行。このチキンをシンプルなサラダにトッピングするとボリュームがアップし、たんぱく質もプラス。コンビニ食材も使えます。（渋谷教室・Y）

◉高校生。小腹がすいたときはスナック菓子ではなく、チーズや納豆ごはんを食べて体を作るようにと言います。自ら食べられるようにとキッチンを整え、家族の食IQを高くするための啓蒙運動「押しつけがましくなく、少しずつ！」。（渋谷教室・I）

◉大学院生の息子は外食がち。家では野菜料理を多めにと注文します。小さいときから、肉も魚も野菜もバランスよく食べようと言ってきたのが身についたのかも。（横浜教室・N）

◉学生の息子がひとり暮らしを始めました。自分で肉のおかずを作っているようなので、野菜の作りおきおかずを差し入れ、手軽なレシピをLINEで送ります。（神戸教室・E）

◉大学生の息子はひとり暮らし。野菜不足に気をつけているようで、副菜を作ってほしいとのリクエストが入ります。きんぴらやナムルなどを送っています。（仙台教室・H）

50代 働き盛りの夫が気がかり

◉単身赴任の夫へ。野菜が不足するので、小松菜やにらをざくざく切って保存袋に入れておけば便利などと、かんたんに食べられるコツを伝えます。（札幌教室・K）

◉帰りが遅い夫には、低カロリー・

高たんぱくの別メニュー。満足感もあるようにと、野菜や大豆製品、脂肪の少ない肉などをたっぷりと。（柏教室・M）

●夫は忙しく、子どもたちは習いごと、一緒の夕食は難しい日々。野菜のおかずや汁ものを心がけ、肉に偏らないよう、買物に行ける日はなるべく魚にしています。（仙台教室・N）

●社食で夕飯を早めに食べ夜中に帰宅の夫。ビールのあてには野菜中心の小鉢2、3品を出し、ビタミンと食物繊維、低カロリーを心がけています。（横浜教室・T）

●2年前に夫はメタボ予備群に。朝食をパン食から和食に切り替えました。血糖値が高めなので、白米にもち麦を加えて食物繊維をとるようにしています。（渋谷教室・N）

50～60代　2人の食卓になりました

●子どもが巣立ち、以前より食卓に魚が多く登場するようになりました。肉も心がけ、とりハムなどを作って常備しています。家計にやさしいのも魅力です。（横浜教室・H）

●夫と2人になってからは、肉や魚は少々高くても、質のよいものを購入するようにしています。シンプルな味つけでおいしく、塩分も控えられますから。（池袋教室・K）

●切って冷凍しておく野菜があるので、夫がひとりで昼食をとるときは、「ラーメンのめんと一緒に煮てください」とメモを置きます。夫の晩酌には、枝豆、とうふなどの大豆製品がルーティンで並びます。（名古屋教室・S）

●2人なので、買物はメモを用意して過不足ないように。「少々高くても病院代より安い」を合言葉に緑黄色野菜などを買います。週に1度、在庫確認がてら冷蔵庫などのそうじをしてスッキリ。（札幌教室・E）

●栄養のバランスと食器洗いを減らすために、朝食は長方形の大皿におかずを少量ずつ盛り合わせます。ハムエッグ、トマトチーズサラダ、かぼちゃの甘煮（前日のおかず）、おにぎり、フルーツ…。昼食は夫婦お互い自由にし、ストレスがたまらないように。（千葉教室・O）

60代　自分の健康と食を見直す

●食生活は「毎日の積み重ねでよい習慣がつく」との考えで、家族全員朝食を必ずとります。肉魚は常備、とりにくい豆や海藻類を意識してストック、緑黄色野菜は年中とるように。自分で料理を作ると栄養の偏りや不足を防げます。おかげでみな風邪もひきません。（梅田教室・T）

●発酵食品をとるように心がけています。手作りのみそやぬか漬け、塩麹、ケフィア（ヨーグルト）…。必ず毎食とり入れます。（福岡教室・U）

●1日に10種の食品を心がけています。サラダは、大豆、チーズ、トマトをのせ、塩とオリーブ油で。量は食べられないのですが、小魚や卯の花いりなどの常備菜で栄養のバランスをとります。（池袋教室・T）

●2人暮らしです。買物は食材が偏らないようにまとめ買いし、冷凍すべきはすぐ冷凍。「使いきる」を目標に献立を考えます。夕食の主菜も副菜も少しだけ多めに作り、翌日の朝昼にまわして栄養を補っています。（梅田教室・N）

●和洋中と献立に変化をつけ、いろいろな食品をとるようにしています。買った食材は、下処理をして冷凍したり、常備菜や保存食にしたり。量より質をと考えて作り、食事は残さずいただきます。（大宮教室・Y）

●夫婦2人、食事はしっかり食べています。手作りを心がけ、濃い味の市販品はほとんど買いません。海藻や野菜の常備菜を冷蔵。肉や魚はすぐ使えるようにひと手間加えて冷凍。元気に暮らせるのは食生活のおかげと自負しています。（池袋教室・K）

●健康に注意しています。1日5000歩を目標にしており、5件あるスーパーまでの往復距離を選んで出かけます。週数回プールにも通います。毎食同じ時間にしっかり食べて、間食はあまりしません。（池袋教室・K）

50～60代　高齢の親を見守り思う食の役割

●近くに住む母は、療養中の父に合わせた食事をしていましたが、亡くしてからは夕食がお茶漬けになりかねない状況に。そこで毎日家に呼んで高校生の子と一緒の食事にしていたところ、健康診断でA判定になりました。（大宮教室・S）

◉退院後の母は栄養失調でやせ、歩けなくなりました。最初は煮魚やおひたしなどを作っていましたが、そのうち、子どもと同じものを小さく切って食べてもらうように。すると体重も体力もみるみる増して元気になりました。食べることは生きることと痛感。（渋谷教室・S）

◉高齢の母は食べても栄養を吸収しにくいようです。薄切りの肉（豚やとりなど複数）と野菜を鍋にして汁ごと食べられるようにするなど、効率よく栄養がとれるようにと心がけています。（町田教室・A）

◉80歳の母は家族と同じものを食べられます。子どもも小さいときから大人と同じメニューにしているので、何でも食べられる子になりました。お互いに自然に受け入れるものです。（名古屋教室・I）

◉80代の父は、のどの渇きを感じにくいため、飲んだ量がわかるようにと、水やお茶など500㎖のペットボトル2本をおき、飲むようにしています。（銀座教室・S）

◉時間があれば冷蔵庫の野菜室をチェックして常備菜を作ります。親のようすを見に行く〝親パトロール〟にも持参。親は食事の量が減る代わりに間食が増えがちなため、くだものやヨーグルトも置くようにしています。（町田教室・K）

◉親世代を見ていると、どうも、ひとり暮らしになると急に作る意欲がなくなるようです。元気なうちから、栄養・食生活についての知識を深めることは大切で必要と思います。（渋谷教室・Y）

◉アクティブシニアの母の食事です。毎日食べる基本の4品は「卵、とうふ、もずく酢、チーズ」。このほかに、魚なら刺身、さば缶、市販の焼き魚、肉なら焼くか炒めもの。体によいといわれる油も。（吉祥寺教室・M）

65〜70代 無理のない食、日々是好日

◉ひとり住まいのため、特に、たんぱく質不足にならないよう注意しています。とりむね肉の酒蒸しなどを常備し、サラダや酢のものに。とりレバーは時雨煮に炊き常備菜に。どの料理も少し多めに作って冷凍し、使いまわします。（神戸教室・K）

◉毎食おろそかにしないよう心がけています。そのために、切り干しやひじきの煮ものは冷凍して作りおき。とりもも肉のロースト、ひと口ヒレカツ、春巻きも作ったら冷凍。だしは濃いめにとって減塩に役立て、3日分くらいを冷蔵しています。（池袋教室・O）

◉夫75歳、母96歳と暮らしています。3食の基本は「たんぱく質＋野菜（くだもの）＋主食」ですが、「好きなもの、食べたいもの」を供するのも大事と思います。支度は大変ですが、気の張りも健康には必要なことに思います。（横浜教室・K）

◉1日3度の食事時間を決め、腹八分を守るようにしています。昼に肉や魚のメインをとり、油脂やボリューム感がある料理を昼食にします。夕食は野菜やとうふなどの和食です。（池袋教室・T）

◉夫81歳、私74歳。健康ですが食事の量が減りました。主菜も含め、小皿や小鉢の料理をいくつも作ります。から揚げは油淋鶏《ユーリンチー》などにと、市販の惣菜は変身させます。残った食材は新鮮なうちに調理してストックするので、冷蔵庫には常に何か入っています。（名古屋教室・O）

◉塩分控えめとカルシウムの摂取に気をつけ、緑黄色野菜やとうふは欠かさず食べます。ミートボールやとりハム、野菜のカポナータなどの作りおきはいろいろと使えます。体調がよくないときは、缶詰と乾物の買いおきが重宝。時々は手を抜くこともあり、無理のない食事作りで健康長寿をめざしたいと思います。（名古屋教室・A）

◉昨年体調をくずして体重が減り、食事に気をつけています。たとえば、とりのささみやむね肉に、塩と酒、オリーブオイルも少々ふって電子レンジにかけ、裂いて冷凍。朝のサラダ、昼のめん類にと便利に使えます。元気になり筋肉も増えました。（梅田教室・I）

◉夫が晩酌するため、夕食は肉や魚

のおかずと小鉢など5品ほど、ごはん、みそ汁という献立でした。ともに70代となってさすがに重く、おかず1、2品やごはんを昼食へとシフト中です。食いしん坊で作ることも好き。みそや梅干し、ぬか漬けなどを自然体で作り、食べています。（大宮教室・K）

◉夫は胃の手術をしており、やわらかいものを少量食べます。煮豚を作り、とりだんごやとりそぼろも冷凍。ロールキャベツやハンバーグは余分に作り、食べるときはそれぞれ野菜をたして具だくさんにします。私が出かけるときの夫の昼食にも。夕食の煮ものは必ず少量とりおいて、翌朝の1品にします。（千葉教室・I）

◉食事のたびに肉や魚を食べるようにしており、乳製品も欠かしません。毎食の食事記録もつけています。一方で、町に出たときは、おいしいおそばやイタリアンなどを楽しみに食べています。（銀座教室・K）

◉夫81歳、私76歳。高齢になって食事の好みが変化し、量が少なくなっていると感じます。現状を維持することが食事の最大の目標です。そのためにしているのは、①少し高くても質がよくておいしいものを ②緑黄色野菜、海藻、とうふ等、必要量を毎日とる ③1日に肉魚をできれば100gずつとること。いろいろ作りながら、日々の台所仕事を楽しんでいます。（銀座教室・N）

◉「人は生きてきたように年をとる」といわれるように、良い習慣を身につけていると、自然に元気さを継続できるのではと考えます。①食事 ②運動 ③気持ち の習慣です。こまめに体を動かし、いつも前向きに。そして食事は、少量多品目を心がけています。現役当時よりも時間はかかりますが、3食を自由に楽しんで作れるのが至福の時です。（神戸教室・S）

80代

生きる力は食の力

◉高齢者2人。肉と魚は交互に80g以上はとるように、野菜は必ず10種類以上を彩りよくとるよう心がけます。とりむね肉のスライスや青菜は冷凍してあり、そばの汁に加えます。ひき肉の冷凍はあんかけや炒めものに便利。ひと切れのこんぶを水につけて冷蔵。調味のだしとして使い、残りはみそ汁にして使いきります。（吉祥寺教室・I）

◉老夫婦2人の生活ですので、食生活をしっかりと心がけているつもりです。往復1時間以上かかりますが、買い出しによく出かけます。朝食は5時半ごろ。年中冷凍してあるゴーヤと、りんごやバナナ、プロテイン、牛乳をジュースにして飲みます。ラジオ体操のあと食事。パン食で、いりこ入りオムレツとか、納豆にねばねばの海藻やオクラを混ぜたものをおかずに、サラダとコーヒーとヨーグルト。昼はめん類で肉や魚と野菜を加え、体調に合わせて食べます。夕食は瀬戸内の魚だけでなく、肉や野菜をテレビや雑誌の献立を参考に料理し、マンネリ化しないようにしています。（神戸教室・M）

◉夫を亡くしてひとり暮らし。近くに住む娘が仕事帰りに必ず寄ります（「安否確認作業」と友は言う）。食べさせることが励みになっていると感じます。共同購入を利用しますが、実際に目で見て買うことも。献立を考え、家にあるもので何が作れるのかと考えるのは認知症予防にも役立ちます。戦後の食糧難を知っており、食べものは絶対に捨てたくないと努力しています。母に食べさせてもらったものはおいしく作り食べられることから、幼少期になるべく多くの食品を食べさせることは大切と思います。今、材料を選択でき、味が作れることの大切さを深く感じています。（銀座教室・F）

◉これからは男女ともにひとり暮らしになる可能性が高くなるかと思います。そうなると「食事作りは面倒だ」という声をよく耳にしますが、食生活は人間が生きていく中でもっとも大切なことだと思っています。その大切なことを人まかせにしたくない。小さいとき、若いうちからバランスのよい食事をしていると、それが一生身につき、財産になります。今ひとり暮らしの私は、食材をムダにしないように、新鮮なうちに下ごしらえをして冷凍保存などをしつつ、自分の食を守っています。（難波教室・A）

素材別索引

肉

魚介

野菜

緑黄色野菜を中心とする

くだもの

いも

ごはん（主食）

ベターホームのお料理教室

ベターホーム協会は1963年に創立。
「心豊かな質の高い暮らし」をめざし、日本の家庭料理や
暮らしの知恵を、生活者の視点からお伝えしています。
活動の中心である「ベターホームのお料理教室」は
全国で開催。毎日の食事作りに役立つ
調理の知恵や、健康に暮らすための知識などを
わかりやすく教えています。

料理教室の問い合わせ・資料のご請求

お料理教室のパンフレットは、
お電話かホームページよりお申し込みください。

TEL 03-3407-0471
www.betterhome.jp

元気ごはん
栄養素密度が高い食事のすすめ

発行日　2019年3月1日

編集・発行　ベターホーム協会 〒150-8363 東京都渋谷区渋谷1-15-12 TEL 03-3407-0471（編集） TEL 03-3407-4871（出版営業） www.betterhome.jp	著者／一般財団法人 ベターホーム協会 健康長寿知識監修／新開省二（東京都健康長寿医療センター研究所） 料理制作／羽村雅子・谷津さとみ（ベターホーム協会） 撮影／松島 均 スタイリング／青野康子 デザイン／北路社（安食正之） イラスト／iStock.com/Samtoon（p.4-5）　村山宇希（p.101-103） 校正／武藤結子 編集／熊谷なお美（ベターホーム協会）
印刷・製本　株式会社シナノ	
ISBN 978-4-86586-037-5	

©The Better Home Association,2019,Printed in Japan
乱丁・落丁はお取替えします。

本書の無断複製（コピー・スキャン・デジタル化等）並びに無断
複製物の譲渡および配信は、著作権法上での例外を除き禁じられ
ています。また、本書を代行業者などの第三者に依頼して複製する
行為は、たとえ個人や家庭内での利用であっても一切認められて
おりません。